Theta Healing®

Introducing an Extraordinary
Energy Healing Modality

希塔療癒

世界最強的能量療法

維安娜・斯蒂博 Vianna Stibal —— 著
希塔療癒創辦者 Creator of Theta Healing®

安老師——譯

這本書是獻給：

我的上帝。一切萬有的造物主。本書所包含的信息是在神聖的引導下才能完成。

給我的母親，教我祈禱並相信上帝一直在聽和回答我們的祈禱。

給我丈夫，編寫了這本書。當我向世界傳授這個療法時，在我的旅行中為我提供了幫助。對他的感激遠超我所能表達的。

給我的孩子們。激勵著我，給我的朋友，他們都是天生靈性高的一群。

給我的寶貝孫子們。為我的生活帶來祝福和喜悅。

給所有希塔療癒講師，治療師以及將希塔帶到世界各地很棒的人。這些很棒的人使我感到喜悅。當我向世界介紹這些重要的療法和概念時，他們是我旅途中的靈感。

對於我還沒有見面的人，願你的道路帶你到最平靜與豐盛之地。

什麼都不要相信，
不管你在哪裡讀到，
或誰說過的，
甚至是我說的，
除非它跟你的推理及
常理一致

佛陀

目錄

譯者序

希塔療癒——翻轉了我的人生，我人生的使命之一就是把希塔帶到華人的世界，讓大家受益。從我第一次接觸到希塔並一路學習下來後，我都帶著感激的心情並將此視為我人生的使命。

在我人生陷入低潮時，忽然在網路上看到希塔療癒，大腦中就像有一顆燈泡亮起來的感覺，之後瀏覽希塔的官網，發現這個療癒法很科學、很正向，抱著好奇的心態，就到加拿大去學習這療法。上完初階課程後，一切就像有指引般的開始走在希塔的旅程上。不到一年半的時間，我上完了十一門的希塔治療師必修課程跟教師課程，並拿到希塔 Master 跟科學的認證。

後來認識維安娜老師，我更相信，你可以創造屬於你自己的人生，即使是從無到有都是如此。老師的能量很正面而且能量場強大。在上課的時候，你總能感受到老師正面慈悲且滿滿的愛的能量，在此書中維安娜老師提到，她發誓要將此療法帶到世界各地，她眞的做到了！截至二〇一九年止，她的訓練遍及全球一百八十多個國家，有數千名講師和大約六十萬名治療師，目前仍在持續增加中。

我從希塔療癒與維安娜老師的教導中明白：你能創造自己的實相，從來都別低估你自己，開始學習正向思考，擁有善良慈悲的智慧、勇氣及純粹的心是很重要的，感恩與服務心更是必備的美德。

我在翻譯此書中，有許多的感動，裡面的許多練習，非常的有效果！

我接觸希塔多年的時間，走遍世界很多國家，認識了許多靈魂家族，我的人生從此大不同，也開啓了更多的視野，我明白夢想不再是遙不可及，只要潛意識相信就能觸及到顯化的人生。

這一本書，要感謝偉大的造物主，以及我心中很敬佩的維安娜老師，再次感謝維安娜老師讓希塔出世。翻譯此書更深深覺得，老師充滿著智慧與愛。希塔改變了世界上的許多人，相信這本中文書的誕生，可以讓全世界中文讀者受益，顯化你無限豐富的人生。

這本書的誕生，我要感謝我心目中的造物主——維安娜老師給我這個機會，以及希塔老師 Judy Dragon 的幫忙，還有維安娜的兒子 Josh 和 Raena。

我的爸媽、我的孩子們，我的所有個案與學生們，我的靈魂姊妹 Sophie、幫忙書的事宜及所有幫忙此書能順利出版的姊妹們，還有出版社總編輯及幫忙這本書的所有人——我愛你們，我愛大家！

Ann

前言

在本書中，我將揭露有史以來最強大的能量療癒技術之一：希塔療癒（Theta Healing）。希塔療癒是專注於向造物主祈禱，而帶來身心靈療癒的冥想過程。造物主已經無限制地為我們提供你即將獲得的豐富有趣的知識。希塔療癒已經改變了我的人生和其他人的人生。

這種技巧有一個絕對的要求：你必須要對一切萬有的造物主有堅定的信任。我意識到造物主有許多不同的名字，上帝、佛陀、濕婆神、女神、耶穌、耶和華和阿拉都是存有第七界的主流和一切萬有創造的能量。

希塔療癒與任何宗教信仰無關。它的過程也不限制於任何年齡、性別、種族、膚色、教義或宗教信仰。任何對上帝或創造力有純粹信仰的人都可以接近和使用希塔療癒樹上的分支療法。

這本書融合了之前的《往上尋找上帝》（*Go Up and Seek God*）、以及《往上與上帝合作》（*Go Up and Work with God*）和《DNA 2進階手冊》（*The DNA 2 Advanced Manual*）這些作品，以及自這些技術開發以來所獲得的額外信息。

即使我與您分享此信息，我不對其使用中可能發生的改變承擔任何責任。責任在於你，是你意識到自己有力量改變自己的人生，以及你也可以透過他人的同意幫助他人改變。

請注意，此處描述的療法、方法和技術並不意味著補充或替代專業醫療護理或治療。未向合格的醫療保健人員諮詢前，你不應該用此療法來治療嚴重的醫療疾病。

1 希塔療癒的形成

從一九九四年的奧利安（Orian）技術概念到希塔療癒在當今的成就已經是一段相當長的旅程。這個旅程已經與支持這項工作的優秀希塔療癒治療師和教師們分享。希塔療癒在春天繼續成長爲一棵美麗的樹，受到世界各地人們的灌溉。

＊　＊　＊

我叫維安娜（Vianna）。我是希塔療癒的創始人。我天生就具有通靈的能力，雖然我最初的計劃不是使用這種能力進行療癒。由於個人健康問題，我開始對道教、營養學和草藥進行初步研究。這些興趣最終引導著我通往自然療法的道路前進，這就是我事業的名稱。

這條道路最初始於一九九〇年，當時我與結婚十年的丈夫離婚，有三個小孩要養。我聽說政府必須爲能源部聘請一定數量的女性。能源部的設施地離我住在愛達荷州愛達荷福爾斯的地方比較近。我的計劃是在核安全領域所謂的「核電廠」工作當一個警衛，並仍然追求我對藝術的眞正興趣。我知道乘坐公車的時間很長，但我認爲薪水和福利是値得的。

一九九一年，我開始爲核電廠警衛工作開展爲期一年的培訓。競爭非常激烈，我必須學習能夠將我推向極限的技能。完成培訓後，當我在等待政府核准核電廠警衛工作時的期間，我在附近的製造工廠找了份工作。

在此期間，我永遠不會忘記我的其他興趣。休息時，我會繪製其他員工的素描，並幫他們做簡短的靈性解讀。這是輪班的工作，我經常從午夜到早上工作。

作爲一個單身母親，我很快意識到，在一家製造工廠擔任保安人員並沒有爲我的家人提供想要的未來。我知道我必須改變一些事情。

健康的問題激勵我去集中精力研究自然療法。一九九四年三月我完成了自然療法的課程，我開辦了一家提供全日按摩、營養諮詢和自然療法的公司。

我開始意識到，當門開始打開時，我正在追尋生命的道路。我遇到了一位靈媒，他建議我靠著做解讀爲主要收入。好像透過神奇魔法一樣，我有了辦公室開始工作，從第一天起，就一直有個案進門。在第一週，我遇到了成爲我最好朋友的人，並建立了回籠客。正是在這些解讀期間，我發現我會靈聽，造物主的聲音會給我指示。我變得非常擅長於解讀，並被要求用正在使用的技巧開課。這是我作爲靈媒的開始。從這時起，我在靈性上的學經歷跟過去的自己相比，倍增許多。

此時，我的右腿出現嚴重問題。它會間歇地腫脹到正常尺寸的兩倍。由於發炎症和劇烈疼痛，我認為尋求傳統的醫療幫助是明智的。在一九九五年八月，我被診斷出患有骨癌。我被告知我右側股骨❶出現腫瘤。此時執行的每項測試都證實了這一點。骨科醫生告訴我，他只見過另外兩例像我這樣的病例。他還告訴我，他覺得截肢可能是我最好的選擇。他說，這會讓我有更多的存活時間。

我覺得好像黑暗籠罩著我，我的折磨還沒有結束。我的醫生把我送到了猶他大學進行活組織檢查。在這個活組織檢查中，我被告知這個過程需要將我的腿部切開，並允許醫生做侵入性動作，藉著刮除股骨部位組織，採取股骨部位的組織樣本。我別無選擇，為了身上這極度的痛苦而旅行了四個小時，做了活組織檢查。布萊克（Blake），我當時的丈夫，開車載我去猶他州，我被送進醫院。我必須在手術時保持清醒的狀態，以至於被迫聽到錘子的聲音和鑽孔。我被建議留在醫院一晚，但我的前夫告訴醫院工作人員我們要離開，因為我們沒有保險。我太虛弱而無法與他爭辯。所以，在令人難以置信的痛苦中，我被匆匆趕到車上，並在長途駕車之前在布萊克的哥哥家裡過夜。

當我離開醫院時，醫生告訴我，如果我用腳走路時，它就會斷裂。如果發生了這種情況，除了截肢以防止癌症擴散之外別無選擇。我還被告知，無論如何我可能只有幾個月能存活。

這種折磨讓我拄著拐杖六個星期。腫瘤仍然讓我感到無法忍受的疼痛。我的人生似乎正在崩潰。我拄著拐杖蹣跚而行，生活在不斷疼痛的痛苦中，懷疑著我還能活多久。我仍然不斷的前進，繼續看個案，不是因爲我有很大的勇氣或耐力，而是因爲我有經濟上的責任而且我的孩子需要我。雖然我才和前夫結婚，但這種關係只不過是伴侶關係，而當我的健康狀況每況愈下時，這關係變成了我額外的負擔。我不能放棄和死亡，獨留我的孩子們。想到他們會被送到親戚，甚至他們截癱和生病的父親那的想法，是我無法忍受的。這些想法給了我存活的意志。

即使我病得很重，我的通靈能力也變得更加準確，就像我與造物主的連結一樣。我一生都認爲自己有一個更高的目標，就是我十七歲時做出的承諾。現在我不確定是否能夠完成它。

在困惑和悲傷中，我向造物主發出吶喊：「爲什麼是我？爲什麼我會失去腿？天啊，我會死嗎？我還有很多工作要做！」

在這個請求中，我聽到一個聲音，聲音響亮而清晰，好像說話者正站在我旁邊，在房間裡：「維安娜，無論有沒有腿你都在這裡，所以面對它。」

我對這個答案感到驚訝，但是，雖然我不知道在那時也許是我需要的，但當下我決定要找到療癒我身體的方法。

編按：○為原註；●為譯註。

❶股骨：又名大腿骨，是人體最長的管狀骨。

來自我所居住地區的療癒師聽說了我的困境，人們似乎無處不在地幫助我。有些人是很棒的療癒師，幫我渡過了黑暗時期。大家爲我祈禱希望能幫助我活下來。我仍然感謝上帝讓愛麗絲（Alice）和芭芭拉（Barbara）幫助我移除這些痛苦。

我狀況看起來很可憐，蹣跚著走進我的辦公室，傾靠在我的按摩床上做按摩，痛苦地掙扎著解讀。除了我的問題，我的腿部出現了葡萄球菌感染。我覺得**眞是夠了！**我打算好好治療自己。

首先，我要說我從未反對傳統醫學。我相信我們應該尊重受過訓練的醫療保健專業人士的意見，在大多數情況下，他們可能是正確的。即便如此，我覺得在我的單獨病例中，醫生對骨癌的診斷是錯誤的。

我相信自己的直覺和我從造物主那裡收到的信息，我開始善用自然療法的知識。我意識到我必須積極關注清理我的身體。我開始進行一系列檸檬排毒以及三溫暖排毒。我花了很多時間在三溫暖裡——每天四小時，超過兩週半的時間都是這樣。我服用了維生素和礦物質，並且不斷地祈禱。透過這一切，我仍然相信醫生給我的醫學診斷是錯誤的，但儘管我正在做的一切都是爲了幫助自己，但仍然覺得身體是不適的。

我的活檢結果終於回來了，結果是骨癌陰性反應，這使得醫生感到困惑，因爲之前進行的每項檢查都顯示出腫瘤。然而，活檢顯示出死細胞和正常骨細胞。醫生決定將檢查結果發送給梅奧診所。幾週後，我從猶他大學被叫來，告訴我梅奧診所的測試結果。根據測試結果，他們確定淋巴癌或無法診斷的肉瘤（惡性腫瘤，Sarcoma）殺死了我股骨的細胞。我知道這更接近眞相，我相信是汞中毒所造成的。如何得知？我之所以知道這一點，是因爲我上去問上帝（或造物主），並且接收到了我是汞中毒的信息。

我開始尋找如何將汞排出體外的答案。我開始排毒並一直信任從上帝那所接收到的信息。我的腿已經萎縮並且醫生告訴我，如果我眞的活下來了，我需要進行物理治療以使我能夠正常行走。

我相信我存在的核心是上帝可以即時療癒，儘管發生了這一切，我仍然相信我的直覺。不知怎的，我覺得我已經知道如何療癒自己了。我只是缺少一些東西。我用過常規藥、排毒、營養、油、維生素、肯定句訓練和冥想，我仍然生病了。每當我問造物主時，我都被告知我已經知道答案了，而且我必須記住如何呼喚上帝。

當我在山上時，我祈禱的答案來了。我和一些朋友舉辦了聚會，我們在那裡露營，分享了一頓百樂餐❷。每個來到這裡的人都帶一盤食物來參加聚會。來自俄勒岡州的阿姨出乎意料地出現了，但肚子疼得厲害。她躺在帳篷裡，我進去幫助她。她知道我是自然療法師，但我沒有

❷百樂餐（potluckdinner）：是美國常見的一種聚餐方式，其規則是參加者各自帶一道菜或其它食品、飲料，放在一起讓大家自由取食。

草藥。她所帶來的劇烈疼痛使我相信可能是她的闌尾出問題。我開始進行身體掃描，就像之前我曾與其他人做過的數百次一樣。我走出了我的頭頂，穿過我的頂輪，正如我在解讀時所做的那樣，當我在姨媽的空間時，我問造物主她的問題是什麼，顯示給我的是它是蘭氏賈第鞭毛蟲。我告訴它走開，見證了造物主釋放她胃裡的痛苦。幾秒鐘之內，疼痛就消失了。阿姨能夠站起來並感覺好多了。這件事讓我深思熟慮，並鼓勵我再次使用這方法。

第二天，一名男子因嚴重背痛而進入我的診療室。反思姨媽發生的事情，我對他做了同樣的程序。他的背痛立即消失了。

那天晚上，我思索過去幾天的事件。我覺得是時候對自己做同樣的事了。第二天，我蹣跚著走進我的辦公室，爲實現這一目標的前景感到興奮，我心想，不可能這麼簡單。

我在辦公室的門前停下來，從我的頂輪中走出我的空間，向造物主祈求。然後我下指令對自己進行療癒，它起作用了！我的右腿原本萎縮到比我的左腿短七公分左右，立即恢復到正常大小。疼痛移除了，我的腿被治癒了。

我對自己的療癒感到非常興奮，整天都無法克制地測試治癒我的腿部的這力量，好奇地看看疼痛是否會恢復。

在我的感激之情中，我向造物主發誓，要將這種技術傳授給所有想要學習它的人。這是我們今天所熟知和喜愛的希塔療癒的基礎。

我使用這種技術的下一個人是一個小女孩。一位名叫奧黛麗米勒的女子，帶著她健康遇到困難的曾孫女來接受治療。奧黛麗對我腿部的瞬間治癒一無所知。

我問她，「你爲什麼把她帶到我身邊？」

奧黛麗帶著深情的目光看著我說：「上帝讓我把她帶到你身邊。」

我記得她是怎麼走到我的身邊並讓我將孩子抱在懷裡。這孩子的手臂很小，在過去的兩年裡，她的體重一直沒有增加。她出生的時候雙腿畸形，心臟有雜音，還有我只能說她的態度非常糟糕。

我知道我已經痊癒了，所以我告訴奧黛麗，我需要六天的時間來療癒孩子並認爲這將是充足的時間。我對這項新技術很興奮，但也很焦慮。我記得我向造物主祈求，哦！親愛的主，請幫助我治癒這個孩子。拜託，拜託，拜託治癒這個孩子。然後我上到第七界去使用造物主顯示給我看的程序。

六天裡的每一天，奧黛麗的女兒開兩個小時的車帶這孩子來我這進行半小時的療癒。我把她放在彩燈下，使用新的療癒技巧。

這小女孩那時是拄著拐杖走路，第三天，她站起來告訴我，她可以走路，她會想在沒有拐杖的情況下走到她的祖母身邊。我對她說，「哦，不，親愛的，你還不能這樣做。你還不夠強壯。」但是，她很固執的，告訴我她要這麼做。她站起來向她的祖母走了大約九十公分左右。

這是她第一次獨自行走。我非常驚訝！

在那之後，我見證到她背部被拉直，並驅逐了幾隻條蟲。她的心臟雜音已經消失了，她開始用物理療法學習如何正確行走。現在她有了力量，她可以教她的身體在沒有幫助的情況下走路。這種療癒最神奇的部分是她在短短三天內增加了將近一公斤；在六天內，增加了兩公斤左右。

有效果了！眞讓人振奮，我開始對患有各種不同疾病的人使用這項技術，並開始幫助療癒患絕症的人。各界人士通過口耳相傳找到了我。我發現，我的既有個案在使用這個療癒上非常成功，很快就有來自世界各地的新個案。他們中的許多人立即得到了治癒，有些人進行了幾次治療，而有些人則根本沒有被療癒。

使用在不同情況而獲得很多成功的結果後，我得到了爲什麼這種技術這麼有效的結論。我開始相信我們是根據大腦在「希塔狀態」進行這些療癒的。我的理論是，我們要進入希塔波來實現這些療癒。如果我的理論是正確的，那麼我在治療方面取得的突破性發展，以及信念療癒的解釋，就可以通過科學的方法來測量。

2 課程的形成

我知道希塔不是一種新的療癒理論。許多催眠師實際上都曾在希塔波的狀態去幫人療癒。他們將個案和療癒師引導到希塔波，取得了驚人的成果。我也確信當你在這種狀態下呼喚上帝時，你可以插入，好像是一個電插座，就像上七（上到存有第七界）跟上帝完成連結進入希塔波狀態一樣，立即治癒一個人。我已經得到了非常好的成績，但我知道如果能更深入理解我在做什麼就可以更完整，所以我開始調查。

人類的大腦有五種不同的腦波：阿爾法波（Alpha，α波）、貝塔波（Beta，β波）、伽瑪波（Gamma，γ波）、達爾塔波（Delta，δ波）和希塔波（Theta，θ波）。這些腦波一直在運行；大腦持續在所有這些頻率上產生腦波。你所做的一切和你說的一切都受到腦波頻率的調節。

希塔狀態是一種非常深入的放鬆狀態，用於催眠和當我們作夢的狀態。在希塔中，腦電波減慢到每秒四到七個週期的頻率。大師冥想幾個小時才能達到這種狀態，因爲他們能夠獲得絕對的平靜。

希塔腦波可以被認爲是潛意識，掌管著我們心靈的一部分，位在潛意識和意識之間。希塔波擁有記憶和感受，還管理我們的態度、信念和行爲，向來富有創造力和鼓舞人心，並且具有非常靈性的感覺。我們相信這種狀態允許我們在有意識的思維水平之下行動。希塔波是一個非常強大的狀態，可以比作兒童在玩電子遊戲時所達到的催眠狀態，並完全無視周圍發生的事情。使用希塔波的另一個例子是西藏上師。在冬天，這些上師會把濕透的毛巾放在他們的肩膀，幾分鐘內毛巾就完全變乾。在古代，夏威夷的卡湖納（Kahunas）進入希塔波後，能在熱熔岩上行走。

當朋友（也是我的學生）對這項工作產生興趣時，希塔波的驗證也跟著開始。他是一名在城外核電廠工作的物理學家。他幫我們做了腦電圖儀，這就是事情變得有趣的時候。在我的課堂上，我們將所有進行不同療癒的療法連接到儀器上。我們發現靈氣治療師使用了高阿爾法腦波。阿爾法腦波是一種美妙的治療波。事實上，一些日本科學家強烈相信它，因爲阿爾法腦波能「消除」疼痛和放鬆身體。

我們確認療癒的技術將我們帶到了希塔波。每個人都會進入希塔波，即使那些只是剛學習技巧的人也是。我們發現，不僅是治療師進入希塔波狀態，他們正在療癒的人也進入了希塔波。我們相信療癒是在我稱之爲「神意識」的狀態下進行的。

在發現希塔療癒方法可以療癒之後，沒有花很久的時間就注意到有些人可以變得更好，有些人卻沒有。當我上去問上帝爲什麼，我被告知他們因爲信念而無法被治癒。

此後不久，造物主用了十六節課，給了我四個層面的信念工作，成爲希塔療癒的標誌性商標。造物主向我顯示了我們如何在核心、遺傳、歷史和靈魂的不同層面上承載信念。自從這段時間以來，我已經花了多年的時間完善這項技術。在造物主的幫助下，我們發現了一種幫大腦療癒的方式，以了解自己並成爲我們眞正想要成爲的人。在過去二十五年的教學中，我了解到，我們認爲具有目的的所有事物和疾病不僅受到否定信念的影響，而且也受到正面信念的約束。

在爲個案療癒時，我發現最重要的事情之一就是，我們掌握著自身健康、身體和活力的關鍵。我所獲得的信息使我們能夠立即改變我們的信念，以及系統會引導我們做出決定。這些是我們從童年時期和存在的其他層面學到的信念和程式設定。其中一些已代代相傳。

在本書後面的章節中，你將學習如何在四個層面上進行療癒：核心信念層面、遺傳層面、歷史層面和靈魂層面。正是透過在這四個層面上移除和替換信念，身體才能夠戰勝身體疾病並消除情緒障礙。這將使你能夠創造自己想要的人生，因爲這是一個事實，我們創造了自己的實相，我們都與上帝建立了聯繫。我將與你分享這些工具去改變你以前所相信的、扭轉這些信念對你造成的負面影響，並創造你想要的人生。

在信念工作後，希塔療癒還增設了許多其他課程，我們教了來自世界各地的學生。二十五年後，希塔療癒在一百五十二個國家/地區使用，翻譯成二十三種不同的語言，擁有六十多萬名療癒師、數千名講師，並且仍在全世界發展中。

從學生們開始改變人生後，他們就已經在全世界轉變爲希塔療癒師，希望幫助他人改變地球。希塔療癒已從一種技術演變爲一種哲學，其療癒師和講師也是。

人們學習希塔療癒來記住他們在靈魂層面上所知道的一切。我相信，我們不僅在教課，而且還在喚醒人們的靈魂家族。人們掌握了希塔療癒的概念，因爲他們記得自己的靈魂家庭，並意識到他們是造物主能量的一部分。如果我們能夠從生活中的每一種經歷中分離出所學到的，那麼對我們而言，存在將是有意義的。透過檢視的過程，我們可以看到我們都是上帝的光。我們生命中的每一個創造，我們所面臨的每一個挑戰，都是要教給我們一些靈魂成長的東西。

本書是希塔療癒的基礎知識和信念工作入門的簡介。我建議閱讀本書後，你能與我們的認證講師一起上課，以便你可以與其他覺醒的大師一起練習。

我們的方法是將人們與造物主聯繫起來，讓他們遵循人生的眞實目的。希塔療癒告訴我，我們都是上帝的光，我們所做的一切都令人難以置信。跟我一起來到希塔療癒旅程。認識你內在的神性，幫助別人找到他們的生活道路。

3 療癒與解讀的基礎

很久以前，造物主曾告訴我，在有歷史紀錄之前，我們自己的通靈能力就比現在要來得強大。經過了好長的一段時間之後，我們都失去了這項天賦。現今我們所熟知的希塔療癒，早在千年前便開始使用。我認爲人類的歷史有多久，這項技能的歷史就有多久。隨著人類逐漸覺醒，這項技能已經使用了數千年之久，但卻再次進入沉睡。

進入沉睡不久後，我們又再次覺醒。我相信，有種覺醒的意識誕生於人類的靈魂之中，而這將能讓我們與這個技能結合、知曉過去與未來的知識。在過往，祖先、能量的影響以及集體意識問題，阻撓了我們發展如同一切萬有的造物主般所有潛能。我們目前正在進入一個新的發展過渡期。現在是時候接受我們的力量，我們是一切萬有造物主的神性光。

寶石切面

希塔療癒的每個面向就像是寶石的切面。每個面向與其他面向配合，營造出寶石般閃耀的光澤。每個人都像是一顆寶石，有些人如同一顆粗糙的鑽石，經拋光後才得以璀璨亮眼，甚至在黑暗中都能看見閃耀的光芒。在本章中我們將會討論希塔療癒的各個層面，以及如何利用希塔療癒的各個層面讓我們璀璨閃耀。

希塔療癒中的基礎療癒與解讀技巧實作程序非常簡單。然而對那些尚未眞正打開自身直覺潛能的人，這個技能與冥想的作法並非與生俱來的能力，所以某些人必須先進行這個技巧。但是，我們發現每個人都能學。如果你是按照自己的步調進行，最後必然能變得熟練。

解讀與療癒是基於意念的控制與凝聚之上的力量。爲了要能控制與凝聚意念，我們必須要學習所有我們與生俱來的潛能。爲了讓你能更了解這個過程，你必須認出自己與生俱來的潛能。

也許有些人會聽到這些術語，也許有些人不會。這些是希塔療癒「樹」的其中一節分枝，我們用來上七尋找造物主：

1. 文字與思想的力量
2. 腦波
3. 通靈的感知與脈輪
4. 自由意志、共同創造

5. 觀察與見證的能力
6. 指令
7. 一切萬有的造物主

一旦你了解這些主題之後，將能透過技巧指引。

＊備註：在內文中各處你會看到希塔的符號θ，用來表示重要的符號標記。

思想與文字的力量

在希塔療癒中，我們與一切萬有的造物主一起行動，探索潛意識與心理意識。潛意識與心理意識是組成我們心智的要素，而各自具有相當強大的力量。

你唯一需要謹記的是，當你在療癒你的潛意識時，你要用能讓潛意識了解的文字。「嘗試」這個詞是潛意識思維無法理解的概念之一。你不能試著去做任何事情。你不要試著去用意念的力量隔空取物，因爲這根本不可能辦到。也不要嘗試運用力量去做你做不到的事情。其實就像你跟你的朋友說：「我盡量試著前往赴約。」，但這句話意味著你有可能不會如期赴約。譬如說，我要孩子們打掃房間，如果他們回我，我會盡量試著打掃房間，我就會知道他們並不是眞的會打掃房間。因爲潛意識並不懂「試」這個字，只認爲這是不一定要做的事。所以你不要想試著用這個技能，而是要親身體驗它。絕對不要說「試試」，而是要說我正要使用這個技能、我正在做這件事，用一種實作的方法與態度。

身爲希塔療癒治療師，你能夠發展出以語言與意念的力量創造出顯化的能力。這種透過言語及意念的力量創造出實際改變的信念，是跟人類歷史一樣久遠的感知能力。我們所說的話，特別是出於意念下的言語，能夠被希塔療癒顯化出來。這是因爲正當我們接受希塔能量的時候，我們不只與我們的神性連結，同時也與萬有的造物主的神性連結。因此對你來說，時刻注意自己的想法與言語是相當重要的。舉例來說，負面的意念與言語如下：

- 我要變瘦（你就會一直招來減重需求而且無法如願變瘦）
- 我負擔不起（你永遠無法負擔任何東西，也永遠不會富足，因爲你負擔不起）
- 金錢是邪惡的根源（如果金錢是邪惡的，那你向來會避開金錢而失去得到財富的機會）

無論是大聲說出口或者是以思想形式所表達出來的語言，對我們的日常生活有著不可思議的影響。當一件事情口頭說到一定的次數時，就會成爲現實。如果意念到達夠深層的希塔波的話，也可能即時顯現出來。當我們處於純粹的冥想狀態，並且將心智與萬有的造物主連結的話，這將更能夠成爲事實。有趣的是，科學正在走出它自己帝國主義的黑暗時代，並正在探索思想力量的可能性。想想在你周遭所有的思想形式與詞彙。你生命上的各個層面對你的意義是什麼？也許你不知不覺中阻礙了自己的進步。當你以希塔療癒發展出你的直覺能力、言語、意念形式與信念，都能夠在你的日常生活中做出改變，好壞皆是。

細胞信號傳送

關於意念的力量，植物的研究中已經有好的例子。不久前，一位名叫克萊夫·巴克斯特（Cleve Baskster）的傑出研究人員決定測試一種龍血樹屬植物的反應能力，方法是將其與測謊儀（能夠測量皮膚的電學特性）的皮膚電反應連接起來。當研究人員讀到植物類似人類的數據反應時，他驚呆了。龍血樹屬植物對克萊夫·巴克斯特意圖要燒毀它的行爲產生劇烈反應，就在那剎那，克萊夫·巴克斯特有了個想法。

在優格細菌、藻類酵母與食物中也發現反應能力之後，巴克斯特將人類的白細胞（白血球）從唾液中分離出來，並將其中的數百萬個細胞放入通過電極連接到腦電圖（EEG）的試管中。儘管樣本捐贈者在三十幾公里以外的距離，但細胞對樣本捐贈者的壓力或興奮反應則完全同步。如果我們可以透過電話向空氣中傳送電波得以溝通的話，那我們的大腦也可以依此方法溝通。這就是爲什麼我們必須要對每個意念謹慎小心。我們的意念會隨著我們的日常生活產生正面與負面的意念，因爲意念是一種實際存在的物質。

當我們處於深層的希塔狀態時，我們的語言與意念都是非常強大的。當有人問你像是「你還好嗎？你看起來氣色不好。」你可以自由決定要不要接受或拒絕這個暗示性的意念。如果你接受了，你就會變得不舒服、疲勞、難過、精神飽滿……等，全看暗示性的提問。

同樣地，要非常小心直接對應你的意念形式或者是你對那些意念形式的接受。

當你在希塔狀態的時候，文字與意念形式就會變得具象化。透過掌控意識，處於希塔狀態的你可以創造任何事物或者立即改變現實狀況。

腦波

爲了瞭解希塔狀態，你必須要先了解腦波。以下有五種不同的腦波頻率如：阿爾法波、貝塔波、希塔波、達爾塔波、伽瑪波。因爲大腦不斷地產生各種頻率的波，所以它們一直在運動。你所說或所做的任何事情都會收到腦波頻率的限制，頻率將會在任何情況下占主導地位。

β（貝塔波）

不管你在思考、說話、溝通，你的大腦此時都在β波。β波的頻率周期是每秒14至28赫茲，且β波是你處於活躍與警覺的狀態。

α（阿爾法波）

α波是β波與θ波之間的橋樑。在α波的狀態，你的腦波發出的頻率周期介於每秒7與14赫茲。α波與放鬆、緩和的精神狀態有關。α波控制白日夢和幻想，並表示放鬆的超然意識。α波較弱的人通常記性不好。舉例來說，如果你做了一個特別的夢，或者進入了深層的冥想，但你沒辦法記住夢中的細節或冥想內容，是因爲α波頻率沒有生成，你的潛意識與精神意識沒有搭起連結彼此的橋樑。

爲了更完整地了解α波狀態，閉上你的眼睛想像日落。透過心靈之眼看見太陽依著大海、海鷗低空飛近海岸。這就是α波的起始狀態。

當我們用腦電波法測試靈氣能療者的時候，發現到他們正在使用α波。在靈氣療法中，施術者會將來源能量充盈至全身，然後將能量控制在雙手上療癒人們。腦電波圖顯示，當來源能量來到療癒師雙手與身體準備的時候，大腦正處於α波狀態。目前已知α波能去除疼痛，在治療上有所幫助。

θ（希塔波）

θ波狀態是一個非常深層的放鬆狀態。這個狀態常用在催眠與作夢。在θ波狀態的腦波平率緩慢，周期爲每秒4至7赫茲。其實聖賢們的冥想要經過好幾個小時才能到達這個狀態，而在這個狀態中，他們能入完全平靜的心境。

θ腦波被認爲是一種潛意識，掌握我們部分的心智，處於意識與潛意識的中間層。θ波掌管記憶與知覺，也掌管我們的態度、信念、行爲。θ波富有創造力、富於靈感，並以靈性上的感受爲特徵。

據信，θ波能夠讓我們在大腦處於低意識的時候活動。這是作夢的第一階段。就像是當我們站在山頂上完全沉浸在周圍環境中時所處的狀態。在那個狀態下我們才知道上帝是眞實存在的，我們也才了解萬有的造物主。當我們進入希塔狀態而且呼喚出造物主時，我們與萬有的造物主連結，立刻治癒人們。

在希塔療癒中，當你想像你自己往上到頂輪的時候，腦電波圖顯示你正在α波狀態。而且也表示，透過凝聚的意念將潛意識送至頂輪的時候，潛意識會往上尋找造物主，這時腦電波圖上顯示，大腦便會自動地轉換成純粹的θ波狀態。到底古人所說的：「去天上問神吧！」是什麼意思？當你想像意識通過頂輪向上問神的時候，你的腦波會立刻轉換成θ波狀態。

當我被問到我在解讀中我所做的是什麼時，這就是我領悟的答案。我坐在人們的對面，握著他們的手然後想像我自己離開了現在的空間，向造物主祈求，讓我能解讀這個人的需要，並得到答案。我正在掌握θ波狀態。

δ（達爾塔波）

δ波的腦波狀態只發生在深層睡眠的時候。在δ波狀態，腦波會慢至每秒0至4赫茲的周期頻率。我們也會利用這種狀態，當電話響起時，我們憑直覺就能「知道」是誰打來的。

γ（伽瑪波）

γ波是我們在處理與學習資訊時的狀態。γ波會刺激釋出β腦內啡。他們會在戀愛或者是更高層次的內心活動時出現，包括感知與意識。在這個狀態，你的腦波周期頻率處於每秒40至5千赫茲。

我相信當你處於希塔至γ波狀態時，你所處的狀況是傳導力最佳，能夠施行即時療癒。在這個即時療癒的期間，腦波頻率周期可高達每秒4至5千赫茲。

在緊急時刻，觀察到大腦在沒有其他波存在的情況下，在γ波與θ波之間來回切換。這似乎是一種自然的反應。

當陷入昏迷的時候，γ波便會消失。它們可能與我們把各種感知建構在單一物體中有關。根據視覺皮層神經元紀錄顯示，γ波帶的同步作用會將被同一物體活化的部分皮質層連接起來，而不是被不同物體活化的部分，這意味著γ波的律動在建構過程中有著相當重要的作用。例如一個物體的顏色、形狀、運動與位置在視覺皮層中以不同的方式處理，因此物體的特徵需要重新組合成一個單一實體。這個可稱爲結合問題（可能是人們在無意識狀態下累積游離飄盪記憶❶的原因），γ波頻率被認爲是一種解決方案。

事實上，這個方法太有效，以至於我們幾乎沒有意識到它在進行。

腦波與療癒

科學家們已經發現，某些大腦頻率（尤其是在α波、θ波、θ至γ波狀態下）都與下列有關：

- 減輕壓力，促進長期和根本上的減少焦慮。
- 有助於身體的深度放鬆和頭腦清醒。
- 增加語言能力與表達能力智商。
- 同步左、右大腦。
- 喚醒生動的自然意象和富有想像力的創造性思維。
- 減輕疼痛、促進亢奮，刺激腦內啡釋放。

最近發表在《美國精神病學雜誌》（*American Journal of Psychiatry*）上的一項研究指出，前額葉腦區的希塔波活動增加，與不用藥物治療，即可治癒重度憂鬱症有關。勒赫特（Leuchter）與其同事在二〇〇二年發現①，θ波活動（4至8赫茲）的定量腦電圖相關測量值的增加與安慰劑在臨床使用的反應成正比。

在這項研究中，抗憂鬱藥物與安慰劑的反應率之間沒有發現統計數字上的顯著差異。然而，那些對藥物有反應的患者確實表現出前額皮質波降低，而安慰劑反應者則表現出前額皮質波（PTC）升高。對兩種治療均無反應的患者，前額皮質波無明顯變化。因此，前額皮質波的增加與接受安慰劑（或無使用藥物情況）的患者症狀改善有特殊的關聯。

人們認爲，安慰劑治療的有效性在一定程度上取決於患者對病情好轉的預期。像這樣的雙盲臨床試驗中，直到研究結束，患者與他們的醫生都不知道誰在接受藥物治療，誰服用過安慰劑。服用安慰劑的病人常常相信他們正在服藥的藥物是有效的藥物，並且也常常相信這種治療方法會奏效。因此，增加前額葉腦區的 θ 波活動（從安慰劑反應中可以看出），可能能從憂鬱症狀反映出自然療法（無藥物）相關的生理機制。

---

❶ 游離飄盪的記憶有時被認為是記憶痕跡的存檔。它們是當我們意識關閉不再接收、而潛意識卻容易受影響時所接收的記憶。這通常發生在人失去意識時，像手術、車禍、戰爭創傷、極度虐待、受酒精影響失去意識。

① Leuchter, A. F., Cook, I. A., Witt, E. A., Morgan, M., 與 Abrams, M.,「憂鬱症患者使用安慰劑治療的大腦變化」，二○○二年《美國精神病學雜誌》一五九期，122-9（由美國衛生研究院研究員 Aimee M. Hunter, PhD 提出研究）

心電感應

腦波的電能所形成的直接溝通，一般來說我們稱之爲「心電感應」。爲了能維持心靈上深層冥想的希塔狀態，所有的電感應與脈輪（能量中心）必須要合而爲一，或者是古人所謂的昆達里尼（kundalini）。

在許多人身上有不同的直覺或心電感應，他們在本質上是活躍的，而在一些人身上，他們正等待喚醒。許多人的直覺被深埋於層層「信仰體系」下。在希塔狀態下，這些人被喚醒，而且將兩者能力合而爲一成單一意識，尋找造物主。

下列爲這些不同的感覺：

同理心

同理的感覺位於太陽輪，大致位於肋骨與胃之間。這是一種能夠通過將我們的電磁場投射到一種本能層面，或者與他人的感覺相聯繫來體驗他人感受的能力。舉例來說，同理的能力就是當別人感受到胃痛的時候，你也會有相同的感覺，不過疼痛的程度較小，而且是在你自己的胃。你僅僅只是「知道」那個人在那個部位有困難。同理的能力也是能讓你在進入一個房間之後，了解其他人對你的想法，感應到你是否受到喜愛。

靈視力

當我們使用靈視能力時，我們會使用第三隻眼的能量，在眉毛的中心與身體其他中心相對應。靈視力是能夠觀察我們在平常生活中無法感受到的事件與感覺。這就好像是第二視覺，利用冥想的心靈之眼觀察靈氣能量以及視象。有些靈視力者也有能力使用此技巧去解讀其他人的想法。

擁有超凡的靈視力，你可以看透自己的身體。當你變得非常敏銳時，你可以精確地解讀身體的狀況。第三眼能夠非常準確的讀出別人身體的情況，因爲第三眼了解此時此刻的狀況，但卻不能夠準確的預測未來，因爲當你在使用這項能力的時候，你向來會告訴別人他們想要聽的，而不是他們應該要聽的。這是因爲有了這項能力之後，我們能看出一個人最大的恐懼與最深切的渴望，但對他來說，這不見得是最好的事實。舉例來說，有些人也許害怕身上是不是哪裡罹癌。當通靈人士使用第三隻眼，所「看到」的即是恐懼而並非事實。你必須要與萬有造物主連結，接收最重要的事實。

靈聽力

靈聽力是我們的聽覺系統。位於我們的雙耳。

這項能力能夠聽見日常生活中所感受不到的聲音與對話。也是通靈能力中最需要具備的能力。這讓我們能夠聽見我們的守護天使與其他聲音的訊息。

舉例來說，你會聽見你的守護天使以警告的聲調對你說：「停！不要過這條街！」這些聲音並非一直能聽見，但你可以從意念或者甚至是周遭的震動中聽見。

預言

這是一種利用特定的神靈感揭露與預測的能力。藉由與神性連結，我們得到預測能力。在預測能力之中，我們學到結合所有靈通的感知力進入純粹的希塔腦波狀態。爲了增強我們的預言感官，我們將一切傳到頂輪並往上透過所有層面連接到一切萬有的造物主，並下指令。我們能夠成爲一位有直覺能力的人。頂輪也稱爲預言之輪，因爲該處爲開啓神性之處。

＊＊＊

靈通的感官與脈輪的概念息息相關，脈輪是靈通感官的能量潛能所駐留之處。

脈輪

關於脈輪的書有很多人已經寫過。他們是沿著脊椎軸上的能量中心，像是意識的潛能。有趣的是，每一個脈輪都與從脊椎柱分支出來的主要神經節有關。靈通感官的能力就存在於這些旋轉的能量漩渦之中。體內脈輪或者是能量中樞的概念以某種形式遍佈在世界各個多種文化裡。然而，沒有一種文化像印度教一樣，從密宗與瑜伽角度發展出脈輪概念。脈輪無法以實際物理的概念了解，而是要以一個能量體來看待。他們是直覺能量儲存的地方。在印度教裡，他們常常代表一朵盛開的蓮花。在能量潛能中，他們是用來打開以及利用直覺能量的中心。

昆達里尼（Kundalini）

靈性之人都在追求昆達里尼能量。當能量流經身體後，直覺的能力將受到新的啓蒙所喚醒。Shaki 或稱作女性能量，位於脊椎底部，當她開始通過身體向上流動時，每向上提升會打開一個脈輪，直到與頂輪中的濕婆或男性本質融合。在一個人的精神本質中，濕婆與 Shaki 融合，創造平等。

當昆達里尼能量流到各個脈輪的時候，每一朵「蓮花」便會綻放，並且抬升起來。只要能量流到更高的脈輪，蓮花就會闔上，代表脈輪中的能量以及其昆達里尼的融合已然啓動。

在希塔的技巧中，一個人從地球中心吸取昆達里尼能量，當能量向上流動到身體頂輪，就能點燃每個脈輪。當意識從頂輪離開的時候，個人便會與昆達里尼能量達到平衡，並且向上尋找造物主，作爲一種平衡的靈性本質。（更進一步的內容解釋詳見第6章）

當你透過頂輪將意識與造物主連接的時候，你的心智便能達到希塔狀態。儘管解讀需要使用所有脈輪，但頂輪是希塔療癒中使用最多的脈輪，因爲這是通往造物主眞理的大門。

當我們思考眞理時，自由意識的概念會打開我們的潛能，這潛能不只是使用自己與生俱來的能力，同時也能與造物主共同創造出來。

自由意識、共同創造

自由意志的概念相當重要，因爲這關係到冥想與個人的祈禱。自由的意志與自由行動是一種讓我們得以自己作出選擇的信念。自由意志在靈性上的連結讓我們有權力決定我們眼中的神或造物主。在希塔療癒中，我們有自由的意志將我們內在與外在的神性連接起來。

當我們經歷這個存在，就有機會創造一些我們自己的道路來找到我們的方向。我們被賦予道德和尊重他人的工具，但造物主太愛我們了，所以也給了我們機會經歷生命的喜悅而不受干擾與評斷。我們的存在可以視爲一種身體、心理以及靈性上美好的探索經驗。

透過共同創作或與神的協同效應，我們能夠將造物主帶進現實並療癒他人與自己。我們與造物主結合，成爲見證者。

觀察的力量和成爲見證者

在深層的希塔波裡，我們打開療癒、解讀與顯化的大門。直到整個過程結束之前，我們必須要見證造物主療癒的力量。自然界中任何事情的發生都離不開祂的存在。我們的大腦直到形成一個眞切的畫面之後，才會接受眞實的東西。這就是爲什麼發展出冥想視覺化的技能是如此重要。

每個人都能冥想。然而某些人認爲這意味著冥想只是透過眼睛往內在去冥想而已。這是不正確的。冥想可以看到的地方就是我們想像記憶的地方。有些人稱之爲「感覺」。有些人常將所謂的「感覺」與「所見」混爲一談。如果你能感覺到綠色，那你就能冥想到綠色。同樣的，一個人也許會說「我覺得你的肝上有陰影」，這也是視覺化的形式，而且那個人能夠完整發展出視覺化的過程。

其實視覺化冥想是一種我們每天每秒鐘都在作的一種行爲。百分之九十的大腦感官輸入是視覺的，至少一半的儲存記憶也是視覺的。所以不管我們有沒有意識到，我們都在將事物視覺化。

我們利用在我們內心之眼中所見的圖像規劃並過我們的生活。舉例來說，你要去一個地方，不管你對那個地方熟不熟悉，你內心會先規劃出一條路徑到達該處。之前你根本沒有去過該處，你卻能夠事先規劃。如何辦到？就是利用自己的想像力。你利用的是視覺化的能力。你將道路、曾經過的街道、甚至交通號誌都視覺化。如果有人問你是怎麼到達目的地的，你會向他描述你走的路徑，同時在心中會看見一條你想像出來的路徑。

不論你決定要除草、煮晚餐、買新衣、打掃房子、講笑話、聊書或電影，想像與視覺化都在運作。心靈之眼也持續在運作。

而且在我們做白日夢的當下，現下的思緒對我們來說相當眞實。如果我們不斷的重複做著同樣的白日夢，那就會變成習慣。我們會開始相信並且接受白日夢是現實的，特別當我們有著強烈動機的時候。

期待願望成眞不僅僅是一種可視覺化的行爲，更是一種創造的行爲。決定好我們眞的想要發生的事情，專心、堅持信念並設置強烈的慾望動機，並將其視覺化。透過視覺化創造現實是一個自然的過程，而且我們都下意識的在做。意念透過我們的大腦創造了我們的生活。這僅是對想像與現實的認知，且常會讓某些人搞混。

在你的心靈之眼中看見圖像是希塔療癒中的一種心靈上的工具。閉上你的雙眼，並且想像自然景色，舉例來說，想像日落的畫面。而在這過程是一個我們能看見身體內部的方法，看見身體內部是否有許多困難處。

一旦你熟悉了視覺化的技術之後，就會變得簡單。當你在練習這項技巧的時候，同時也會發展出所有的直覺技巧。你的知覺、聽覺、視覺將會相互同時發展。你會讚歎造物主給予的能力。大腦就像塊肌肉，你越常用它，它在做某件事情上就會做得越好。我們與造物主連結的越多次，我們就能更看清楚身體內部、實行療癒以及見證。一旦我們與造物主連結，想像即會成眞。

要記得，這世上沒有任何不能視覺化的事物。如果你在遠觀一個人的身體，發現很難視覺化的時候，你可能想像自己離受影響的區域太近或太遠而看不到它。移動你的意識像是移動一台相機般靠近或拉遠聚焦，讓受影響的區域看得更清楚。對解剖學越了解，可以減少你對自己身體裡看到東西的困惑，給視覺化做爲參考點，讓你知道自己在哪裡。熟悉解剖學也可以防止你的意識因不懂人體內在領域的藉口來逃避了解。

當我們在後面的章節討論信念工作時，測試一下自己關於冥想信念的負面程度，並且釋放出可能給出的任何負面想法。

θ

身為一位希塔療癒師，學習冥想視覺化技巧並將療癒帶入現實是相當重要的。你見證的療癒即將來臨。

想像力

在希塔狀態下的冥想時，你正在使用想像力。大部分的人都不知道字典如何定義「想像」

這個詞：

1. 能夠視覺化：在心中的想法能形成圖像，特別是從未看過或者從未經歷過的事情。
2. 大腦上創造力的部分：大腦上部分想法、意念、圖像形成的地方。
3. 智囊：能夠想出解決困難的方法。
4. 創造行動：創造現實中假想的行爲，特別是在文學作品中。

我知道第一次冥想也許會認爲那只是自己的想像，但那是事實，想像是利用你的潛意識心智與希塔波結合產生。潛意識掌管記憶與感覺，意識則是掌管決策。

指令

在希塔療癒中，當我們往上走出我們的空間與造物主連結，並開始共同創造的過程，我們在祈禱中對造物主使用的字是「指令」和「請求」，舉例來說：

我下指令和請求將無條件的愛送到這個人的身體內每一個細胞。謝謝你！完成了！完成了！完成了！

「命令」（command）這個字直接針對潛意識，而「請求」（request）是指對造物主。你必須理解使用「命令」是很重要的，或者是一個命令的聲明，舉例如下：造物主請顯示給我看。

命令的定義如下列：

- 俯視觀察。
- 讓某人能夠掌握，如熟悉一種語言指令。
- 透過觀察得到與接受。
- 訊號啓動。

命令語詞中的附屬字詞：

Co：在拉丁語中，這個字是「共同」的意思，如「合作」。

Com：邀請聯合或加入的意思，如：「來」。

Man：造物主，發現其它的字如：

Manifesto：公開宣告目的與規則。

Manifold：各式各樣的相乘，構成一個由多種元素組成的整體。

Mandala：象徵宇宙的設計

Mandible：下顎較低的部分，說話時重要的部分，我們得以創造言語

Mandare：拉丁文，下令

你可以看到這些命令的文字，讓你有更強大的力量了解造物主。

有趣的是，相較於「要求」，這個字中的 de 在拉丁文裡意思是相反、反轉、移除、減少。

當你在神、造物主、萬物之源面前使用「命令」這文字，抑或任何你覺得適合的神性名詞前用這兩字時，簡單的祈禱能造成一些事情的改變。在下達命令的過程中，你的腦中毫無疑問的會做出這樣的陳述，因爲這個過程消除了你對自己的價值、權力或其他方面的所有懷疑和不信任。如果我的命令對你來說好像太自私，那就說這就是命令，或者簡單去請求。

一旦你習慣下指令療癒之後，使用命令能量的自發形式意念是足夠的，這個過程將像意識一樣迅速，只需要見證而已。

在命令下達時，你讓造物主成爲元素之一，不受人類因素的干擾。當命令下達並接受時，你可以自由地在療癒過程中扮演見證者的角色，造物主也可以自由地執行療癒。當你第一次下指令的時候，重要的是安靜的坐著，至少第一次下指令的時候是這樣。這是因爲對大多數的人

來說，很難同時保持在希塔狀態又同時大聲說話。然而當你練習久了，你就能大聲說話同時又能保持希塔狀態。

θ

記住，與一切萬有造物主見面或談話的方法不只一種。用讓你感到舒服的語句。你使用的命令名稱或請求必須與你的信仰系統相關，與別人對神有什麼樣的看法無關。上帝、生命之力、阿拉、一切萬有的造物主、女神、耶穌、聖靈、源頭和耶和華，這所有潮流都能導致流向存在的第七界，也是所有一切萬有的創造力。

4 到達萬有造物主的路徑

回想起來，我可以看到，當我第一次開始認眞地進行解讀和療癒時，有道門就以某種方式爲我打開了。在某種程度上，我有點像愛麗絲夢遊仙境裡，跌落到兔子洞時那樣。我開始有著緊密增加的靈性經驗。正如我所解釋的那樣，我一直都很有第六感，有人稱之爲「靈視」。但是對於即將到來的事情我準備的實在太少了。

我懷疑我的第六感正開始完全打開，因爲信息從我所知道的存有界開始湧入我的腦海。在這些早期的經歷中，我遇到了眞理法則，它教會了我七個存有界的概念。（存在的七界將在第十六章中詳細解釋。）存在的七界爲我提供了一個概念的媒介，用於理解這世界如何在實際和靈性層面上運作，以及爲什麼這樣運行著，還有它如何與作爲人類的我們有所關聯。這讓我更加了解一切萬有造物主的概念。我透過一切萬有的造物主了解到，是有可能創造實體上的療癒，以及在靈性上進步並尋找開悟的狀態。與第七存有界的造物主有越多的直接聯繫，我對於如何構成整個整體的其他存有界的觀念將變得更加清晰。

傳達在靈性學領域內發生的過程可能是一個挑戰。我們的口頭語言無法對於靈性思想形式和靈性信息做完整的傳達。通過書面文字傳達這些經驗更具挑戰性。自從寫作的發明，聖人、先知、預言家都曾試著嘗試將靈性經驗用文字傳達在紙上。但這些**純粹頻率**概念的表達，幾乎都達不到神聖原始純粹的要求。

當我第一次開始教別人時，我開始意識到這個過程是很自然發生的，以至於口頭和書面文字都無法輕易的精準表達。但不知何故，我不得不將一個靈性概念帶入文字中，因爲我所擁有的只有文字！

第一次試著教導人們如何做解讀，是試著教導「讓人們離開他們的範圍內」。我用一個冥想的過程將他們的意識發送到他們自己身上一、二或二十公尺以上的距離來連接上帝。在我早期這兩本《往上尋找上帝》（*Go Up and Seek God*）與《往上與上帝合作》（*GO Up and Work with God*）的書籍裡，我使用這個一、二或二十公尺作爲最高能量的早期路徑。這種冥想過程旨在釋放地球的磁引力和人的利己主義的意識。

當時，我認爲這與任何我將其他人連結到一切萬有造物主的方式一樣好。但是，也如我所教導的，我發現人們有許多限制性的信念系統。所以這個過程對一些人來說是成功的，但不是對所有的人都能有效。有些人會感到困惑，當我帶他們完成整個過程時，有些人需要接受引導，還有些人到了一些由他們錯誤的信念系統所引導的地方去。

當我上去與造物主連結時，我的一些學生開始問我做了什麼與他們不同的事，似乎他們本能地知道我要去的地方不是他們去的地方。我執行這個過程很久了，以至於它對我來說是很自然的。經過認眞考慮後，我坐下來進行冥想，去察覺我是否去過與我教過的空間一、二或二十公尺處不同的地方。我花時間思考我正在做什麼，以及如何將其用於言語以便讓其他人受益。這是我的過程以及我如何學會揭開面紗。

上去第七界與一切萬有的造物主連結

造物主向我提供了以下過程，以幫助你練習連接一切萬有的造物主並理解所有的一切。一旦學到這一點，你就會持續連結到第七存有界，你不需要經歷整個過程，你只需要在那裡。

意念集中到心輪

首先將你的意念傳送到大地之母的中心，進入一切萬有的能量。從地球中心帶上來一切萬有的能量進入到你的腳和身體。現在，把能量帶上貫穿你的七個脈輪。

想像往上，在頭頂形成一個美麗的光球。這時你會發現自己就在這光球裡面，你不妨停下來注意看看這光球的顏色。

現在想像往上升超越宇宙。

現在想像進入宇宙上方的亮光。這是一道大而美的光。想像一下，經過了這道光，你會看到另一道光，又一道、又一道。事實上，有許多一道又一道的光。繼續往上升。在一道光與光之間有一點黑暗的部分，但這只是每道中間的界線，所以繼續前進。

終於有一大片明亮的金色光芒。穿過它。通過這道光你將看到一道能量，一開始會比較暗，你將進入像果凍般質感的宇宙法則層，當你接近它時，它會不斷的變換顏色，這裡是法則。你將會看見各式各樣的形狀和顏色。

在遠處，有像珍珠般帶點白又帶點藍的亮光，一直朝著那亮光前進，小心不要觸碰到深藍色的光，因爲它是磁力法則。

當你越來越接近的時候，你可能會看到一片粉紅色薄霧。繼續前進，直到你看清楚它。這是慈悲法則，它會把你推到一個特別的地方。

你會看到一個帶著珠光色、長方形，像個窗户一樣的開口。這個窗户就是進入第七存有界的入口。現在穿越它，一直到它的深處，直到看見一團白色光芒通過你的身體，感受它是一種很輕又很純粹的感覺。就好像你感覺到自己的身體與這股能量合而爲一。你變成了那所謂的萬有。別擔心。你的身體不會消失。它將變得完美和健康。

請記住，這裡只有能量，並沒有任何人或東西。所以，如果你見到人，你要再升高一點。

就是這個地方。萬有的造物主從這裡做的療癒都是即時的，你也可以在這裡創造自己人生的各個面向。

擴展方式

一旦練習了通往第七界的路徑，另外一種冥想是我稱作擴展方法——

坐在舒適的椅子或沙發上，深呼吸。想像一下，你和椅子在分子層次上合而爲一。你身體裡的分子和椅子的分子在彼此之間來回傳遞。你不是在擴大，而是連接到椅子分子，合爲一體。

現在想像一下，在分子層次上，你是房間裡一切的一部分。向外擴展，與外界合爲一體。

觀想，你是所在的這個城市的一部分，然後你是所在國家的一部分。

觀想，你是整個地球的一部分，你與地球上的陸地和海洋、每個生物，這個星球上的每個國家連結，直到你與地球成爲一體。

觀想，你和宇宙成爲一體。

觀想，你是所有明亮白光的一部分。

觀想，你是果凍狀物質的一部分。

最後觀想你是燦爛奪目白光的一部分，它是存有的第七界。燦爛奪目的宇宙與白光合爲一體。

深吸一口氣，睜開眼睛。

歡迎來到存有的第七界。

看哪！你不是分離的，你是上帝的一部分——萬有的一切。

θ

人們天生會抗拒離開他們的安全區。也許需要一些時間訓練你的大腦到達存有的第七界。如果你發現此過程存在問題。要求造物主將你帶到存有的第七界。使用這種能量是你與生俱來的權利。

你可能還想嘗試使用冥想方式到達第七界（參見第56、57頁）。

上升到第七界的過程將打開你心中的大門，將你與一切萬有的源頭連結起來。它似乎將大腦中的神經元連接到創造點。事實上，在你眞的去到了第七界，你睜開眼睛就會發現你已經與所有的一切萬有連結，而且面紗已被掀開。

當與造物主眞正的連結時，你可能會感到頭頂發麻。你將知道何時連接到造物主。連結就是這樣。

θ 記得，這不是你的靈魂上升到第七界。只是過程創造的意識。

在使用快捷方式下指令和請求你進入第七界之前，請一步一步地重複執行此過程。

當你使用這個過程去第七界時，感覺就是你自己走出去，進入宇宙深處的宇宙，並通過入口進入造物界。在某種程度上，這是眞的，但不是你想像的那樣。在每個人身邊都有一個微小的宇宙，與萬物的浩瀚相同。

那麼，我們在自己身上發現了什麼？我們發現每個人都有創造力、源頭和上帝。無限存在於我們的內心和外在。那麼當你上去尋求上帝時，你會去哪兒？當你經過果凍狀物質時，你會去哪裡？你正在進入一個原子的核心。每次你連接到造物主，你都會在內心的浩瀚之旅中前進。這段旅程將你與自己連結到原子，也讓你了解外部宇宙的無限能量，並認識到上帝在每一個原子中。

所以你要在自己內心進行一次旅程，找到你內在的創造者——自我，向外尋找宇宙意識。

宇宙意識

宇宙意識與我們的塵世意識截然不同。有許多觀念是這個世界的特定層面。其中，許多方面純粹是人類設計的，但也有其他方面是從神聖的靈感中創造出來的。我們可能很難理解這個地球的概念是什麼、幻想是什麼概念、我們創造的概念是什麼，以及神聖的概念又是什麼。例如，人類集體意識尚未發展成純粹的神聖時，具有競爭特徵，不僅是我們認知的一部分，而且也在我們的DNA中。輪迴是許多概念的另一個例子，這些概念僅作爲意識存在於地球上，但不一定是純粹的神聖感知。

這就是爲什麼我們的觀念盡可能地純潔，以及爲什麼我們需要離開地球的幻象，與造物主同在來一起創造療癒的原因。藉著使用經過星星的路徑進入創造界。通過這種方式，我們突破了地球界限，使我們成爲不受地球法則約束的宇宙力量。

以下是我們使用路徑到存有的第七界時釋放的一些方面和感知。

- 人類的小我
- 死亡
- 身體和精神的情緒（例如：恐懼懷疑和不信任）
- 群體意識
- 二元論
- 本能慾望
- 激情
- 在物質世界中成爲人
- 身體的錯覺
- 必須要受苦（苦難是一種選擇）
- 必須要犧牲（犧牲是一種選擇）
- 分離
- 需要一種令人娛樂的經歷（即所謂的大腦糖果，Brain Candy）

每日希塔療癒冥想

每天利用這個冥想過程來練習與造物主連結。擁有這種能量的時間越長，就越容易在生活中創造美好的事物。

想像一下，能量從地球中心上升到你的腳底，上升到你的頭頂，並以美麗的光球在你的空間之上。通過所有存有界，你直接去第七存有界！咻！你到了！你在那兒。當你到達第七存有界時，圍繞著你的光球消失了，所有的能量都包裹著每一個讓你成爲自己的分子和原子，直到最後，你融入了所有造物主的愛。那裡沒有恐懼。你只是輕輕地感受到這種能量穿過一切。你意識到你是所有一切和每個人的一部分。

很容易在這種能量中顯化出來，因爲你意識到自己是一切萬有的一部分，也是所有人的一部分。你可以感受周圍的能量，當你意識到這一點，你的身體達到了完美的平衡。

現在是時候考慮你生活中想要的東西了。想像一下，它已經存在於你的生活中並且你是它的一部分。深吸一口氣，睜開眼睛，感受與「一切萬有」的完全連結。正是從這個地方，你完全連結到「一切萬有」，這種感覺，你可以改變生活中的結果和能量。

這就是上升到一切萬有。在整本書中，這將是一切萬有造物主的導航過程。

5 解讀

現在你已掌握了有關此技術的背景信息，我們將把所有信息放在一起進行解讀。最重要的部分是你要理解你有能力做到我所教的一切。透過練習，每個人都具備這種能力，任何人都可以做到。請記住，本書中討論的概念是眞實的，是有效的。有效，是因爲你正在接觸一個讓你處於冥想狀態的腦波，讓你可以與一切萬有的造物主連結。

也許我應該說你只是被提醒了這些知識，因爲在某種程度上你已經熟悉它了。請記住，我們都是神聖的本性，而我們對神的神聖感知是我們的神性之源。

當你做解讀或任何相關技巧時，你必須擁有的最重要的事情是相信上帝的信念。你接受什麼信念系統並不重要；最重要的是你的信念是對你有用，而不是對你不利。我們必須堅持眞理：我們都與萬有的一切連結在一起。正是這一整體、這個完整性，我們呼喚上帝來進行這項工作。

當你在一個人的身體裡，靜靜地、輕輕地環顧四周時，你處於所謂的解讀或療癒狀態。當你處於這種狀態時，你有能力看到眞相。當你說話並告訴那個人你看到的東西時，你的腦波開始回到貝塔。只要你大聲說話，你的腦波就會回到貝塔波，但一旦你再次沉默，你就會回到希塔。這個過程教會大腦自動從貝塔波轉換到阿爾法波到希塔，然後回到阿爾法、再回到貝塔這個指令。

當下指令在解讀時，受解讀者與療癒者通常都會待在希塔狀態，當個案在接受解讀時，他們需要安靜和平靜。所以，告訴人們放鬆和閉上眼睛。正如之前提到的那樣，有些人在大聲說話時很難保持希塔腦波，所以在下指令過程中，就在大腦中對著你自己安靜地說。每當你與個案交談然後再次沉默時，你將自動從貝塔轉到希塔。每次回答任何問題或繼續任何過程時，再次沉默時都會讓你穩定地回到希塔波中。

在你正在做的任何事情之後，不要讓你正在療癒的人重複做同樣的事。這會將他們的腦波提升到貝塔；你不希望他們提高他們的腦波，你希望他們躺下來或安靜地坐著。當你在療癒他們時，當你觸摸他們時，他們的腦波轉移到希塔。希塔是這裡的關鍵。

在課堂中，我大聲下指令的過程，然後在沉默中作爲思維形式，將我的腦波放回到希塔中。然後我想進入個案的空間觀察學生的狀況。這些正在發生中的療癒都是在幾分之一秒內完成。但是你必須能夠保持在希塔波。所以不要說話，只是觀看和聆聽，你將會見證到最神奇的事情。

結構

解讀結構很簡單：

- 從心輪開始。
- 將能量發送到大地之母。
- 將你的能量帶回你的身體，打開脈輪，創造昆達里尼。
- 將你的能量從你的頂輪中釋放出來。
- 使用路徑到達所有存有界，通過所有存有的每一界。
- 連接存在的第七界和萬有的造物主連結。
- 下指令，請求以見證解讀。
- 進入人的空間。
- 見證解讀。
- 一旦完成後，將能量帶回，沖洗乾淨，跟大地之母紮根帶回自己的能量，清洗自己。

清洗

在完成解讀或療癒之後，重要的是要想像清洗你的意識，以避免你可能已經從別人的記憶中去沾取剩餘的疼痛或情感包袱。

你可以用以下兩種方法之一做到清洗：第一種方法是在你的意識回到你的空間時，想像用白光或清水沖洗；第二是上到第七界去沖洗。一旦你連接到第七界，你的意識就會被淨化，你可以平靜地睜開你的眼睛。這是這個過程在靈性上的淨化和隔離。

紮根

紮根的定義，是使用地球能量將我們所有的意識帶入我們自己的空間和身體。當你將意識帶回自己的空間時，請務必按照以下步驟正確地幫自己「紮根」：

1. 想像你的能量帶入大地之母。
2. 想像能量通過你的腳，通過你的身體，到你的頂輪。

以這種方式接地將使你免於體重增加。讓你的能量中心保持開放，讓昆達里尼輕輕被打開。接地是為了幫助初學的希塔治療師。一旦在此過程中感到自在了，就不必以這種方式接地。只需留在白光，連接到一切萬有。這將幫助你變得更有意識並知道你是安全的。

能量切割

我們使用能量切割來做身體上的淨化。這是一種保護措施，把療癒者和個案之間在解讀中產生的能量干擾，如負面感覺、情緒或其他頻率振動，來做個隔離。

能量切割

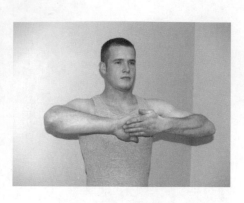

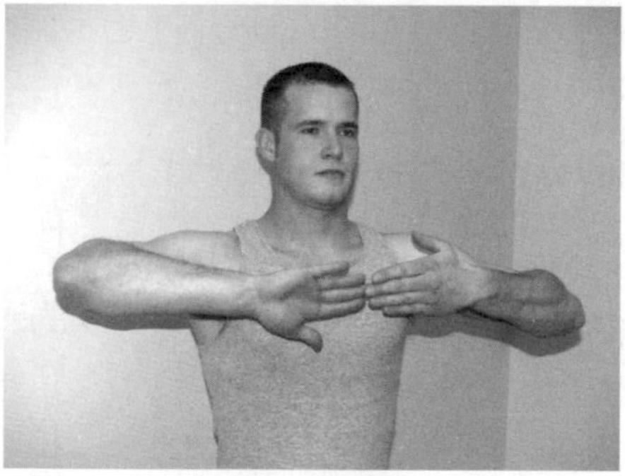

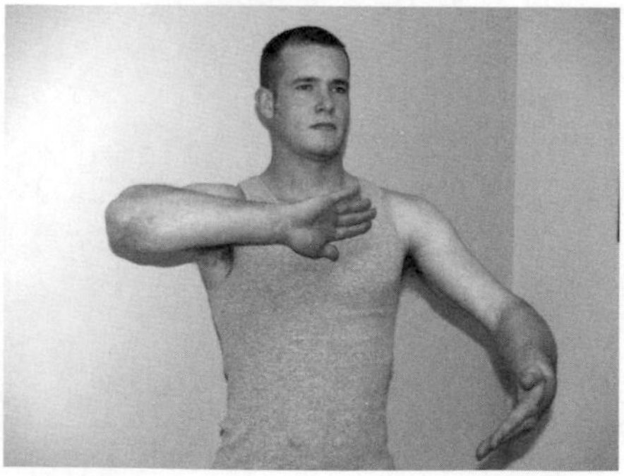

1. 將你的右手和左手的手心對手心，手指併攏，手腕和手肘向外伸展。左右摩擦你的手心。將右手拉回到你的前胸將左手從身體伸向個案端。這可以清除剩餘的能量。

2. 當你完成與人的能量切割時，用像舉刀子的姿勢舉起右手，然後在胸前上下移動你的手，朝你的太陽神經叢做一個類似切片的動作。這最後一個動作會平衡你的磁場。

在本質上，你會再次「拉上」並關閉你的能量場。你周圍的這個磁場或氣泡可以抵禦外界的影響。它就像靈性「皮膚」，是一個電磁能量場，在大多數人身上達到九十多公分高，一點八公尺遠。據說佛陀的能量場在他周圍達到了數公里。

一旦你使用了挖掘工作，你將不需要擔心能量場中的裂縫或開口，因爲你的能量場會向外發出。就像一個小太陽，你將與造物主連結而閃閃發光。

隨著你對希塔療癒的理解越成熟，就會有更多的資源使這一過程更加有效率。

解讀個案

以下是如何與個案進行解讀。按正確的順序執行這些步驟非常重要。

解讀

1. 將自己與個案面對面，在椅子上坐好，個案即將接受解讀。

2. 將雙手掌心向上放在雙手掌心向下的個案手掌下面，輕輕握住對方雙手。（你握住他們手的方式並不重要。）

3. 集中精神，想像自己與大地之母連結，並成為自己的一部分。

4. 想像能量從你的腳底向上湧現，打開身體各處脈輪直至頂輪，並在頭頂出現一個美麗光球，一直往宇宙移動。

5. 超出宇宙、越過白色的光、越過黑色的光、再越過白色的光，穿越了金色的光，越過果凍狀的物質，我們稱之為法則，進入似珍珠光澤的雪白光之中，進入第七存有空間。

6. 下指令或請求：萬有的造物主啊！請讓我對〔個案名字〕進行靈性解讀。謝謝。

7. 這非常重要，因為當你說「謝謝」時，你的潛意識認為它已經完成了。更重要的是，你正在連結並表達對宇宙中最重要的存在者的感激：造物主。

8. 現在堅定地說，「已經完成了。完成了。完成了。」這告訴你的潛意識、意識和高我，這個行動已經完成。

9. 此時（記住你仍然想像自己在你的空間之上），想像你從對方的頭頂（頂輪）輕輕地進入他們的身體，然後點亮一盞燈。

10. 當你開始做解讀時，打開燈的原因是訓練你的大腦。這就像訓練自己騎自行車一樣。當你打開燈光後，第一件事就是腦袋會亮起來——如果身體的某一個部分一切都健康的話。當你往下走的時候，若察覺有任何部分身體是黯淡的，就表示那個部位有問題。

11. 當繼續觀察到脖子部位，發現有黯淡時，大多數他們會告訴你他們有過事故扭傷，或者他們有頸部疼痛，或者你會發現他們的甲狀腺有問題。然後穿過胸腔，如果該區域亮起，走到他們的胃。當你想像穿過他們的身體時，告訴他們任何不亮的區域。記得，每當你和他們交談時，你的腦波都會回歸貝塔。但是，你可以輕鬆地返回希塔，因為你正在教導大腦從貝塔到阿爾法到希塔的指令。一直往下觀察身體。

12. 當你完成掃描他們的身體時，想像你自己從他們的空間中昇起並用一股水流沖洗自己。（這可以是山澗或瀑布，無論你想到的是什麼）。想像一下，把意識回歸到自己的身體內，回到地球內，把地球的能量引出，流竄你全身的脈輪直至頂輪，最後讓能量留在頂輪。做能量切割。

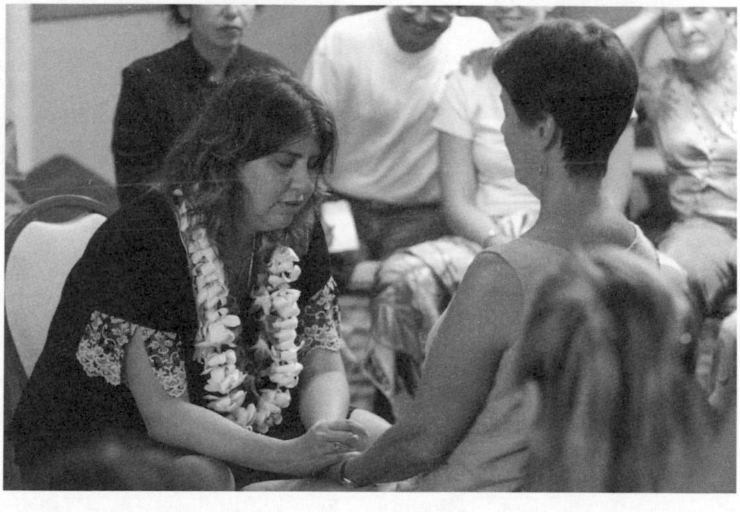

一開始，讀者應該使用我剛剛描述的接地過程。但是當讀者對冥想上第七界更自在時則不需要接地，讀者應該用存在第七界的能量沖洗自己並繼續保持連接。這是為了訓練讀者始終與這種能量保持連接狀態。

訓練你的大腦解讀是令人興奮的。你的潛意識需要不止一次的「得到」，但每次解讀都能達到更深的希塔狀態，你得到的細節會更具體。通常當人們解讀困難時，他們只是在努力的嘗試學習，反而覺得這學習是困難的。要有信心，並且讓解讀過程中在心裡充滿喜樂，這一切就會變得容易許多。

你可能會問，如果我對身體一無所知怎麼辦？我建議你去買一本圖解的身體解剖書並研究，以便你能識別所看到的器官。某些事物會出現在你不熟悉的身體中，而在一開始你也不會馬上成爲一名解讀專家。但是，隨著時間和練習，你將學習到更多。

解讀的原則

θ 透過這本書，在使用時，每個部分都有自己的一套原則或指南。

與身體對話

這是一種非常強大的技術，可以用來與身體溝通。當你正在解讀時，身體會跟你溝通。細胞與細胞交談，每次適當地觸摸另一個人的身體時，你的身體會自動與他們的身體溝通。例如，在幫一個女性療癒時，停在她的生殖器官身上並詢問身體已經「住過」幾個孩子。身體將立即告訴你它經歷了多少次懷孕，以及在心中等待出生的有多少孩子。希塔波允許你聽到身體在說什麼。

身體掃描的最佳體驗之一是對孕婦進行解讀。當你看到胎兒踢動並在子宮內移動時，你會感到震驚。事實上，當你進入一個準媽媽的身體並觀察胎兒時，尋找嬰兒的生殖器來判斷他是男孩還是女孩。

如果你在身體中有任何疑問，請詢問造物主。如果有人生病，請讓造物主告訴你原因。始終要準確地提出你對造物主的問題，因爲答案是非常明確的。造物主是非常直接的，永遠不會使事情變得比個案需要的更複雜。

心輪

每一位希塔療癒師進入一個人的空間做解讀時，這個人會體驗到他們的心輪被觸碰的感覺。這種感覺對他們來說可能並不熟悉。他們可能會變得困惑，並將這些感覺誤認爲對療癒師的浪漫愛情。而療癒師必須非常小心並向個案澄清他們所經歷的感受是由解讀引起的，並且只是暫時的。你必須向你的個案澄清這些事實。

此外，解讀過程中所說的內容應該嚴格保密。從解讀中排除自己的意見和感受是很重要的。確保一切是透過萬有的造物主去完成。

能量交換

療癒師和個案之間應該有一種能量交換，無論是金錢、水晶還是擁抱。其原因在於，能量交換使得療癒師和個案的潛意識能夠辨識出在實質的層面上眞的有事物發生，從而使得療癒發揮作用。

希塔睡眠週期

當你在希塔狀態並廣泛使用希塔波進行療癒或解讀時，你的身體會相信它處於睡眠週期。你可能需要推動自己做更多的體能鍛鍊以平衡身體的過程。

思想是有物質性的

當你開始使用希塔時，如前所述，你應該對你的想法更加謹愼。這很重要，因爲希塔打開了新的大門。你的思想將具有前所未有的眞實內涵。

遠程遙視

通過希塔技術，我們能夠經由空間和時間發送我們的意識，在地球上的任何地方直觀地「解讀」一個人。這個程序也告訴我們，我們沒有必要在實質上去觸摸一個人來進行解讀。

詢問一個人在世界哪個地方，這能使你知道你在下指令過程中需要將意識發送到哪裡。你可以想像你的意識旅行到這人的所在地，並進入他們的空間。這可能需要長達四秒鐘的時間。

解讀的倫理道德

做一個解讀者不要試圖掌控他人的人生是非常重要的。一個人的選擇自由不應該被更改或改變。如果我告訴一個人他們會在人行道上找到錢，那麼他們可能會不停尋找直到他們在人行道上找到錢爲止。因此，個案的潛意識不會受到你爲他們創造的東西所影響是非常重要的。

當你進去解讀一個人時，你會看到那個人的人生是什麼，而不是什麼對你來說才是正確的。你應該避免在解讀中植入你的道德或觀點。例如，對於某些族群而言，擁有一個以上的情人是一種明確的罪，而對於其他族群來說，擁有一個以上的情人絕對是愛情生活的一部分。每個人都是一個獨立個體，他們都擁有自己個人生活。每個人都有不同的感受，並且爲他們提出一個不同的概念。因此，你應該避免在解讀當中告訴個案什麼是對或錯的。你可以向他們提供你的意見，如果你在他們的狀況下會有什麼做法，但你不應該爲他們做出決定。你只是要告訴他們你所看到的，和給他們你公正的意見。

另外，避免在解讀中灌輸任何有關自己人生的事情。你人生中發生的事情永遠不應該與被解讀的個案有任何關係。一個被廣泛傳播的錯誤概念是：你接觸到的人會反映你的眞實狀況。確實，人們可以反映你生活中的某些事物，你可以從這些事物中學習，但沒有人是任何人的絕對鏡子。

簡而言之，解讀是神聖的，並且專注於個案。因此，如果你提出與他們有關的問題，你所得到的回應，也應該是屬於他們自己的答案。

6 透過脈輪打開靈通中心

隨著你的靈通能力的發展，有可能會遇到或發生一些奇怪的事情。如電子儀器可能會短路，收音機可能會被開啓或關閉，電燈可能會閃爍而且你可能還會接收到一些外來的訊息。如果發生了上述的情況，你可能是在靈性上缺乏了平衡。爲了減緩這種情況，將你自己的中心保持平衡，而在你身上所缺失的能量就不會一直失去。下指令：你的靈通中心是處於平衡的狀態。保持靈通的平衡跟保持身體的平衡是一樣重要的。打開脈輪創造我們身體所有層面的平衡。

打開脈輪

在脈輪內，靈通感知正等待綻放。它們可以比作脈輪開花的香味。作爲希塔療癒的治療師，你可能會發現一些人（或者你自己）有一個或多個脈輪是關閉的。如果是這種情況，那個人（或你）在進行關於解讀、療癒、冥想等時候，會覺得有困難點。

在某些情況下，頂輪可能是關閉的。靈視力或第三眼輪可能被一層像網格的網覆蓋在上面，使當事者很難甚至沒辦法進行解讀。不要一直去想著這個網狀物的來源。很簡單的，只需要上七並與上帝連結，下指令使它被移除並送到上帝的光中，永遠不會再回來。

打開脈輪的過程，是一種透過脈輪打開靈通中心的技巧。慢慢地進行開啓是最好的。靈通或覺知能力如果被過度快速開啓時，是非常嚴重的，所以要小心不要過度快速的開啓靈通中心。在開啓靈通能力的過程中，要明確的請求在任何時間上，以對當事者「最高最好」的方式進行脈輪開通。

打開脈輪的過程

在為另一個人施作時

上去下指令或請求：「**一切萬有的造物主，我下指令或請求將這個人的脈輪以最高和最好的方式打開。謝謝你！完成了，完成了，完成了。**」

從頂輪開始，將手放在距離身體十五公分處。透過順時針轉動手部，想像看到每個脈輪隨著手的轉動而開花。當你正在打開時，你可能會感受到手中脈輪的能量。一直持續施作，直到所有七個脈輪都打開。

自己施作時

請下指令或請求：**「一切萬有的造物主，我下指令或請求將我的脈輪以最高和最好的方式打開。謝謝你！完成了，完成了，完成了。」**

現在，無論是幫自己還是幫另一個人施作時，去冥想每個脈輪打開時，都用最高最好的方式打開，從海底輪開始：

- **海底輪**（梵語是 Muladhara）

這個脈輪是所有其他脈輪的支撐系統。它與豐盛有關。它幫助我們在這世界上能夠紮根。它是昆達里尼的基底。

- **臍輪**（梵語是 Svadistanna）

這跟性能量和豐盛有關。它與運行的質量和能量的流動有關。

- **太陽神經叢**（梵語是 Manipura）

這脈輪是你的同理心與心靈感知的地方。

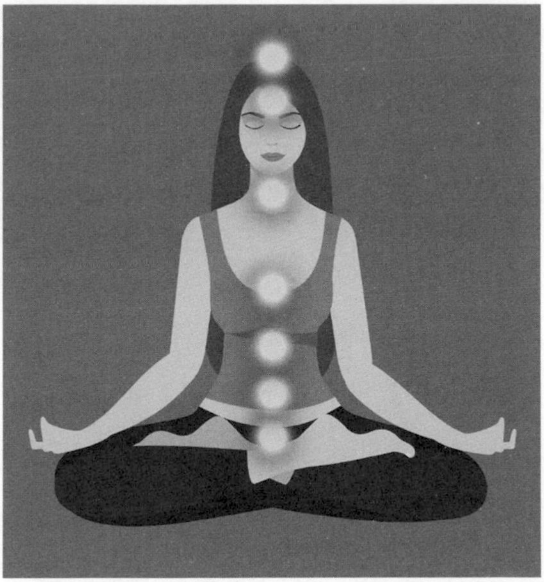

- **心輪**（梵語是 Anahatha）

這個脈輪與處理平衡情緒有關。

- **喉輪**（梵語是 Visshuda）

這與溝通、內心認同感和心靈感應有關。它用於提供宇宙的信息。

- **第三眼輪**（梵語是 Ajna）

這是使你能夠用直觀能力去看到的脈輪。它涉及靈視力、智力、信念、理解和對實相的分析。

- **頂輪**（梵語是 Sahasrara）

這是預知脈輪。它使我們不斷與外部宇宙和奧妙空間的靈性能量保持密切的聯繫。這個脈輪與整個創造的能量連結。隨著海底輪將我們安全地連接到地球上，而頂輪將我們開放到萬物造物主的連接宇宙能量之中。

打開感知中心

感知中心會一次次的慢慢開啟到該有的狀態。使用以下過程，透過激活脈輪來打開人的靈通感知中心：

打開感知中心的過程

1. 集中意念到心輪，想像自己與大地之母連結，是一切萬有的一部分。
2. 想像能量從你的腳底向上湧現，打開身體各處脈輪直至頂輪，並在頭頂出現一個身置其中的美麗光球，一直往宇宙移動。
3. 超出宇宙、越過白色的光、越過黑色的光、再越過白色的光，穿越了金色的光，越過果凍狀的物質，我們稱之為法則，進入似珍珠光澤的雪白光之中，進入第七存有界。
4. 下指令：**「一切萬有的造物主，下指令用最高最好的方式打開（人名）的感知中心。謝謝你！完成了，完成了，完成了。」**
5. 將你的意識移到他們的空間。
6. 連結到造物主時，從頂輪開始。將手放在距離身體十五公分處。透過順時針轉動手，冥想每個脈輪的開口隨著手的轉動而開花。透過這種方式，打開七個脈輪中的每一個。用手中的感覺來正確引導以打開脈輪。
7. 流程一旦見證完成，把自己沖洗乾淨，並且把意識回歸到自己的身體內，紮根到大地之母，把大地之母的能量由腳底直至頂輪，最後做能量切割。

7 希塔療癒

儘管療癒方法和解讀方法有所不同，但一旦熟悉了所有希塔療癒樹的分支，你最終將會使這兩個技巧融合在一起。

在頭一個即時療癒的案例下，我見證了馬斷掉的腿獲得治癒。像這樣的事件讓我受到了鼓舞，並繼續對各種疾病進行試驗。我發現希塔療癒可以用來醫治諸如癌症之類的疾病，就像莎莉的見證所證明的那樣，這是一切萬有造物主的恩典：

我叫莎莉。二〇〇一年六月，我被診斷出患有惡性黑色素瘤，其原因是我的頭部後面有一顆痣。這樣的診斷像在宣告死亡般，因爲黑色素瘤沒有任何有效的治療方法，而且發現時通常已經是晚期了。

經過外科手術、與醫生幾次諮詢和病理檢查後，二〇〇一年九月十一日在我的大腦中發現了病變。這是一個災難性的消息，因爲目前還沒有針對黑色素瘤惡性腫瘤擴散到大腦的治療方法。通常，此症預期的壽命爲四到六個月，可能短至四個星期。

在得知這個消息之後，我結識了維安娜。我家人的朋友聽說她在幫助患有嚴重疾病問題的人，並且能夠成功治癒，也向我們提供關於如何聯絡她的方式。

從一開始，維安娜眞的很棒，即使行程安排很滿，她仍然可以爲我安排一次「緊急」療癒。在這段期間，她幫我做了腦部病變的清理治療後，之後檢查的腦部核磁共振（MRI）顯示擴散到大腦的癌細胞已經消失了。之後，她還清洗了我的血液，約翰・韋恩（John. Wayne）癌症研究所的一項特殊測試證實我的血液中沒有黑素瘤細胞。基本上這意味著我現在沒有任何癌症。

這像奇蹟般的治癒，對維安娜而言，並不是唯一令人印象深刻的事情。她在我第一次造訪時就告訴我，我一些舊的牙齒根管中有「骨釘」，這會給我帶來麻煩。兩個月後，我發現身體裡大量被感染，是因由幾年前在根管治療中插入的銀針損壞所引起的。另外，在接受全腦放射治療後，我失去了味覺，這是該治療常見的副作用。在與維安娜的一次療程中，我向她提到了這一點，她對輻射效果進行了調整，那天晚上我又可以品嚐出味道了。

維安娜一向以最大的尊重和友好的態度對待我和我的丈夫。當她的行程已被完全預訂時，她總是騰出了時間來見我。她是一個眞誠、富有同情心的人，可以大步邁出自己的療癒之路。她歸功於上帝，並宣布她只是上帝的使者。她給我的信息一向是生命和希望來源之一。沒有一個醫生能夠解釋我身上發生的變化，他們都對這種絕症完全消失感到驚訝。我知道原因，現在在世界各地都在分享著我所知道的這個知識，而維安娜確實是一個奇蹟創造者。

這是一個沒有潛意識信念阻礙康復過程的人極好的例子。由於莎利的底層信念，她已經準備好要接受即時療癒，就像我準備好要見證那已經完成了一樣。

當我爲她進行身體掃描時，我被告知她是在化工廠工作時患上了黑色素瘤的。爲了證明自己是對的，我不得不緩緩去勾起她的記憶，後來莎莉回想起來告訴我她幾年前曾在一家化工廠工作。這是告訴我說，生病的原因是環境，是輻射或化學物質所導致的，而且我可以確信她可以在不重新設定信念系統的情況下得到治癒。

當療癒發生時，我見證了造物主將病變從她的大腦中拉出來送走。那是一瞬間的療癒，我能感覺到她的身體在移動，並因造物主的愛而被療癒。這種能量閃回了我的空間，從我身上散發出來，又回到了我們兩個人中。我知道她很快就會康復了。

現在，我將逐步向你顯示療癒的過程。

θ 一切萬有的造物主是療癒者，而你只是見證者，去見證它的發生。

療癒原則

這種基本的療癒技巧也可用於已傷害自己並且需要立即受到關注的兒童。在任何的情況下，都可以在你的家人中去使用。消除頭痛、消除背部疼痛，並下指令消除所有疼痛，這是不是眞的太棒了。而此種療癒技術也將改變你的生活。

口頭同意

經常會出現這樣的問題：未經他人口頭同意，你可以去療癒哪些疾病？

如果正在被療癒的人失去知覺或處於緊急狀態，你可以去要求他們的高我並得到允許替他們進行療癒。本書中還涉及其他治療技術，涉及染色體變化、DNA或潛意識信念設計。這些技術需要被療癒者的口頭同意。必須尊重這一點。

但是，你可以隨時向一個人發送無條件的愛。將帶我們到……

無條件的愛

爲了要讓無條件的愛使體內的分子發生變化，一個人必須有能量。這是一個事實，一直延伸到最小的粒子，即原子。爲了形成一個分子，必須有能量將組成它的原子整合在一起。知道是在分子層面上發生變化的能量，所以必須有可用於產生此變化或任何變化的能量。

因此，爲了使細胞發生變化並在體內療癒，必須具有這樣的能量。人體有兩種形成這種能量的方式：熱量和酶。除非透過一切萬有造物主進行改變，否則人體的任何變化都是由熱量和酶造成的。

當你上去一切萬有的造物主施作療癒時，你會往上延伸抓住無條件的愛的能量，並將其放入體內。這使身體擁有進行改變所需的能量。僅僅下指令讓身體自行恢復力量就需要使用自身的能力來獲取能量，而這些資源通常是不夠的。例如，如果你下指令讓骨頭在沒有額外能量的情況下癒合，它將從身體周圍的資源中剝奪鈣，以遵守該命令。

你可能會問：「我要消耗多少能量？」這只需要一個無條件的愛的原子就可以改變身體。例如，當你下指令或請求「一切萬有的造物主，在此身體中下指令或請求進行更改」時，你將自動看到能量進入身體以進行更改。

在初學者課程裡，我們教人們跟著每個步驟去進行冥想，「上去」並收集愛。但是，隨著大腦習慣於冥想，該過程將自動發生。最後，你的見證能力會將療癒帶入了當下。造物主進行療癒；而你去見證它。物理學中有一條定律說：除非被見證，否則什麼都不存在。

信念阻礙

許多人已經準備好，讓自身去做即時療癒。如果給予指令後身體沒有得到即時的療癒，即是存在著一個潛意識的信念正阻礙著它。必須去找到並更改該信念。只要療癒師不因此而灰心喪氣，藉著使用造物主的智慧或被療癒者的智慧，造物主會協助他們去發現感覺、情緒、信念。而這個人的身心靈有著像電腦一樣的記憶，如果你知道正確地去詢問對的問題，那麼這個人的這些層面都會告訴你需要釋放以及更換的東西，或者缺乏了什麼樣的感覺。

但是，療癒師可能會誤解這些信息，並因此而灰心。或者，沮喪的感覺不是療癒師的感覺，而是從被療癒者身上投射出來的。也許那個人不沮喪就不懂得如何生活，因此失去了希望。

我堅信，每一次特定的療癒都存在著一些感覺、情感和信念。據我了解，疾病是由長期的某一些信念所引起的。一旦消除了這些信念，疾病就會消失。

清理它很簡單，因爲它旨在引起你的注意，以告訴你某些事物與身體不同步，失去了焦點或失去了平衡。你只需重新平衡即可。

與造物主溝通

我也相信希塔療癒不僅可以消除疾病，這也是人類與一切萬有造物主溝通的一種方式。目標是清理身體、思想和靈魂上充足又具有負擔的信念，以便我們可以與造物主進行潔淨與神性的溝通。

如果你去觀想自己身體升起，你將聚集「一切萬有」的愛，並將得到這種愛的幫助來進行療癒。

一旦你連接到造物主的全部能量，便會通過地球的電磁場。當你超越這個領域時，你會到達一個超越業力法則的地方，經過阻礙你去「想成爲」的區域，進入到一個充滿著無條件的愛的地方。始終將這種愛的精髓帶入療癒中。療癒是在擁有無條件的愛的地方完成的！永遠不要忘記這個不可否認的事實。進行療癒並不是爲了去證明觀點或證明你的療癒能力。

執著

可以期望這個人將得到治癒，但不要執著於結果。因爲療癒者是一切萬有的造物主。因此，放棄執著這個結果，交給一切創造的力量。對你的個案說：「這一切萬有的造物主才是療癒師。」讓我們看看發生了什麼事。如果你沒有獲得想要的結果，則表示個案有信念的工作需要被療癒。

見證和意圖

見證療癒的完成是過程中非常重要的一部分。上去下指令讓療癒完成是一回事，見證它完成則是另一回事。只有當你見證了療癒的過程，它就完成了。

也有很多人告訴我，只要療癒師想要去做，療癒就會完成。但是有一個很大的差異是想要去做和正在做。我可以整天想要去拿起鑰匙；我打算去做些能幫助丈夫的事。但這並不意味著我實際上已經走過去拿起我的鑰匙，也不代表我已經做了任何事來幫助我的丈夫。當你進入被療癒者的身體時，必須要注意你下指令完成的過程，直到它完成了。你可以在那裡見證它的實際運行，沒有去採取行動，就什麼也不會發生。想要去做某件事，不管是在實際層面或靈性上，拖延和實際去行動都存在著明顯的區別。

據說「通往地獄之路，皆由諸多善意所鋪成」❶，不良的意圖也非全是罪不可赦的。科學顯示，意圖與之後的行爲有關，但只有適度的關聯。善良的意圖只佔實際行爲差異的百分之二十到百分之三十。當然，強烈意圖的影響力比薄弱的意圖大，但不管是強或弱的意圖往往都會失敗，因爲意圖本身僅是視情況去見證個案或自己體內的創造能量，這並不能將整個過程變

❶「通往地獄之路，皆由諸多善意所鋪成」是英國上世紀著名哲人兼經濟學家海耶克，寫在一九四四年出版《通往奴隸之路》（*The Road to Serfdom*）這本當代政經哲巨作中的一句話。

成事實。希塔療癒的核心是超越有意識心靈的小我意圖，成爲療癒的見證者。

當見證或觀想到療癒時，就是透過了觀想去創造了事實。

透過觀察去創造

二〇〇二年，約翰．惠勒（John Wheeler）提出了一個問題：「爲什麼會存在？」惠勒是愛因斯坦和玻爾（Niels Bohr）等科學家的同事，也是「黑洞」一詞的發明者。也許有一天量子物理學能夠證明，觀察者的行爲能夠改變事實。

爲了驗證這個理論，科學家們做了一個實驗，讓光線通過兩個平行的狹縫照射到一張相紙上。實驗有兩種方式，首先，光子探測器就在每個狹縫的旁邊，物理學家們觀察每個光子通過一個狹縫或另一個狹縫時的情況。換句話說，光子就像粒子一樣。在第二種方法中，光子探測器被除去，但除此之外，實驗以完全相同的方式進行。然而，這一次，感光紙顯示，光的作用不是像粒子，而是像波。這也讓我們知道光具有粒子和波兩者的雙重性質，但似乎僅僅是觀察者的行爲就會影響光的行爲方式。（雙縫實驗）

這種「觀察者效應」也適用於全宇宙。這實驗是使用從銀河系射向地球的光進行的，結果都是相同的：光根據是否被觀察到，反應會不同。這意味著我們現在的觀測似乎影響到了在我們出生之前數百萬甚至數十億年就已經存在的光波／粒子。看起來這種想法甚至會改變了我們的過去，或者像惠勒說的：「信息不僅僅是我們對世界的了解，它也可能是創造了世界。」

看看這與希塔療癒有何關係，我們看到的乙太途徑是在療癒師與個案以及造物主能量之間形成一個小的「蟲洞」。在空間和時間上，這個蟲洞使我們可以跨維度進行療癒和解讀而沒有時間或其他因素的干擾，此外還要保持造物主的能量是打開互通的，以便我們可以使用這種能量。

在量子力學中，觀察行爲影響結果。希塔療癒是觀察行爲。希塔療癒是量子的力學和冥想的藝術，必須學會使共同創造去成爲可能。這就是爲什麼療癒的見證是如此重要。當療癒師見證了療癒的完成，將被帶入了這個事實。

進入創造能量的最佳途徑是向所有一切萬有的造物主下指令。這會告訴潛意識，它將完成。使用「下指令」一詞或命令的能量會使潛意識處於一個它不能去干涉的地方。

接受

接受療癒是眞實的。造物主療癒的能量可能會很迅速地將能量帶入，以至於在你能眞正看見之前就已經完成了。如果這發生時，請下指令慢動作重播，以便你能夠見證並接受它。

雙刃劍

見證是一把雙刃劍：一方面，我們見證了療癒的完成，另一方面療癒師實際上可以用肉眼看到割傷、燒傷或破裂。當我們實際「看到」一個需要療癒的挑戰時，看見受傷部位的行為本身，就會讓它成為療癒師心中的實像。療癒開放性的傷口，最好是在傷口癒合時，將其覆蓋上而不要看它。最好只用上帝的眼去看它，直到你習慣了即時療癒。

遠程療癒

跟做解讀或身體掃描一樣，共同創造希塔療癒的過程使我們能夠與地球上任何地方的個案一起進行療癒。一旦建立了連結，解讀者的意識就能穿越遙遠的距離進入個案身體的空間，就像兩個人在同一個房間裡一樣。

恐懼、懷疑和不信任

恐懼、懷疑和不信任是任何靈性療癒最強大的阻礙。你會因為自己的信念和恐懼而影響解讀的結果，因此，如果你在解讀或療癒過程中開始有任何疑問，或者你覺得自己與共同創造過程失去連結時，離開那個人的空間，洗淨能量休息一會兒，然後再次開始這個過程。你應該也要在自身在做希塔療癒信念挖掘的工作時，使自己變得清晰，盡可能的去做一個最好的療癒。

如果你在解讀之前、之後或過程中有過多的情緒反應，你可以看出你的信念正在干擾解讀。也要記住，個案自己本身可能也有一些信念，這些信念會使疾病保持原位或阻止療癒進入他們的空間。

喜樂、幸福與愛

喜樂、幸福和愛的本質能產生療癒的能量，用於共同創造療癒或解讀。為了能在療癒中創造快樂和喜悅，你必須要將你的個人事務與你的能量工作分開。

對人有一定程度無條件的愛是很重要的。你應該眞誠的去關心他人，因為如果你不這樣做，你可能會發現此工作很困難。

環境疾病

環境疾病可以立即得到療癒；但是，如果此人持續暴露於相同的環境中，疾病就會重新產生，毒素只會使疾病復發。建議已經完成療癒想保持此康復狀態的人，要改變他們的生活方式和環境，並持續進行信念挖掘的療癒。

你永遠不會孤單

解讀時，你永遠不會孤單。你可以隨時隨地在任何情況下尋求幫助。當你進行療癒時，你永遠不會孤單，因為你不是療癒者，造物主才是。這是一個需要記住的重要事實。

明確

你的指令要足夠具體以完成目標。一旦你確切知道你將見證什麼療癒後，變化可能會發生。好的關鍵療癒就是確切地知道你正在療癒什麼。

另外，請花一點時間讓自己安靜一下，並始終確保當你上去時下指令或請求造物主做任何需要做的事時；也確保你將留在該人的空間中，直到你確定療癒已經完成。

足夠的時間來療癒

在希塔療癒的共同創造過程中，時間是不存在的，在療癒過程中，它會變慢像爬行或完全停止。發生這種情況是因爲有大量的工作需要時間完成，而不會在身體、心理或靈性層面造成任何困難。

你必須意識到，一旦執行命令而你的大腦也見證並接受了療癒，這一切就在時間和實相之外完成了。成爲見證人能將這一切帶入這裡的時間和實相，使其眞正實現並在物理世界中形成一種形式。

這一方面的時間在希塔療癒的所有技術中是眞實的。

自我療癒

如同你能療癒他人般，沒有任何理由你不能療癒自己。

你對自己使用療癒的技巧，就像對個案使用療癒的技巧一樣，將造物主的能量帶入到你的能量場空間裡，見證療癒過程。這是過去那些年我在自己腿上所使用的過程，從那以後也已經使用了無數次自我療癒。

在希塔療癒中，避免……

- 下指令要所有細菌從體內清除是不會發生的，因爲身體的許多過程都還依賴著細菌運行。
- 下指令要所有念珠菌離開人體，因爲身體的運行需要依靠某些念珠菌起作用。
- 下指令要所有重金屬離開身體，因爲身體是由許多不同種類的重金屬構成，例如鈣和鋅。
- 下指令要重要礦物質和維生素由造物主創建。沒有練習，身體不知道如何以這種方式吸收礦物質和維生素。重要的是要知道，你能做什麼和你不能做什麼。你可以透過持續的練習發展到專業程度。
- 下指令要身體回到身體本身完美的藍圖。身體基因遺傳是從受孕時刻開始的程序。這程序會告訴自己這是完美的。如果有疾病，身體會認爲疾病是完美的。身體有完美的糖尿病，完美的多發性硬化症等。一切在宇宙中是完美的，因此潛意識不會明白這一個指令。
- 避免設定身爲療癒師，你就是那個療癒者。療癒者是上帝，而不是你。這是最好的方式，始終要求上帝用「最高和最好的方式」去做療癒「並向我顯示」。

θ 在命令中使用「以最高和最佳的方式」的語句非常重要。這說明造物主將知道什麼是最適合這個人的，並且療癒師會與他們的小我有足夠長的時間脫離連結，以完成該過程。這也使療癒脫離了該界的影響。「顯示給我看」一詞是告訴造物主，療癒師將成為見證者。

療癒

療癒可能是即時的，也可能需要數分鐘。保持專注，不要胡思亂想。

療癒技術

1. 請求個案同意。

θ 同意很重要，因為它會將療癒實相帶給個案，得到個案的同意能允許他們的身體進行療癒。

2. 集中意念到心輪，想像自己與大地之母連結，是一切萬有的一部分。
3. 想像能量從你的腳底向上湧現，打開身體各處脈輪直至頂輪，並在頭頂出現一個身置其中的美麗光球，一直往宇宙移動。
4. 超出宇宙、越過白色的光、越過黑色的光、再越過白色的光、穿越了金色的光、越過果凍狀的物質，我們稱之為法則，進入似珍珠光澤的雪白光之中，進入第七存有空間。
5. 下指令或請求：**「一切萬有的造物主，我下指令或請求在這個人（名字）身上的病痛，以對他最高最好的方式，轉換成完全健康的狀態。讓我見證這個過程。謝謝你！完成了，完成了，完成了。」**
舉例，用來療癒一個骨頭骨折的人，措辭使用如下：**「一切萬有的造物主。現在下指令或請求這骨頭變得完整。謝謝你！完成了，完成了，完成了。」**
6. 進入該人的能量空間，並允許造物主將你帶到體內需要被療癒的部位。停留在有問題的地方，並見證造物主在這個人身上進行療癒的過程。待在那兒直到療癒結束。
7. 停留在有問題的地方，並見證造物主在這個人身上進行療癒的過程。
8. 待在那兒直到療癒結束。
9. 一旦完成後，用第七界能量清洗自己並繼續保持連接。

θ

θ 這是很重要的，你擁有來自於造物主所需要療癒的能量，而不是你自己的能量。這是藉著向造物主下指令或請求來進行療癒。你也可以在你施作療癒之後，使用相同的能量來重新填滿自己的能量。

這種療癒效果如何？我們實際上曾在課堂上治癒了骨折。

清除輻射

這技巧是來自於我幫一個因受太多輻射汙染而導致腦瘤的個案進行療癒，我見證到造物主在幫他體內的腦瘤進行釋放的過程。

在工業社會中，我們處於因現代科技奇蹟而導致令人難以置信的輻射量下。不久前，我開始注意到某些癌症的起源是放射線。所以我開始用這個技術釋放日常來自於手機、電腦、螢光燈和其他電子設備導致的輻射。

釋放輻射

1. 集中意念到心輪，想像自己與大地之母連結，是一切萬有的一部分。
2. 想像能量從你的腳底向上湧現，打開身體各處脈輪直至頂輪，並在頭頂出現一個身置其中的美麗光球，一直往宇宙移動。
3. 超出宇宙、越過白色的光、越過黑色的光、再越過白色的光、穿越了金色的光、越過果凍狀的物質，我們稱之為法則，進入似珍珠光澤的雪白光之中，進入第七存有界。
4. 下指令或請求：**「一切萬有的造物主，現在下指令或請求。所有輻射對（名字）已經不適用了。請拉出改變並送到上帝的光。謝謝你！完成了，完成了，完成了。」**
5. 見證輻射被拉出並發送到上帝的光。
6. 一旦完成後，用第七界能量清洗自己並繼續保持連接。

注意：（下指令清除完輻射後）不需要再用任何東西去取替被清除的輻射。

8 團體療癒

多年以前，當我還在愛達荷州教書的時候，校方要我教授第一堂團體療癒課程。很多人認爲越多人參與療癒，療癒的效果就會越好。因此，我們就聚在一起，一起去針對個人進行團體療癒。

一位名叫萊爾的男士是第一位接受團體療癒的參與者，他在工作中背部受傷且長年疼痛。我說服他躺上按摩床，並接受團體療癒。

當萊爾躺在床上靜靜等候時，我們全部都站著圍成一個圓圈，並上到第七界分別對他作療癒。我們完成療癒後，萊爾嘗試起身，他幾乎無法動彈，事實上，他的疼痛更加嚴重了。這讓我們了解到希塔技巧的勁度竟是如此強大，當團體療癒的方法不正確時，實際上帶來的是更嚴重的情況，而不是內心的寧靜與減輕痛苦。

於是我上到上帝的空間，查看一下到底發生了什麼狀況。我看到了一個人把肌肉往一個方向拉，而另外一個人把骨頭往另外一個方向拉。我看到了一位療癒師把萊爾的背往一個方向拉，而另外一位療癒師把萊爾的背往另一個方向拉。我因而體認到，如果一位以上的人上去作療癒，每個人都看到不一樣的地方，特別是當他們使勁的施作療癒時更是如此。

萊爾慢慢地從床上起身，並試圖逃離療癒師們的掌控。在他不情願地躺回床上進行另一次療癒之前，我還花了一點時間來說服他。

當我們讓萊爾平躺妥當後，我召集周圍的小組成員過來，這次，我祈求造物主的指示。我所得到的指示是，僅一人作爲治療者，其他人則站在床的周圍，將愛往外傳送到一個特定的地方，讓療癒師可以達到此處並獲取這些額外的愛，並用來置入受療癒者的身體裡。

我遵照這些指示，開始讓意識昇華，到達造物主的能量，所有站在按摩床周圍的人，把他們的愛送上來給我。此時，團體療癒誕生了，我上到第七界後集合了這些愛，並將這滿滿的愛送入萊爾的身體裡，並且見證到這些愛進入到萊爾身中的每個細胞。造物主矯正了萊爾背痛的問題，就在此刻，萊爾站了起來，可以舒適地移動身體，也不感覺痛了。

治療結束後，我問萊爾感覺如何。他說：「維安娜，疼痛全部不見了，但請不要完全把我治好，因爲我還有勞工保險要請領。如果你們把我完全治好了，我就不能拿到我的償付金額了。」而在最後報告裡，他再也不需要因爲背痛問題去進行手術。

我們也對一位已經在輪椅上坐了十八年的女士使用這項技巧，我們上七並送上無條件的愛到她體內的每個細胞。當我們完成療癒時，她的腳就有知覺了。我們第二次療癒她時，她的腿也恢復了知覺。這位女士有再回來接受更多療癒嗎？並沒有。她一直在領受身障人士的救濟金，她非常害怕如果我們持續療癒她，她可能真的會恢復到能夠再度行走的程度，那麼就會失去救濟金了。

你不可以療癒那些不想被治癒的人，那是他們做決定的選擇與權利。你必須予以尊重。

如今，我見證過數以百計的團體療癒，因此可以證明一群人凝聚在無條件的愛之中，並進行有顯著效果的療癒，這確實是個很奇妙的方法。多年來，我已經學習到許多有關團體療癒的案例及其驚人的效果。

團體療癒的原則

團體療癒訓練人們集中注意力於希塔狀態，並且對冥想的技巧是有幫助的。希塔療癒使得人們能夠收集宇宙的能量以共同創造療癒，並見證身體中的療癒能量。

它也讓病患得以感受到接收無條件的愛是怎樣的感覺——是宇宙中最高的振動，且讓群組成員有機會無限制地給予無條件的愛給他人。

當人們在進行團體療癒之後，但沒有感受到無條件的愛時，這就代表他們自己有無法接受無條件的愛的信念。

修飾

在團體療癒治療中，你要學會避免成為療癒的指導者，避免用你的自我意識去「修飾」這個過程。你會清楚見證到一切萬有的造物主去治癒一個人。

以下是團體療癒的過程：

團體療癒的過程

指派一人作為療癒者，小組的其他人可以站在受療癒者的周圍，可以握著手，或只是向上傳達他們愛的能量給造物主以保留給療癒者。療癒者應該要適當地把手放在受療癒者的身上。

1. **圍繞在周圍的人們**：集中精神，想像自己與大地之母連結，並成為自己的一部分。
2. 想像能量從你的腳底向上湧現，打開身體各處脈輪直至頂輪，並在頭頂出現一個身置其中的美麗光球，一直往宇宙移動。
3. 超出宇宙、越過白色的光、越過黑色的光、再越過白色的光、穿越了金色的光、越過果凍狀的物質，我們稱之為法則，進入似珍珠光澤的白光之中，進入第七存有界。
4. 向上傳送你無條件的愛到造物主那裡，並保留這無條件的愛給療癒者作收集。

5. **療癒者**：到造物主那兒並發下指令或請求：**「一切萬有的造物主，我下指令或請求把無條件的愛傳送到（某人姓名）身上的每個細胞，且療癒已經在當下完成，謝謝祢！完成了，完成了，完成了。」**

6. 收集這無條件的愛並把這能量帶下來，然後，將這股能量導引到這個人身體上的每個細胞，與造物主共同創造療癒。

7. 流程一旦見證完成，把自己沖洗乾淨，並且把意識回歸到自己的身體內，紮根到大地之母，把大地之母的能量由腳底直至頂輪，最後做能量切割。

8. **圍繞在周圍的人們**：一旦完成後，用第七界能量清洗自己並繼續保持連接。

9 爲什麼人不會痊癒

隨著我的療癒事業開始成長，我開始意識到我還有很多需要學習的東西。有些人來到我身邊卻無法痊癒，所以我問造物主爲什麼？

我被告知很多理由。在許多情況下，造物主會告訴我這是因爲遺傳。我認爲這是我自己無法改變或解決的事情，所以我會告訴那個人，「抱歉，這是遺傳。」當時我不知道內觀療癒遺傳缺陷是有可能的。

最後，在我被診斷出罹患遺傳缺陷之後，我問造物主如何修復這個缺陷。造物主向我顯示如何改變遺傳缺陷，並告訴我還有十六堂額外的課程需要學習。我很驚訝，因爲在我的最新著作《往上尋找上帝》（*Go Up and Seek God*）中關於DNA活化的信息僅花了一堂課。

我焦急地等著收到這十六節課。收到第一堂課後，我立即把這個信息應用在療癒上。結果有持續改善，但我發現仍然有些人無法得到幫助。我會在療癒過程中上去造物主那，然後問：「造物主，痊癒的阻礙是什麼？」然後會聽到一個聲音，說「這個人認爲他應該生病」或「這個人認爲他必須受到懲罰」或「這個人相信醫生所告訴她的」或「這個人眞的想死」。我以爲我沒有權利改變一個人的信念，或者甚至允許讓自己有這樣的想法，我會請人們回家，告訴他們，他們需要回去了解他們對自己的感覺。

在一九九九年之前，我曾使用催眠和情緒釋放技術來改變潛意識的思維模式。當我使用這些技術時，我只能緩慢地改變一些模式，一次一個，對我來說效果無法連貫，我不考慮整合這些技巧到我日常的療癒裡。

然而，一九九九年時，造物主告訴我你可以在幾秒鐘內改變多種想法。我發現我能夠改變信念系統，比如「你不夠聰明」、「你不夠好」、「金錢是不好」、「金錢是邪惡的」、「我不能成爲通靈者」、「我不是療癒師」或「我與上帝是分離的」。我發現這也適用於其他信念系統，例如「我會受苦」、「我必須患有這種疾病」或「它在我的基因中」。我發現這些信念，除了其他思維模式外，可以在幾秒鐘內被改變。

當我使用從造物主那裡得到的技術時，我發現了一種模式開始形成，一種相信的模式將永遠改變能量治癒的面貌。

生病就像自我宣言

我在療癒工作中發現的一個重要觀點是每個人都是不同的，每個疾病都是個人的宣言，來表達自己是誰。他們是否受到重金屬污染，毒藥或毒素，或暴露於輻射，或者他們的疾病是由憤怒、悲傷、仇恨或個人悲劇等情緒問題所引起的，他們的疾病就像他們每個獨立個體一樣。疾病，無論是身體、情感、環境還是三者的組合，都應該以這種方式處理：單獨處理。

例如，在我從淋巴癌中痊癒的時候，我正處於一種不被支持和不正常狀態的婚姻中。我覺得自己好像陷入了困境，無力改變生活中的頹勢。有幾個人告訴我，由於我的感受，我創造了自己的癌症。我的直覺力告訴我這是不正確的。我確信我的癌症是由汞中毒造成的。我非常相信這一點，以至於我做了很多排毒工作，以清除我所知道系統中大量的汞。一旦我將汞清理乾淨，我認爲我值得擁有一個即時療癒。那天我對自己下指令用希塔技術療癒，我的身體瞬間痊癒，原因是因爲我相信我不需要再生病了，我的病情能夠好轉。

我發現，汞等重金屬帶有某些投射的思想形態和信念，會影響它們所寄居的人體。汞一旦消失，這些影響也將消失。我的癌症是由汞引起的，雖然汞留在我的系統中，但我無法相信癌症居然是可以被療癒的。毒素對身體有其能量影響，就像情緒和信念系統一樣。

當一個人的生命展開時，他們會受到各式各樣的情感和情緒的影響，其中許多都成爲信念系統。信念系統本身也可能導致人們生病。仇恨實際上會導致癌症，並且癌症會從仇恨中成長爲封裝仇恨的手段。

隨著情感和情緒成爲信念系統，它們會改變和進化。在消極信念中，信念會對心靈、思想、身體和靈魂產生不利影響。一個人的情緒和信念在你是否可以治癒他們扮演著重要的角色。澄清一下，人們的情緒是他們是否相信自己能變得更好，是否相信自己能變得更好，或者是否應該繼續生病或死亡的一個重要因素。

曾經有一段時間我每天工作十四小時，每週工作六天，每天進行半小時解讀和療癒。我是在希塔喜樂的狀態中，這種喜樂的狀態，只能來自於與造物主的純粹連結才有的感覺。

希塔的療癒能量把我帶到了它的翅膀上，當我看見一些模式開始出現在來找我的人們身上。在做了成千上萬的個案之後，我意識到那些認爲自己應該生病的人仍然還在生病，這使得療癒他們並保持健康變得幾乎不可能。另一方面，我發現那些相信自己可以得到痊癒、認爲自己應該得到痊癒，或者相信自己值得得到痊癒的人，就會恢復健康。這個經驗是眞實的，十個個案中有九個是這樣的狀態。

有時死亡就是痊癒

另一個族群是你會遇到一些只是想死的人，當你與這些族群一起進行療癒時，你會了解到，他們是否相信療癒師，或者你是否認爲他們能夠治癒，這一切並沒有什麼不同。最後，你必須尊重他們的決定。

一位女性患者來找我想要治癒甲狀腺癌。如果在早期階段被發現，這是一種非常容易用常規藥物治療的癌症。然而，這位女士讓她的癌症變得無法控制，直到最後蔓延到整個身體系統。當腫瘤摧毀了她的聲帶並長到了跟葡萄柚一樣大時，她試圖將其移除，但它已經變得太大了。當她第一次來找我時，她病得很重，我能感覺到她正在死去。然而，她的丈夫決定拯救她，正在嘗試各種替代的健康療癒技術。

和這位女士進行療癒時，我決定使用光療伴隨著療癒。當我第一次開始用希塔幫她療癒時，我可以看到療癒對她來說並不是那麼有效，就像我曾經使用在有類似挑戰的其他人身上一樣。在這段時間裡，我一直觀察人們對什麼有反應，對於那些沒有反應的人，我很想知道爲什麼。我問自己，這個女人可能會因爲生病而得到些什麼？

當我和她交談時，她向我解釋說，在她與癌症的鬥爭中，她發現與丈夫的關係多年來第一次這麼接近。那個時候他們花很多時間在一起，她透露出了她的喜悅。

從觀察和治療的角度來看，這對我來說是一個非常有啓發性的狀況。

這就是她患癌症的原因嗎？想要被愛？我們是否創造了負面的情境以獲得正面的結果？

在我和她一起療癒幾次之後，她就沒有再過來了，整整四個月都沒有再回來。當她再次進來時，看到她是令人心碎的，因爲我能感覺到她病情嚴重，在她做完前兩次的諮詢後，她似乎已經有了很大的改善，所以她決定不再需要來找我了，但是大約一個月之後她再次生病了。

我帶她上七，開始幫她進行療癒。當我幫她做解讀時，我上去問造物主：「這個人是怎麼了？」造物主回答說：「這個人不想繼續活了。」我問她：「你還想活下去嗎？」她說她想。但是她非常沮喪，因爲她的丈夫被找回去工作，不再花時間和她在一起了。

我再一次幫她療癒，讓她離開後，她就沒有再回歸正常的療程。於是，幾週後，我接到了她丈夫的電話。他告訴我她住院了，很可能她會死去。他問我是否願意來看她。我說，是的，我當然願意。

在我到達時，他的丈夫要我告訴他，他太太在想什麼，因爲她再也無法說話了。當我和她說話時，我發現她想要回家。她告訴我她完成了她的人生並要告別了她的丈夫。我把她說的話告訴了她的丈夫，含淚看著她選擇離開人世，去這個層界之外的地方。有時候，不是負面信念讓人們生病的，而是那些正面的信念。

「讓我走」

另一位女士帶著乳腺癌的挑戰來找我。癌症已經摧毀了她的身體，使她的整個乳房都消失了。當我和她坐下來，問她是否想活下去時，她告訴我，不。她說她厭倦了聽她姐姐和丈夫的鬥爭。似乎是因爲姐姐對丈夫不允許妻子想要緩解疼痛而使用止痛藥感到憤怒。他覺得她需要爲在地球上的罪而受苦。她告訴我她厭倦了痛苦和麻煩。她想死！

當她告訴我她的故事時，我非常仔細地聽著。然後我上七去下指令讓她減緩身體的痛苦。

我也知道她需要情緒釋放療法。所以我下指令見證造物主照顧她並幫助她解決她的困境。三天後，她再去找我一個非常親密的朋友，做一段情緒釋放後就去世了。

我無法阻止她離去，因爲我知道她想死，但在她去世後，她的丈夫打電話給我。他感謝我幫助他的妻子，並讓她的死亡比較輕鬆。對我來說，這是一次非常奇特的經歷。

死刑

在另一個案例，我觀看著一位最後與我變成親密朋友的長期個案，克蘭德爾夫人。她患有結腸癌而受苦。醫生告訴她，這可能會在兩週內奪走她的生命。

有一天，她進來參加一般療程，我直觀地看到她完全擺脫了結腸癌。她的醫生也沒有發現結腸癌的痕跡，但也告訴她這並不意味著她沒有癌症。她提早預告自己的死亡宣言是如此的堅定。

在她療癒之後，克蘭德爾夫人突然想到自己要去照顧她女兒七個月大的嬰兒。她剛從癌症的陰影中康復過來，體重僅達五塊半的石頭重（約三十六公斤），儘管如此，她仍然養大了她的孫女。我經常去看她，常常只是爲了跟她聊天給她鼓勵。她寫了下面這首詩：

希望你看見，你對我很特別。

我的生活如肥皂劇般的枯燥乏味，但你給了我希望。
當醫生讓我失望時，你就在身邊。
當我想哭的時候，你讓我發笑。
你讓我意識到我不想死。
你從一開始就支持我。
我只想全心全意地感謝你。

一年半之後，她的腸道受阻。醫生仍然認為，無論他為她做了什麼，她都將面臨死亡，但她的腫瘤科醫生「只是為了確保」（這推論）而建議她去除其餘的結腸。我建議她向更有信譽的腫瘤學家尋求第二意見。不幸的是，她允許移除結腸的其餘部分，而不是僅僅清除阻塞，結果證明不是癌症。

在她毫無意義的手術和取出健康的結腸後，她的醫生告訴她，她將要死了，再也回不了醫院了。我記得她在電話裡向我哭泣，告訴我她的孩子想讓她死，並且已經在分她的財產了。她確實從醫院回家了，但她一回到家，她的孩子開始不允許任何人去看她或幫她做任何療癒工作。我試圖去看她，卻被拒之門外。她的家人不會讓她做任何事來拯救自己，我的好朋友被迫屈服於他人的意志，死了。

一種新興的模式

有些很鮮明例子告訴我們，眞正的信念系統是什麼以及爲什麼要改變它們。很長一段時間，我不相信改變信念是可能的，除非你對自己做了冗長的重新編程工作。我知道信念可以通過催眠改變，我知道信念可以改變目標，但我沒有意識到可以在三十秒內更換。

與此同時，我發現身體疾病與患者本身一樣是很獨特的。這就是開始出現的型態模式：

- 如果疾病的原因是暴露於毒素，身體只需要排毒和療癒。
- 如果疾病的原因在於人的信念系統，那麼這種信念需要得到清理和療癒。
- 如果疾病的原因是遺傳，那也需要清理和療癒。

我意識到有許多因素導致疾病。感覺導致疾病和疾病引起感覺。它們齊頭並進。感覺、情緒、毒素、傷害、基因、遺傳信念系統、歷史信念系統和靈魂信念系統都是可能的因素。

協助人的第一個關鍵是了解造成問題的原因。要知道你需要上七去詢問造物主原因。當你進行療癒或解讀時，你永遠不會孤獨。造物主永遠與你同在。

10 信念系統

信念：心靈對某種事物是真實的或實際存在的接受，時常是由情緒或靈性上的確定感來支撐的。

現代科學正處於啓蒙時代。新的思維方式正在激盪中，而早先關於身體與心靈分開的觀點正在逐漸消失。情緒、情感和思想力量直接影響著我們身體健康的觀念，正逐漸成爲主流。這已經在心理神經免疫學的發展中得到證明，那是一門科學學科，主要關注在中樞神經系統、神經內分泌系統和免疫系統以及它們之間的相互關係。中樞神經系統是整個身體大量連接系統之處所，包括交感神經系統和副交感神經系統。它允許大腦使用通常稱爲「信息物質」的化學物質在整個身體中發送信息。人們曾經認爲，大腦發出這些信息物質是爲了對身體中的問題做出反應，而這種交流是單向的。現在已經清楚的是，中樞神經系統是控制著人體的防禦機制。知道了這一點，我們就可以輕鬆地假設每個思想、情感、想法或信念都會產生神經化學物質的結果。

人體的化學信使，稱爲神經肽，一度被認爲只存在於大腦中。神經藥理學家坎迪斯．珀特（Candace Pert）的突破性研究表明，它們同時存在於大腦細胞壁和免疫系統中。當這些複雜的信使在整個身體中傳播時，會提供重要的信息，有時甚至是即時的物理反饋。如果你曾經發生過車禍，你可能會發現自己因爲腎上腺素的釋放而發抖。一旦危險過去，你就向身體的感受體發送信息，說一切都很好，並開始平靜下來。這是一個簡單的例子，說明信息可以從思想快速傳輸到生理學。

研究還顯示，我們的情緒之間存在著密不可分的化學聯繫，包括我們生活中所有的壓力，包括好與壞，以及中樞神經系統對內分泌和免疫系統的調節系統。這強調了以適當的方式在口頭和身體上表達我們的情感的重要性。如果無法以健康的方式表達強烈的情緒，例如恐懼、憤怒或激動，那麼身體的自然反應就是交感神經系統的自然反應，如同沃爾特．布拉德福德．坎農（Walter B. Cannon）對恆定性和戰鬥或逃跑綜合症的研究所證明。這些壓力性情緒的不適當存儲會產生過量的腎上腺素，會導致化學分解，從而導致免疫系統的內部弱化，增加疾病發生的可能性。

我們可以很有把握地說，思想、言語、情感和身體都是協同聯繫在一起的。在電磁腦波中表達一種想法，該電磁波將信息發送到神經肽，然後將其發射到中樞神經系統中，以從人體產生適當的反應結果。信念系統是一種足夠強（或可能反覆發生）的思想，可以傳遞到人體信息系統中的神經肽。反過來，身體也會對它所適應的情感信念系統做出反應，關鍵是要改變發送到身體的信息，而要做到這一點，我們就必須改變信念。

如何改變信念意識

意識

有意識的思維可比做文字處理器，是我們日常事務的決策者。它發送潛意識程序來執行某些任務，觀察潛意識程序是如何執行的，然後決定還需要做什麼。

據估計，有意識的頭腦僅占我們頭腦的百分之十二，它所感知的是一種信念，並不完全是我們的潛意識所相信的。你可能認爲你絕對沒有對財富或金錢的潛意識限制。舉例來說，潛意識裡的限制性信念，或你生命存續時任何其他層面所存在著的限制性信念，對於有意識的頭腦來說，是沒有任何邏輯意義的；但是儘管如此，這些限制性信念仍然存在。

有意識思維的獨特特質是可以快速判斷什麼是對與什麼是錯，而潛意識卻沒有辦法。意識至少在某種程度上決定了什麼信息應該保存在大腦中，以及什麼不應該保存在大腦中。

潛意識

潛意識就像電腦的硬碟一樣，包含我們所有的記憶、習慣、信念、特徵和自我形象，並控制著自主的身體功能，既是信息庫，又是任務執行者。它還包含一些我們不需要有意識思考的「預定指令」，例如保持心臟跳動。

潛意識估計佔大腦的百分之八十八。這意味著，當我們意識到自己有消極信念時，我們百分之十二的思想就想改變另外百分之八十八的思想。任何改變的決定都會先在我們的意識中形成。這個決定在某種程度上將與現有信念相衝突。

身體

身體就像電腦的軟體一樣，對程序進行反應設置。每天，我們的身體都會自動反應潛意識發送的程序。但是，有一些證據顯示人體具有自身的智慧。在一個實驗中，細胞會去吸收營養的物質。當遭受到毒素汙染時，它們就會撤退。

敞開心房做正面改變

有意識的大腦可以爲新的行爲和習慣對潛意識進行編程。這種能力是我們與生俱來的。沒有人教我們走路或說話。這些「自我教育」的成就是在很小的時候就透過直覺的過程完成的。不幸的是，隨著年齡的增長，我們會有許多人陷入了舊有的行爲模式，這些舊行爲模式不再爲我們所用，我們忘記了過去這種自我教育的直覺能力。

從本質上來講，信念工作是改變行爲的一種方式。該行爲本質上可以是身體的、心理的或靈性上的。改變信念的最好方法之一就是回歸純眞。當我們還是個孩子的時候，我們的腦電波模式很容易接受和接收新的信息。這就是希塔狀態如此重要的原因，因爲它使潛意識返回到了生長和變化的頻率。希塔狀態爲正面的改變打開了心靈，並使我們的大腦回到了孩子的純潔中。

療癒師之所以發現很難改變個案的信念系統，是因爲他們無法直接進入潛意識。信念挖掘工作就是做這樣的一種技巧：進入潛意識。但是信念挖掘工作使我們邁出了一步：使我們能夠將超越潛意識的信念轉變爲靈性上的信念層面。

下面的故事是一個很好的例子，說明一個程序是如何被重新創建和代代相傳的，以及該程序的進程是如何被自由意志所破壞。

當我還是個女孩的時候，我的母親有著一種舊有的觀念，那就是應該用體罰來管教孩子。在她所有的孩子中，我是唯一會逃跑和躲起來的孩子。有時，我會躲在床下來躲避她。當她告訴我「去找一根棍棒來」時，我會去選擇一根棒子，但當她把它藏起來以備後用時，我會把棍棒切成小塊，使它無法使用。我和兄弟姐妹有些不同，因爲我沒有盲目地接受毆打。

隨著時間的流逝，我長大成人後也有了自己的孩子。最終，我的兒子約書亞 (Joshua，就像所有孩子一樣）到了會反抗的地步。有一天，我告訴他做點什麼，他轉向我，傲慢地說：「不！」因此，我開始遵循我小時候媽媽給我的程序去做。正如她那樣，我伸手抓住他的脖子。但是在關鍵時刻時，我忍住了。作爲一個年輕的母親，我第一次開始質疑自己。

當我的孩子開始探索紀律的界限時，舊的「去找棍棒」的信念醜陋的浮現出來。有一天，我的三個孩子們都讓自己陷入麻煩中，我告訴寶貝們去找一支棍棒來，這樣我就可以像我母親教我一樣打他們。當他們回來時，每個人都帶著可怕的處罰工具，這在我內心翻騰了起來。我想著，「我怎麼能對孩子們做這件事呢？」當他們每個人都給我工具時，我依次告誡他們。如果棍子太大，我說，「你怎麼了？你不知道這會傷害到你嗎？出去玩吧！」如果棍子很細，像鞭子，我會說：「你怎麼了？你不知道這會給你帶來傷害嗎？出去玩吧！」當我讓每個孩子在沒有受到處罰就離開時，我感到一種奇怪的解放感——好像我內心出現某些變化。回想起來，我發現我打破了一個從母親那裡傳承下來的核心遺傳程式。

＊＊＊

幾年來，造物主一直將信念工作鑲嵌在我的大腦中。當我準備好接受這個概念時，希塔療癒神聖樹的新分支已經長大。我相信自己已經準備好，知道如何改變信念，並且相信這是可行的，所以我做了一直以來都在做的事情：我去了造物主那並下指令：「**造物主；信念如何改**

變？顯示給我看。」顯示給我的是，我用於療癒的技術也可以改變信念。

我還見證到，爲了使療癒發生，接受療癒的人必須要恢復健康，而給予療癒的人必須相信這是有可能的。在希塔療癒中，即使是造物主在進行療癒，你還是見證者。如果你認爲療癒是不可能的，那麼見證療癒也將是不可能的。但是，如果此人不想被療癒或不認爲可以被療癒，則可以幫助他們進行信念挖掘工作。

信念程式設定

信念工作使我們可以直接進入潛意識世界，並且可以改變人們的信念。我們的大腦像一台生物超級電腦一樣，評估信息並做出反應。我們對體驗的反應取決於給予資訊的信息以及信息的接收和詮釋方式。當一種信念被身體、思想或靈魂接受爲眞實的信念時，就成爲一個「程式設定」。

程式設定可以對我們有利或有害，這取決於程式設定是什麼以及我們對它做出的反應是什麼。許多人懷著無法成功的隱藏信念程序以渡過自己的人生。即使他們多年來非常成功，他們也可能突然失去自己擁有的一切，或採取某些措施來擊敗自己。他們沒有意識到自己可能正在破壞自己的人生，因此繼續進行同樣的過程。他們不明白，從小以來就存在著深層的信念程序，這些程序漂浮在潛意識中，等待機會潛入到現實生活中。

信念工作使人們有能力刪除這些負面信念程序，並用「一切萬有的造物主」的正面信念來代替它們。

信念層面

一個人的信念有四個層次：

核心信念層面

核心信念是我們這一生中，從小就被教導和接受的信念。這些信念已經成爲我們的一部分。它們成爲能量保存在大腦的前額葉中。

遺傳層面

在這個層面上，信念系統是從祖先那裡傳承下來的，或者被添加到我們這一生的基因中。這些信念是存儲在物理DNA周圍形態生成場中的能量。這個能量領域會告訴DNA該做什麼。

歷史層面

這個層次涉及我們前世今生的記憶，深厚的遺傳記憶或集體意識經驗。這些記憶保存在我們的氣場中。

靈魂層面

這個層面是一個人的主體。在這裡，從心輪開始，由內而外的將信念從個人的主體中拔除。

能量測試

爲了確定一個人是否具有某些信念程式，有一種簡單的方法可以對這四個層面的信念進行測試，稱爲「肌肉測試」或「能量測試」。這起源於人體運動學上醫學診斷的傳統形式。

常規運動生物學是人類運動的科學研究，涵蓋了人體解剖學、生理學、神經科學、生物化學、生物力學、運動心理學和體育社會學，還研究了運動質量與整體人類健康之間的關係。而運動生物學信息則應用在物理治療、職業治療、整脊、骨病、運動生理學、運動療法、按摩療法、人體工程學和運動教練等領域。

應用運動學被認爲疑似與診斷運動學有關。據稱，這是一種對身體的物理特性提供反饋的方法。應用運動學醫師表示，如果正確使用應用運動學測試（例如肌肉力量測試）的結果，將確定如何採用對患者最佳的治療方法。應用運動學是替代醫學的一種形式，因此不同於學術上的運動學。

希塔療癒能量測試

希塔療癒使用肌肉測試不是去診斷疾病或研究人體力學，而是在我們討論的四個層面內測試信念程式。這是療癒師直接測試能量場或人的本質的過程。這就是爲什麼我們稱其爲「能量測試」。

在信念工作中，能量測試是可用來發現個案的信念計劃及其層面的方法。無論人是否意識到自己有信念，能量測試都是準確的。

能量測試使療癒師和個案都能體驗到對刺激的反應——包括信念程序已存在的身體和視覺上的驗證，以及被更改的驗證。對於反應，療癒師認爲信念程式已經釋放，並且有一個新的程式取代了。

能量測試是解鎖信念工作的最後關鍵。曾經有一段時間我對此表示懷疑。這是因爲在所有接受能量測試的療程中，該程序對我而言都不準確。然後我遇到了一位治療師，他向我顯示了身體必須爲能量補充水分才能進行測試工作。一旦身體適當地補水，能量測試就是有用的工具。我可以向你保證，透過適當地能量測試過程，你的潛意識會告訴你，你相信的是什麼，不管你的意識爲何。

我們將討論信念挖掘工作中，能量測試的兩種不同方法。這必須要明白，一旦療癒師完成了信念挖掘工作，他們將不需要靠著能量測試來發現個案的信念程序。然而能量測試對於讓個案作驗證仍然有用。

下圖顯示了弱或「否定」反應以及強或「肯定」反應。

能量測試：方法一

坐在個案對面。有著向上和向下動作，將手移到他們的胸前，向下並向上再做一次切片動作。這將「拉緊」他們，將他們的能量場拉在一起，以便正確進行能量測試。

1. 讓個案的拇指，食指或無名指圍成一圈。告訴他們把手指緊緊合緊。
2. 指導他們說「我是男人」或「我是女人」，具體取決於性別，即如果他們是女人，則提示他們說「我是女人」。
3. 拉開他們的手指以測量強或弱握力。手指應緊緊握住，表示有力或肯定的答案。如果手指鬆散地分開，則表示答案很弱或否定。這表明該人已呈現脫水狀態，直到他們補充水分後才能進行測試：

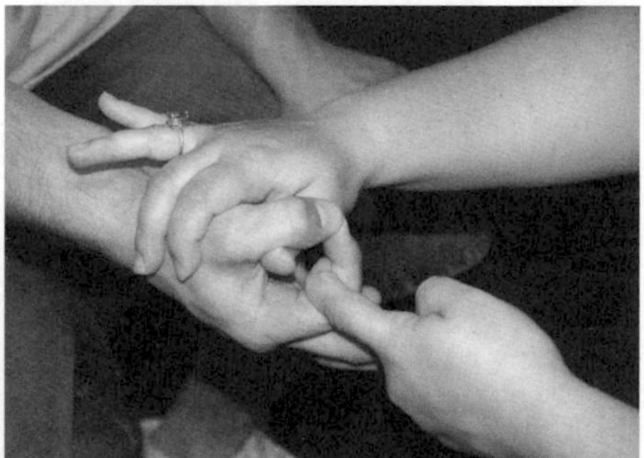
表示「肯定」的反應

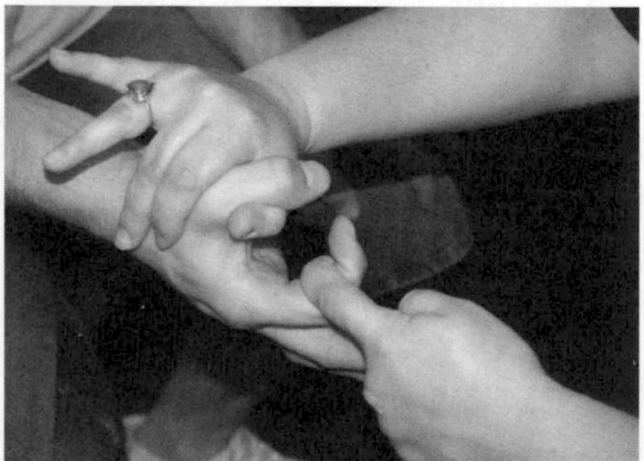
表示「否定」的反應

給個案一杯水，甚至一點點鹽，如果你覺得這能更快地為他們補充水分。鹽或水會欺騙人體，使身體認為已有足夠水分。

當他們喝完一些水後，讓他們再次將拇指和手指緊緊地握在一起，然後再說一遍「我是女人」或「我是男人」。如果這一次手指緊緊握住，療癒師就會知道這是肯定。

現在，讓他們說「我是男人」（如果是女人），或者「我是女人」（如果是男人）。如果手指和拇指再次緊緊握住，表示回答肯定，則表明他們仍處於脫水狀態。讓他們喝更多的水，然後再次測試。

一旦他們說自己正確的性別時就緊緊握住手指，而當他們說自己是不正確的性別時，就不能這樣做。他們需要先補充水分並準備進行能量測試。

療癒師需要保持警惕，並確保個案在陳述時始終將其手指牢牢地握在一起，並以不自覺的方式放開手指。請小心，不要試圖去打開或關上手指，以嘗試操縱該過程。

能量測試：方法二

當你自己，或與電話上的某人或與你在場的個案進行自我療癒時，可以使用另一種肌肉測試。

1. 受測者面對北方站立時應該說「是」。他們的身體應該向前傾以表示肯定的答案。
2. 當他們說不時，他們的身體應向後傾斜，表示否定反應。
3. 如果他們的身體完全不會傾斜，他們很可能是呈現脫水狀態。
4. 如果他們回答否而前進，或者回答是則後退，則表示缺水。
5. 一旦該人向北傾斜表示是，向後傾斜表示否，則表示已經準備好進行信念測試。

能量測試時要注意的事項

- 如果個案難以補充水分，請讓他們的手放在腎臟上（在背部肋骨下方）。這會欺騙身體，以至於讓身體認為水分是足夠的。
- 如果受測者在孩提時說過另一種語言，則潛意識可能會將程序鎖定在該語言位置。因此他們可能無法正確測試，因為該程序已使用其母語鎖定在適當的位置。可以指示他們以母語或程序所使用的語言大聲說出該程序。為了取代所有四個層面的信念程序，必須用同一種母語與造物主說出指令，以便更換信念。詢問個案怎麼說該信念，並像使用其他任何指令一樣使用它。
- 如果某人說我是男人／女人會感到不舒服，則只需讓他們說是或否。
- 潛意識無法理解「不、不是、不能」之類的詞，因此在信念工作過程中，你應該告訴個案在陳述中省略這些詞。例如，個案不應使用「我不愛自己」或「我不能愛自己」之類的陳述。爲了適當地測試一個程序，應聲明「我愛自己」。然後，個案將對該程序進行正面或負面的能量測試。

- 信念可能只在一個層面上。
- 如果一個人不知道他們正在測試的信念「感覺」是什麼，則他們可能不會傾斜或向前或向後移動。可能有必要下載他們不熟悉的感覺（請參閱第157頁）。
- 能量測試時不要直接坐在對方的對面或前面，應與他們偏離坐姿，以免干擾他們的能量場。
- 希塔療癒能量測試無法去測試的包括：
驗證你已到達個案「堆疊」出來的信念系統中的底層關鍵信念。（請參閱第164頁）。
驗證你和個案是否已完成特定主題。
以任何方式驗證補充劑或藥物的消耗量或劑量。

11 如何在四個信念層面上療癒

你可能聽過有句話說「人如其食」。在希塔療癒中，我們相信你就是你所想的。我們的思想是我們的經驗所創造的。反過來，我們的經驗是由我們對世界的看法和其他人對我們的看法所創造的。我們發出信號，而其他人則通過這些投射的思想形式來感知我們。當我在澳洲任教時，有人認爲我來自印度。有人給我眉心紅點貼在我的第三隻眼上，我對此感到非常高興。在這些人當中有許多人也許有著跟我在印度相遇的那一世記憶，又或許是因爲我身上能量場的頻率讓他們感到熟悉？

當我在開店期間，個案帶給我很多來自埃及的禮物，我就將這些禮物布置成一個埃及式的房間。

然後他們又帶給我很多來自美洲原住民的禮物，我也用它們布置一個美洲原住民的房間。我們對自己的看法，是由他人的看法所解釋的。但是，我們到底相信自己是什麼？

在兒童時期所被傳授的信念和在兒童時期鞏固的經驗可以產生核心信念。

孩子的思想如此微妙，並認爲父母是他們生命中的第一批神靈。小時候任何人對我們說的和做的事情，我們都是照單全收的。這些最初的烙印影響著孩子會相信和不相信的東西。這就是爲什麼我們在與孩子交談時必須非常小心的原因，因爲所說的一切都進入了孩子的小小心靈，就像來自神的信息一樣，我常常停下來思考，如果我們對自己說的話和說話的方式更謹慎一些，那麼在這麼多人的生活中，所有的事情都可能會產生變化。

四個層面

核心信念層面

核心信念

從概念的角度出發，核心信念就是我們在這一生中所受的教導和接受。當我們生活在這個時空中，我們一直在建立新的核心信念，即使我們閱讀並吸收了這段文章，也是如此。

接受或拒絕核心信念

我們總是有選擇的餘地。正是透過對這種能力的認識，我們才能透過行使自由意志來掌握自己的命運。

當我們檢查四個不同的孩子對負面情緒和核心信念的反應時，接受或拒絕信念程序的選擇就變得顯而易見。當每個人都收到一則「你將一無事處」的信息時：

1. 第一個孩子按照信念的要求，按字面意思接受陳述，並且被信念所主導。
2. 第二個孩子變得要求過高，不斷嘗試證明信念錯誤。他們永遠不會感到滿足或覺得不夠好。
3. 第三個孩子接受否定性信念是「眞實的」，但在生活中有一個對他們有影響力的人向他們顯示他們是眞正美好。他們同時相信這兩個信念。（這就是雙重信念系統的實現方式。）
4. 第四個孩子完全拒絕該信念，並遵循自由意志的途徑。

位置

核心信念層面，作爲能量儲存在大腦最前額葉的神經元中。

遺傳層面

基因是人體最複雜的部分。他們會組成信念程序以確保一切運作正常。基因是位於細胞核內的一系列核酸，構成每個個體的脫氧核糖核酸或DNA。你的DNA是由二十三對染色體所組成。每對染色體的內部都有一種機制，可以爲每條DNA鏈運行十萬多個功能。對於四十六條染色體中的每一條，都有兩條DNA鏈。DNA本身是一個非常美麗的東西，可以在解讀中看到。體內發生的一切都是由此運行的。

隨著時間的流逝，體內的細胞會變弱而凋零。然後，DNA會接管細胞，並向細胞提供自身重建所需的信號。

DNA的基本結構是兩條非常長的鏈條，它們互相纏繞，一條向東，另一條向西。該鏈條由稱爲「階梯」的四種不同種類的核酸組成。DNA本身由所謂的運載者去進行編輯。

我們不用去討論科學所解釋運載者的每個特定部分功能和核酸，只需要知道在DNA序列和雙螺旋的編碼中就有十萬多個基因即可。DNA是如此之長，束縛在細胞如此緊密的纏繞中，以至於如果要從一個細胞中取出DNA並拉伸出來，它的長度能像一位成年男性的身高一樣長。身體的每個單元中都編碼著大量的信息。

現在這是神秘的部分！這些鏈周圍是一個陌生的知識領域，稱爲形態生成場。這個生成場擁有遺傳的感覺和情感。它會告訴DNA這是DNA的專屬領域。它會告訴 DNA嬰兒的細胞要有幾隻腿、幾隻腳和幾隻手。

在這種DNA結構中，遺傳記憶至少可以追溯到七代，而在形態發生學領域中，則是信念系統，這些系統保持著已儲存的好幾代祖先的歷史信息。我們遺傳不僅是身體上的，我們也有精神上和靈性上的遺傳能量，而且我們發現一生中所做的許多事情並不僅僅由我們的信念所支配，我們的祖先也有相同的信念。信念可以通過形態生成場代代相傳，從一個人的信念系統傳給另一個人。

遺傳層面信念是指那些從我們祖先那裡繼承下來的信念，或是增添到我們這一生基因中的信念。與所有的信念一樣，有些信念對我們有益，有些對我們沒有好處。

當希塔療癒師見證某個遺傳信念被刪除和替換時，很可能在我們未來、過去和現在的遺傳層面上的能量會被刪除和替換，也可能是從我們的兄弟姐妹、祖先、父母和原生家庭中去刪除並替換它。

位置

遺傳層面保持在大腦中央，即松果體內部，作爲主細胞周圍形態生成場中的能量（參見第134頁）。當我們見證主細胞中發生的變化時，這些變化會複製到人體的所有細胞中。

歷史層面

我們從每一世的傳承中都會帶走三個分子。當靈進入人體時，這三個分子就會停留在身體的三個不同部位中：一個在大腦的松果體中，另一個在心輪，而第三個在脊椎底部。當**昆達里尼**開始甦醒時，這些分子以及它們所攜帶的記憶也會隨之甦醒。

據說記憶是在潛意識和遺傳或形態發生場中進行的，但是對於某些記憶，很難準確地確定它們的起源，這些被稱爲前世記憶。

由於對前世記憶的爭議不斷，以及不確定它們是否眞正地源於前世，因此我們決定將其稱爲歷史層面。在這一層面上，可以找到很深的遺傳記憶，包括我們曾經看過或有直接接觸過的人們的記憶，以及其他時空的記憶。

族群意識和星界的開放也保持在這個層面上。由於我們與其他人類思維形式的相互聯繫，許多處於此層面的程序都是「集體意識」的結果。這些想法是數千年來人類積極和消極經驗中所累積出來的結果。隨著我們變得更加直觀，他人的思想和信念可能會從集體意識甚至直接從其他人的意識流入我們的大腦。這些信念和思想會影響我們的潛意識系統，而我們對此一無所知。

在此層面上化解信念時，務必將所有時間和精力都投入到歷史層面去觀看過程，就像對其他層面一樣。這種層面的能量可以吸引初學者。一旦與之建立連繫，就必須牢牢把握當下。歷史層面與我們前世的記憶或現在的集體意識經歷有關。這些能量必須化解，而不是取消或刪除，因爲這些能量對於已學習的經驗是很重要的。

靈魂碎片，是強大的靈魂情感的本質，無論是被遺忘、丟失或從另一個人的身上被奪走，這些全都保持在這個層面上。當療癒師去作見證時，靈魂碎片會被自動化解、清理和歸還（參見第331至332頁）。

位置

歷史層面保持在頭和肩膀後方的乙太能量場中。

靈魂層面

我們的靈魂比我們的身體更加神聖和浩瀚。就像一個巨大而美麗的光球，一方面脆弱，另一方面也比我們所知的更強大。這是值得感到榮耀的，因爲它是造物主的一部分，是很完美的存在。存在於靈魂層面的信念是非常強大的，他們可能會脫離個人的完整性。

信念程序的過程

現在，我們將研究在所有層面上刪除和替換信念的程序。

θ

不要現在就開始進行潛意識裡信念的工作，請一直到你讀了這本書剩下的幾個章節後再開始。希塔療癒是由不同作品的拼接，創造了完整的設計。每一塊都建立在前一塊上，解讀是療癒的基礎。療癒是信念挖掘工作的基礎。信念工作是感覺下載的基礎。一旦你對各方面都有所「理解」，這些概念就會融合在一起。

核心層面

拉拉鍊

第一步是「將個案的拉鍊拉起」，將他們身上的電磁場拉在一起，以便他們能正確地進行能量測試。

1. 在個案對面坐下。手上下移動，將你的手移到他們的胸部前面，然後向下進行切片動作，然後再次向上進行切片。
2. 對他們進行能量測試，看看是否有補充足夠水分。

能量測試

我們將透過下面三個信念中的其中一個選擇，開始進行能量測試：「我很漂亮」，「療癒師是邪惡的」和「我愛我自己」。我之所以使用這些信念程序的原因，是因爲這些信念是大多數尚未完成過信念工作的人通用的信念：

- 大多數人不相信自己美麗。從更深層次上講，他們認爲自己是醜陋的，或者美麗是錯誤的。

• 「療癒師是邪惡的」這個信念常讓人恐懼，這是因爲療癒師曾經受到迫害。

• 「我愛我自己」這信念是地球上的療癒師都應該要學習、實踐和教導別人的事情之一，因爲在學會愛自己之前，沒有人可以完全的去愛另一個人。

能量測試如下：

1. 引導個案將拇指和食指緊緊地握在一起。讓他們大聲說：「我愛我自己」。如果他們的手指分開，則表示**否**的反應。如果他們使用的是能量測試方法二，則他們會站起來並向後傾斜，表示**否**。

2. **否**的反應表示個案在某一個信念層面上不愛自己。進行能量測試，以發現該信念處於哪個層面，個案說：

✧「我愛我自己」的信念處於核心層面。(是或否)

✧「我愛我自己」的信念是在遺傳層面。(是或否)

✧「我愛我自己」的信念是在歷史層面。(是或否)

✧「我愛我自己」的信念是在靈魂層面。(是或否)

如果某個信念位於某個特定層面上，並不表示該信念也存在於其他任何層面。要確定它是否存在於多個層面上，必須透過能量測試去探索每個單獨的層面。

如果你正在療癒的人，沒有對其中一個信念的能量反應否定，請改爲進行其他能量測試。

釋放和替換信念

請記住，潛意識僅理解積極肯定的句子。因此，如果你發現的信念是「我恐懼」，則不建議將其替換為「我不恐懼」。應將其替換為「我很勇敢」。

如果該人在所有四個信念層面上對「我愛我自己」進行能量測試的反應都是否定的，則表示在所有的層面上都存在著「我愛我自己」否定的信念。你必須徵得個案的口頭許可，才能從核心層面釋放並替換「我愛我自己」的信念程序，然後按以下步驟進行釋放和替換：

訓練大腦：核心層面的過程

1. 集中意念到心輪，想像自己與大地之母連結，是一切萬有的一部分。
2. 想像能量從你的腳底向上湧現，打開身體各處脈輪直至頂輪，並在頭頂出現一個身置其中的美麗光球，一直往宇宙移動。
3. 超出宇宙、越過白色的光、越過黑色的光、再越過白色的光、穿越了金色的光，越過果凍狀的物質，我們稱之為法則，進入似珍珠光澤的白光之中，進入第七存有

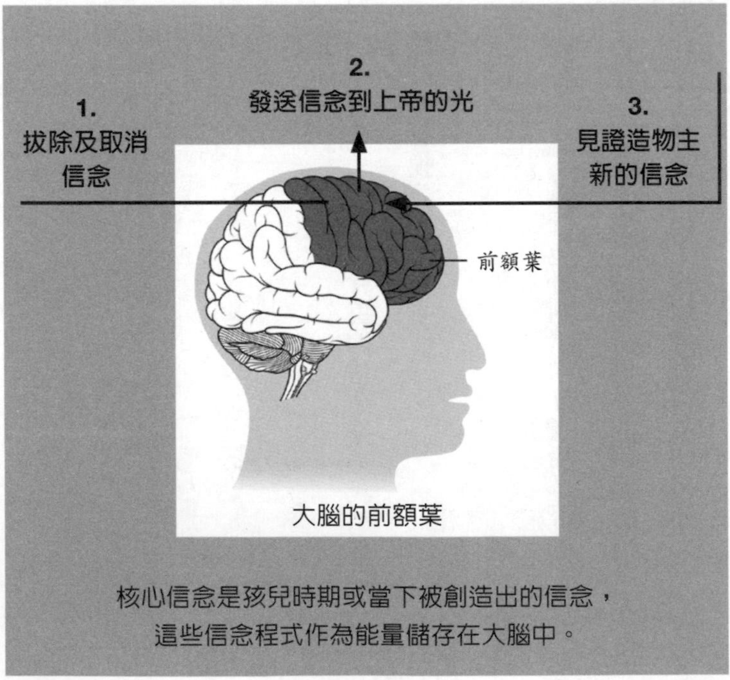

核心信念是孩兒時期或當下被創造出的信念，
這些信念程式作為能量儲存在大腦中。

界。

4. **下指令或請求：「一切萬有的造物主，我命令或請求在核心層面上對『我愛我自己否定』的信念，從（人名）拉出取消，並送給上帝的光。替換成『我愛我自己』是肯定的。謝謝！完成了。完成了。完成了。」**

5. 想像一下進入大腦到指揮中心。這恰好在額頭的頂部，大腦的神經元像電腦一樣創建信念。去見證「我不愛我自己」這個信念被拉出、取消並送到上帝的光。從大腦的右側，你將見證由造物主在拉動並替換的新信念上那巨大的負神經元能量爆發。如果未見證替換，則該信念將不會清除，並將原本的信念重建到其他層面。

6. 一旦完成後，用第七界能量清洗自己並繼續保持連接。

7. 為了驗證信念是否已釋放，請與個案進行能量測試，大聲說：「我愛我自己。」如果他們的手指仍然緊緊地按在一起，則表明反應為是，這意味著信念已在核心層面上釋放並替換。如果他們使用的是能量測試方法二，則他們會站起來並向前傾以表示是的回答。

恭喜！你已經成功釋放並替換了你的第一個信念！

θ

θ 讓我提醒你，你必須針對單獨釋放和更換的每一個信念得到口頭的同意。只得到更改一個信念的許可，並不等於也同時擁有更其他信念的權限。

遺傳層面

我們的祖先在遺傳層面上已經傳承了許多信念體系。遺傳信念系統的一個很好例子是，當白人走進某些黑人社區或黑人走進某些白人社區時，有時會感到有仇視感。這些怨恨和仇恨的感覺徘徊了幾個世紀。爲什麼一群人會討厭另一群人？除非你回頭去研究他們的遺傳層面，否則根本沒有任何意義。遺傳和歷史層面都會帶有可以透過信念工作釋放的遺傳仇恨信念。

爲了使此過程成功，你必須進入大腦到達松果體，它直接位於頂輪部位，在大腦中心的第三隻眼睛後面。松果體內部是主細胞，是控制中心，會告訴身體其他細胞該做什麼。在主細胞內是形態生成場，你會知道，這是主細胞DNA周圍的能量場。進入主細胞以見證信念的釋放、取消，送到上帝的光，並被正面的信念所取代。這一步對於療癒至關重要。你將見證信念的能量以旋轉的方式從大腦右側（你的左側）離開。當信念離開身體時，能量被傳送到上帝的光中。幾乎同時，它會被正面的信念或造物主帶來的正確信念所代替。你將看到能量向下旋轉，由造物主那流入到個案的形態生成場中。當這種旋轉能量進入時，療癒就完成了。爲了使過程完成，你必須見證這種旋轉能量，直到結束。

我們將繼續與同一位個案做下去，並讓他們保持水分充足下進行能量測試。

訓練大腦：遺傳層面的過程

能量測試，在遺傳層面上存在「我愛自己」否定的信念。現在你將完成信念工作，從遺傳層面上刪除「我愛自己」否定的信念，並用「我愛自己」代替它。

請求口頭許可以釋放「我愛自己」否定的信念，並在遺傳層面上將其替換為「我愛自己」。

1. 集中意念到心輪，想像自己與大地之母連結，是一切萬有的一部分。
2. 想像能量從你的腳底向上湧現，打開身體各處脈輪直至頂輪，並在頭頂出現一個身置其中的美麗光球，一直往宇宙移動。
3. 超出宇宙、越過白色的光、越過黑色的光、再越過白色的光、穿越了金色的光，越過果凍狀的物質，我們稱之為法則，進入似珍珠光澤的白光之中，進入第七存有界。
4. 下指令或請求：**「一切萬有的創造者，我命令或請求從（人名）中拔除『我愛我自己』**

否定的信念，取消並發送到上帝的光。並取代為『我愛我自己』。謝謝！完成了，完成了，完成了。」

5. 想像一下進入大腦到達松果體內主細胞周圍的形態生成場。見證信念從形態生成場中釋放出來的旋轉能量爆發，並傳送到上帝的光，新信念被源頭所取代。

6. 一旦完成後，用第七界能量清洗自己並繼續保持連接。

7. 為了驗證信念是否已釋放，請個案大聲說：「我在遺傳層面上我愛我自己。」如果他們的手指仍然緊緊地按在

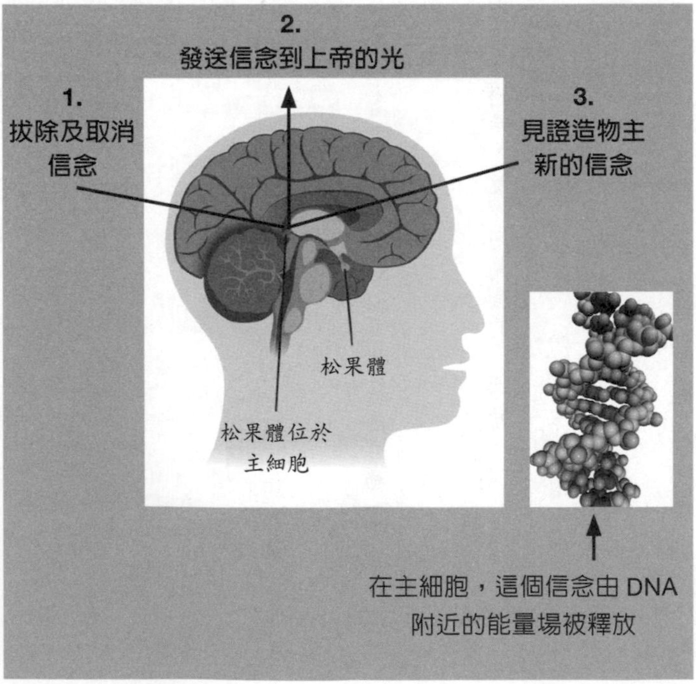

一起，則表明反應為是，這意味著該信念在遺傳層面上已被釋放並被替換。如果他們使用的是能量測試方法二，則他們會站起來並向前傾以表示是的回答。

恭喜你！你已經成功釋放並替換了你的第一個遺傳信念！用新信念代替負面信念，將立即改變人們對愛的感覺。

> 如果你在進行解讀或療癒時在冥想方面遇到問題，保持眼睛閉合，並朝著額頭的前額略微向上移動。朝著你的頂輪向上看，你會看得更清楚。

當你改變形態生成場的信念系統時，某些疾病可以立即治癒。我的一位個案患有結腸癌，這是他第三次患這種病。從他的核心和遺傳層面上釋放了「我恨我父親」的信念後，他發現癌症消失了。

歷史層面

此層面很重要，因爲通過此門進入的思想、記憶和信息需要適當的識別力和平衡。歷史層面對於來自不確定來源的信息，提供了一種平衡直覺的方法。記憶是在潛意識、DNA或電磁場中進行的，但是有一些記憶我們很難確定它們的確切來源，這些被稱爲前世記憶。但是，我們將其稱爲歷史，而不是前世的層面，是因爲我們不確定這些是純能量的深層遺傳記憶，還是我們曾經遙視或與之直接接觸的人的記憶，抑或是其他時間和地點的前世記憶。

- 歷史層面是純粹能量，是包圍人體氣場的一部分。
- 它是我們過去、現在和未來同時存在的所有生命的門戶；這是我們每天生活的時間和空間的開口。
- 它與靈魂的巨大能量相連。

靈魂碎片

歷史層面是一種重新獲得靈魂碎片的方式。不要擔心靈魂碎片的丟失。這些可以透過簡單的命令過程歸還給你。

讓我解釋一下。你的靈魂本質是巨大的，並與造物主聯繫在一起。靈魂在這裡體驗並學習身體和情感的經驗。在這個學習過程中，它擴展到另一個人的空間，並留下了剩餘的本質。這些本質的回歸和釋放，將加強和平衡靈魂和它的工具——身體，以將我們的一切回歸到靈魂的一切。靈魂碎片是生命中必不可少的能量碎片，這些能量會在情感相遇中丟失。靈魂碎片可能已經在其他地方或時間留下了，這些可能是你的祖先在創傷情況下失去的遺傳記憶。你可以以最高和最好的方式歸還這段時間內的所有靈魂碎片。

當你處在浪漫愛情的環境中或任何有機會分享DNA的情況下，你也會留下靈魂碎片。在長期照護患病的親人（例如生病的孩子）中，你也可能會留下靈魂碎片。靈魂在同情心中留下了生命力，使孩子活著。下一章，將進行靈魂碎片練習，以釋放特定的碎片並將其返回給你（請參閱第208～209頁）。當歷史層面的信念得到化解和替換時，與這些信念有關的靈魂碎片會自動返回。

前世

在靈魂的生存之旅中，可以以前世或輪迴的概念來解釋進入此世其他顯現的本質。前世的概念很大程度上來自於印度教的教導。帕拉宏撒·尤迦南達（Paramahansa Yogananda）和其他印度瑜伽師用印度的靈性意識形態刺激了西方人民。西方社會的靈性面貌是一種覺醒，並且已經覺醒了一百多年。

今天，我們對印度教前世觀念的熱愛源於轉世輪迴的觀念。轉世輪迴是由對不朽靈魂和業力概念的信仰所定義的過程。業力是靈魂的教學工具。由於某些業力只能在身體中化解，因此輪迴的循環隨之而來，引導靈魂走上從一世到另一世的學習道路。

有許多經歷過前世的人，尤其是孩子，但經驗的確切來源是一個尚需辯論的問題。我不會對此特別感興趣，儘管我會提供一些解釋，但過去的回憶是很眞實的，我相信它們可能來自許多不同的來源。

首先，我們所有人都有DNA記憶——細胞中的記憶保留了我們的生活經驗，並世代相傳。我們知道DNA記憶可以追溯至少七代。它保留了你祖母和祖父出生前所做的一切。這可能是我們稱之爲前世記憶的原因。

我們可以訪問一個名爲「記憶廳」或「阿卡西記錄」的地方。據說這些記錄自創建以來就已經存在，它們構成了在所有現實中涉及人類意識的所有事件和回應的資料庫。每個人都做出了貢獻並都能夠去訪問阿卡西紀錄，且有意識地去記憶廳旅行以查看每個人的記憶和經驗亦是有可能的。我親身經歷了記憶廳，因此我認爲其他人也正在與它建立聯繫。這也是許多前世記憶的解釋。

同樣地，土地本身也擁有自己的記憶。這些記憶或「幽靈印記」對於直覺力強的人可能是顯而易見的，並且可能會與前世相混淆。（有關幽靈印記的更多信息，請參閱第二十章。）

最後，但並非是最不重要的一點是，你實際上有過前世的可能。有可能你在那一世中沒有學到任何東西，由於業力的關係，有必要再生活一世。但是，假設你確實在另一世生活過，這眞的重要嗎？轉世不是希塔教學中所特別關注的。我們打算教一些與所有宗教信仰體系合作並從中受益的事物。

我相信我們可以從所有經驗中學到東西，但是我們處於這一世，這才是最重要的。因此，專注於這一世。我曾經有過前世的經歷，但是我一向小心翼翼地專注於我現在所過的生活。不要被前世是誰、做過的事情或經歷過的事情所困擾。不要過度關注另一個時間或地點的存在。

當你在解讀或使用希塔技巧時，最重要的是要相信一切萬有的造物主，最重要的是要記住以下的事實：我們都與完整的整體聯繫在一起。我們在這項工作中呼籲的是整體、完整性和造物主。要允許其他人相信他們選擇的生命方式，但不要浪費你的時間來分析那些無關緊要的東西。明智地利用你的時間，活在當下，現在。釋放過去，活在當下。我並不是說你不應該記住過去，或者你不應該從過去中學到東西，而是不要被困在那兒。

我不同意傳統對前世的看法的另一個原因是，因爲我對前世的觀念是完全不同的，我相信前世的人的靈魂會一次經歷過去和未來的生活，這是因爲我相信我們所認爲的時間是不存在的。我們過去、現在和未來的生活都存在於我們的時間視野之外。但是，當我們處於正確的心態時，我們會經歷其中一些重疊的記憶。

我們將繼續與同一位個案做下去，並讓他們在水分充足之下進行能量測試。

訓練大腦：歷史層面的過程

能量測試，在歷史層面上存在「我愛我自己，否定」的信念。現在你將完成信念工作，從歷史層面上刪除「我愛我自己，否定」的信念，並用「我愛我自己」代替它。

注意：在歷史層面內更改信念時，建議不要使用「取消」一詞或如此的思維形式來發出命令；始終使用化解的方式，這對於能讓工作流程正常來說是非常重要的。

請求口頭許可以釋放「我愛我自己，否定」，並在歷史層面上將其替換為「我愛我自己」。

1. 集中意念到心輪，想像自己與大地之母連結，是一切萬有的一部分。
2. 想像能量從你的腳底向上湧現，打開身體各處脈輪直至頂輪，並在頭頂出現一個身置其中的美麗光球，一直往宇宙移動。
3. 超出宇宙、越過白色的光、越過黑色的光、再越過白色的光、穿越了金色的光，越過果凍狀的物質，我們稱之為法則，進入似珍珠光澤的白光之中，進入第七存有界。

4. 下指令或請求：「一切萬有的造物主。下指令或請求拉出『我愛我自己，否定信念』的歷史層面，並從（人名）中化解。送到上帝的光，並洗淨所有靈魂碎片，並用『我愛我自己』代替。謝謝！完成了，完成了，完成了。」

5. 見證「我愛我自己，否定」的信念能量，將其送走、化解並送到上帝的光，所有靈魂碎片都將被清洗、潔淨並

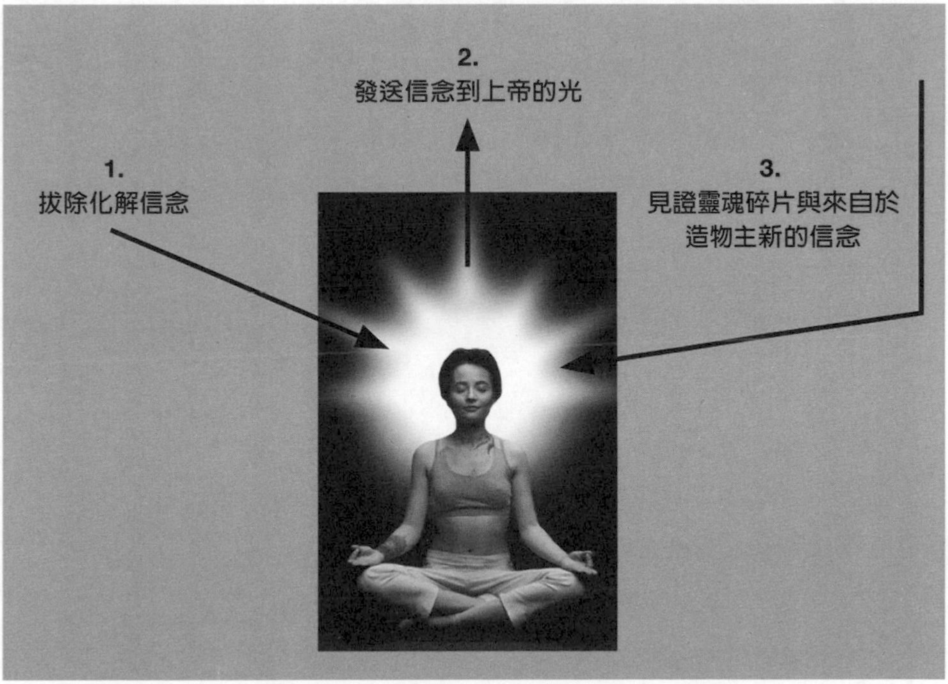

替換為新信念「我愛我自己」。

6. 要見證此層面，必須下指令被帶入歷史層面，藉著說：「一切萬有的造物主，下指令帶入（人名）的歷史層面。」你將被帶到一個比人的頭和肩膀稍高的地方，並且實際上你會看到某人前世記憶或人類歷史的回憶在你面前閃現。這是人體周圍的光場，能量在此被分解。在此層面上工作時，記住正在處理的問題非常重要。這個層面是美麗誘人的。當進入前世記憶時，將會有景象和令人難以置信的信息量。首先很容易被淹沒，忘記了為什麼會出現在這裡。保持專注於眼前的問題，並確保在離開前得到清理。

7. 一旦完成後，用第七界能量清洗自己並繼續保持連接。

為了驗證信念是否已釋放，請個案大聲說：「在歷史層面上我愛我自己。」如果他們的手指仍然緊緊地按在一起，則表明反應為是，這意味著該信念在歷史層面上已被釋放並被替換。如果他們使用的是能量測試方法二，則他們會站起來並向前傾以表示是的回答。

恭喜你！你已成功釋放並替換了你的第一個歷史層面信念！

靈魂層面

在很長的一段時間內，萬有的造物主訓練我從事信念工作。在探索新知識的過程中，我開始對我可能擁有的信念進行能量測試。那時候我才了解到信念的前三個層面。我發現我的身體上有「我在裡面哭泣」的信念，並且該信念不會從核心、遺傳和歷史層面上釋放。一切萬有的造物主告訴我，該信念一直藏在靈魂的層面。我感到沮喪和悲傷，我不明白爲什麼它跑到我的靈魂層面。我感覺一旦它到達我的靈魂層面，就會永遠存在。

造物主的甜美聲音進入我的腦海，說道：「維安娜，上去命令釋放『在裡面哭泣』的信念。」

我回答說：「我不能！因爲這跑到靈魂層面了。」

造物主以平靜的聲音回應，說：「維安娜，你的靈魂還在學習。它是在學習，並被導向應該在這個存有界中去經歷靈性成長的經驗。這就是你來到這裡的原因之一——學習和體驗你的創作。上去命令釋放『在裡面哭泣』的信念。有著這種信念，對你自己或任何其他人來說都是無益處的。如果你正在爲自己和其他所有人而感到抱歉，那麼你將沒有時間來幫助任何人。上去改變它。」

我按照造物主的建議做了。我走上去我自己的空間，到達一切萬有的造物主，並命令所有靈魂信念「我在裡面哭泣」，被拉出、取消並被「我有喜樂」取而代之。

我上去見證了這個過程。當它消失時，我經歷了一種深刻、和平的感覺，一直到我心輪和靈魂的深處，當它流過我的身體，然後向外擴展時，我感覺到了改變。我喜樂到想哭泣。

靈魂層面上沒有多少情感、思想和信念，但是如果有，將會對你的生活產生深遠影響。當你開始了解靈魂層面時，你將學習如何將所有四個層次同步地融合在一起以立即釋放和替換信念。這樣，你就可以在解讀或療癒過程中按順序處理它們。

我們將繼續與同一位個案做下去，並讓他們在水分充足之下進行能量測試。

訓練大腦：靈魂層面的過程

能量測試，在靈魂層面上存在「我愛自己，否定信念」。現在你將完成信念工作，從靈魂層面上刪除「我愛我自己，否定信念」，並用「我愛我自己」代替它。

你去請求口頭許可，以釋放「我愛我自己，否定」的信念，並在靈魂層面上將其替換為「我愛我自己」。

1. 集中意念到心輪，想像自己與大地之母連結，是一切萬有的一部分。
2. 想像能量從你的腳底向上湧現，打開身體各處脈輪直至頂輪，並在頭頂出現一個身置其中的美麗光球，一直往宇宙移動。

3. 超出宇宙、越過白色的光、越過黑色的光、再越過白色的光，穿越了金色的光，越過果凍狀的物質，我們稱之為法則，進入似珍珠光澤的白光之中，進入第七存有界。

4. 下指令或請求：「一切萬有的造物主，我命令或請求釋放靈魂層面『我愛自己，否定信念。』取消並送到上帝的光，並用『我愛我自己』替代。謝謝！完成了，完成了，完成了。」

5. 要在此層面上工作，請進入心輪，並見證該信念從靈

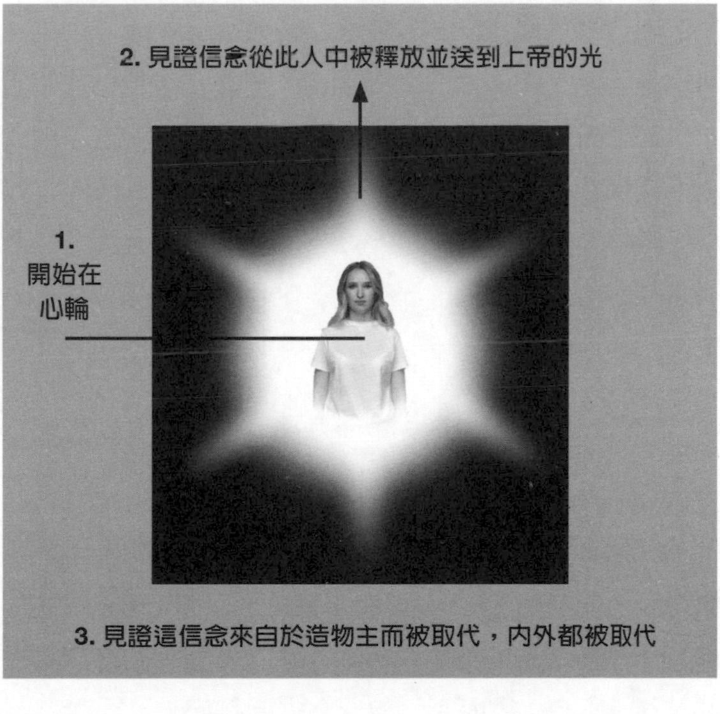
2. 見證信念從此人中被釋放並送到上帝的光
1. 開始在心輪
3. 見證這信念來自於造物主而被取代，內外都被取代

魂中釋放出來，從一個人的身上釋放出來。見證新能量從源頭傳入並替換舊信念的能量，該信念從心輪開始，向外移至氣場，直到見證完成為止。

6. 一旦完成後，用第七界能量清洗自己並繼續保持連接。

為了驗證信念是否已釋放，請個案大聲說：「在靈魂層面上我愛我自己。」如果他們的手指仍然緊緊地按在一起，則表明反應為是，這意味著該信念在歷史層面上已被釋放並被替換。如果他們使用的是能量測試方法二，則他們會站起來並向前傾以表示是的回答。

恭喜你！你已經成功釋放並替換了你的第一個靈魂信念！

經驗

當你對信念工作有更多經驗時，只需簡單地詢問造物主，信念是否存在於一個以上的層面以及它的深入程度。這個過程將變得很即時，你會知道該信念在哪裡以及它有多深層。你還會發現，不需要使用能量測試即可透過個案回答是或否來驗證信念。

當你的直覺與個案的能量相協調時，你將開始認識到不同信念體系的感覺。你將清楚地見證自己呈現的信念程序，並且會聽到對於信念陳述是和否的答案。能量測試主要是爲了讓個案作驗證。

合成

下一步將是信念的飛躍。在這種情況下，替換程序將是造物主提供的信念。療癒師只需發出命令，造物主將替換該信念。

要在一個信念的四個層面上同時作釋放與替換時，請從能量測試開始，要記住，只有在此人喝足夠水的情況下，這才能給出準確的答案。

假設你要一次釋放並替換存在於所有四個信念層面的信念。我們將使用「我討厭人」信念。讓個案大聲說：「我討厭人」，如果他們的手指保持緊緊地按壓在一起，則表示**是**反應。如果他們使用的是能量測試方法二，則他們會站起來並向前傾以表示**是**的回答。

下一步是找到信念的深度。一次測試一個個人信念層面的能量，以發現信念處於哪個層面，請個案說：

「我討厭人」的信念處於核心層面。（是或否）
「我討厭人」的信念是在遺傳層面。（是或否）
「我討厭人」的信念是在歷史層面。（是或否）
「我討厭人」的信念是在靈魂層面。（是或否）

在這種情況下，能量測試顯示「**是**」在每個層面上做出反應。因此，此人的「我討厭人」信念在所有信念層面上同時存在。

尋求個案口頭許可，以在所有信念層面上釋放和替換「我討厭人」的信念。

做信念工作，來移除「我討厭人」的信念，並將其替換爲造物主在信念層面上的程序，如下所示：

合成過程

1. 集中意念到心輪，想像自己與大地之母連結，是一切萬有的一部分。
2. 想像能量從你的腳底向上湧現，打開身體各處脈輪直至頂輪，並在頭頂出現一個身置其中的美麗光球，一直往宇宙移動。
3. 超出宇宙、越過白色的光、越過黑色的光、再越過白色的光、穿越了金色的光，越過果凍狀的物質，我們稱之為法則，進入似珍珠光澤的白光之中，進入第七存有界。
4. 下指令或請求：**「一切萬有的造物主，我命令或請求釋放，取消『我討厭人』信念。在歷史層面上化解，在其他層面上釋放，送到上帝的光，並取代以來自造物主的正確信念。向我顯示所有信念層面。讓我見證。謝謝！完成了，完成了，完成了。」**
5. 說「造物主，請顯示給我看核心層面」。想像一下走到大腦的最前沿。見證與「我討厭人」相關的信念和能量，及被拉走、取消和送到上帝的光。當否定信念被造物主拉出並替換為新的「人可以是好的」信念時，你將從大腦的右側看到巨大的能量爆發。

6. 說「造物主，請顯示給我看遺傳層面。」想像一下自己進入大腦的松果體內主細胞周圍的形態發生場。見證「我討厭人」信念從形態生成場釋放出來並傳遞到上帝的光，並由造物主新信念「人可以是好的」所取代。

7. 說「造物主，請顯示給我看歷史層面。」你將被帶到頭和肩膀上方一點的地方，見證「我討厭人」被拉出、化解，被送到上帝的光，所有靈魂碎片被洗淨、清洗並替換來自於造物主「人可以是好的」的新信念。

8. 說「造物主，請顯示給我看靈魂層面。」進入心輪，見證「我討厭人」的信念從人的靈魂中釋放出來。見證新的「人可以是好的」信念的能量從造物主那傳入，從心輪開始，一直向外移至氣場，直到見證完成為止。

9. 一旦完成後，用第七界能量清洗自己並繼續保持連接。

為了驗證信念是否已釋放，請個案大聲說：「我在所有信念層面討厭人。」如果他們的手指鬆開，則表明反應為否。如果他們使用的是能量測試方法二，則他們會站起來並向後傾以表示否的回答。

恭喜你！你已經成功釋放並替換了各個層面的信念！

在所有層面上一起療癒

當你開始理解信念工作時，你將能夠同時在所有四個層面上工作。不必為每個層面的每個程序分別編寫命令。最終，這一過程將以最快的速度發生。

首先，你應該習慣於從各個層面上去刪除程序，以便訓練大腦知道它們在哪裡。一旦大腦經過訓練並了解各個層面，就可以立即從所有四個層面中刪除程序，如下所示：

同時處理所有層面的過程

1. 尋求許可以釋放和替換所選信念。
2. 集中意念到心輪，想像自己與大地之母連結，是一切萬有的一部分。
3. 想像能量從你的腳底向上湧現，打開身體各處脈輪直至頂輪，並在頭頂出現一個身置其中的美麗光球，一直往宇宙移動。
4. 超出宇宙、越過白色的光、越過黑色的光、再越過白色的光、穿越了金色的光，越過果凍狀的物質，我們稱之為法則，進入似珍珠光澤的白光之中，進入第七存有界。
5. 下指令或請求：**「一切萬有的造物主，我下指令或請求來自於（人名）的（信念名**

稱）從所有四個層面上移除。命令將信念拉出、取消和替換在所有層面（歷史層面除外）；在歷史層面上，必須化解信念並用正確的內容替換。顯示給我看。謝謝！完成了，完成了，完成了。」

6. 進入該人的空間，見證所有四個層面呈現完成。
7. 見證從四個層面取消的能量程序，在歷史層面化解並發送給上帝的光。觀想新程序的能量從上帝的光那兒湧進來，並到了所有四個層面。
8. 待在該人的空間中，直到你見證工作已完成。
9. 一旦完成後，用第七界能量清洗自己並繼續保持連接。

即使每個層面都不存在某個信念，也可以命令立即從每個層面釋放該信念系統，但是你必須始終見證它們從每個層面都被釋放和替換，並貫穿整個核心、遺傳、歷史和靈魂層面。如果你沒有見證到更改，那麼信念將無法消除。

你可能還會見證靈魂碎片在各個層面上被釋放和替換。這是信念工作中的常見現象。

經常有人問我：「你能命令所有負面的信念在你的生活中立即改變嗎？」不幸的是，你不能。這是因爲你的潛意識並不知道負面信念和正面信念之間的區別。在這裡，只有有意識的頭腦才能做出負面還是正面的決定。

12 感覺的創造

當我在一對一個案中開始運用信念改造的技巧時，遇見了一位飽受憂鬱症困擾的女性個案，她長期處在非常憂鬱的狀態裡，當下我決定幫她移除「她覺得生命充滿悲傷」的信念，轉換成「人生是充滿喜樂的」，我開始想見證這個信念移轉的過程時，卻發現整個過程處於停滯狀態，她的身體拒絕了這個信念移轉。

我開始詢問造物主爲什麼，得到的答案是：「因爲她從未體驗到喜樂的感覺，也不知道喜樂是什麼。」這激起了我的好奇心，當我試著問造物主，我是否曾經體驗過喜樂，得到的答案是：「沒有。」我從來沒有體驗過喜樂的感覺。這讓我感到非常震驚。

我跟我自己說：「喔，天啊！我必須要找到我的喜樂，我一定是在哪個地方把它弄丟了。」

當我完成了這個個案諮詢後，還有點時間可以讓我打坐冥想，我坐下來開始與造物主交談，我問了第一個問題：「造物主，如果我去夏威夷，我可以找到喜樂嗎？」造物主說：「當然可以。」我會這樣問是因爲我曾經拜訪過這個美麗的島嶼，並且感受到了滿滿的平靜。我想，既然我在那可以找到平靜，也許我也可以在那裡找到喜樂。

那天結束後回到家，我告訴我的丈夫蓋伊，我必須要休息放鬆一下才能找到我的喜樂。我那很有耐心的丈夫大笑著說：「好吧！如果你必須要去找尋你的喜樂，我最好別跟著一起去，因爲你知道我閒不下來，如果沒有我在身邊你會更感到放鬆。」既然也需要有人在家看管公司與店面，我們一致同意讓蓋伊留下來，而我就去夏威夷尋找我的喜樂。

我愛上了夏威夷，並被茂宜島上的哈娜小鎮所吸引，我不聽丈夫的勸告，毅然決然的和我的朋友克里斯蒂以及她的三歲小孩凱斯賓一起去。蓋伊覺得凱斯賓會是這個旅程中的一個挑戰，而且他認爲帶著一個小孩會無法好好休息。我和克里斯蒂談了凱斯賓的事，她再三向我保證會盯緊他。身爲一個樂觀主義者，而且我也想與我的朋友一起享受夏威夷這段旅程，我還是決定和他們一起去。

說都不用說，關於凱賓斯的同行，蓋伊是對的。在往茂宜島的飛機上，他不停的尖叫近四十分鐘，從檀香山起飛的那一刻，一直到我們降落在哈娜小鎮，他不停地大聲嘶吼著。我們在傾盆大雨中降落，當我們到達住宿處時，可憐的克里斯蒂讓我感到壓力更大，因爲她很努力地阻止凱斯賓打擾我，以至於她備感壓力。蓋伊之前一直告訴克里斯蒂我得放鬆休息一下，但無論是克里斯蒂還是我都不知道如何放鬆或放鬆是什麼感覺了，爲了放鬆我們快把自己逼瘋了。

這樣過了三四天，我還是沒有找到喜樂，而且也差不多該準備回家了。雨終於停了，我和克里斯蒂離開前，做的最後一件事就是去參觀普歐馬胡卡神殿（Heiau-Luakini），這是一座很神聖且當地人都會去的靈性建築物，建立於好幾個世紀以前，主要是紀念國王與神明。當我們走向這座雄偉的建築物時，我可以看到那是一座很巨大像金字塔的結構，是由一塊塊美麗的石頭堆砌而成，有人告訴我，這是由當地所有的居民在滿滿的愛與喜樂中建造而成的。每一塊石頭都是從一個人手中送到另一個人手中，大家長龍併排從很遠的黑奧山丘一個接著一個用手建立起的聖殿，是座充滿祝福的聖殿。

當我獨自走在這古老且寧靜的聖殿時，我連結到一種未曾有過的**感覺**，我知道那就是**喜樂**的感覺。我從來沒有體驗過這樣的感覺，當我的小孩出生那一刻，我感受到幸福的感覺，但也讓我體驗到忙碌的生活；然而關於喜樂，在我過去的人生中未曾感受體驗過。

我靈機一動：也許造物主能夠顯示讓我明白，我該如何幫助別人找到他們的喜樂。我的意識離開了我的空間連結到造物主的能量，我問這要怎麼做到呢？我聽到一個聲音告訴我，「維安娜，你必須要去做的就是去下指令，知道喜樂的感覺是什麼，你的細胞就會去學習。在地球上都是透過經驗來學習的，但是沒有任何一條法律規定你必須要用人生的經驗來學習，你可以馬上學習到這些感覺，喜樂的感覺是什麼、慈悲的感覺是什麼、如何對自己慈悲、如何愛自己等等。」

在這個時刻，「感覺創造」的技術誕生了，當我從夏威夷回到家，我再次與先前那位長期憂鬱的女士一對一諮詢，我教她從第七界造物主的角度去體會喜樂的感覺是什麼。從那一刻起，大門就被打開，讓人們有了前所未有的感覺，如愛、幸福、喜樂、慈悲、尊重。

感覺的創造

有這種創造感覺的技術，是你不僅可以學到創造出來的感覺是什麼，而且是有可能擁有的，還能知道要如何去擁有、如何使用它。

感覺的創造是希塔療癒最有力量的技術之一，這項技術帶來的轉變非常驚人快速。人們可以很快學會被愛、尊敬、尊重、珍惜的感覺，甚至可以學會生活中不需要由習慣經驗去知道負面的感覺是什麼感覺，例如：我知道如何不悲傷的過生活。

與信念的工作一樣，可以由治療師幫助個案或由他們自己做能量測試，找出他們是否經歷過特定的感覺，有些人在他們的生活中從來沒有經歷過特定的感覺，也許他們在孩提時代就受到了創傷，沒有發展出這種特定的感覺，或者在人生中的某種戲劇化場景中「丟失」了這些特定的感覺，這就是爲什麼當我們想要在生活中顯化一個靈魂伴侶，或富足、或許多其他事物時，顯化沒有辦法出現的原因——因爲我們必須經歷這些特定的感覺，然後才能把顯化帶到我們的現實中。比如說，想要有像喜樂這樣的感覺，或者想要有人愛或被人愛的經歷，或者知道富有是什麼感覺，一個人必須透過造物主創造的力量去創造。

爲了能進行這一過程，需要獲得這個人的口頭許可，與造物主連接，使用下指令的過程，見證感覺的能量從造物主那裡被「創造」，流經他們身體的每個細胞，以及在所有四個信念層面上。一旦對這種感覺有所體驗，這個人就準備好創造生命的改變。

透過此方式，我們可以在幾秒鐘內學會畢生需要學習的東西。你知道生活中沒有強迫性的痛苦、恐懼、憤怒、挫折和衝突是什麼感覺嗎？因爲帶著這些感受去生活會變成這一種習慣，即便我們不是眞實的和這些感受生活著，但我們將不知道沒有它們的生活會是什麼感覺。一切萬有的造物主可以教會你在生活的每一個層面上不帶有這些感受的生活是什麼感覺，並移除那些已經失去控制的恐懼。這並不意味著當你需要感到恐懼或憤怒的時候，你就不會擁有它，只是你不必在你的生活中創造這些可怕的情況。

與信念創造一樣，透過使用能量測試的過程，來確定一個人不理解的感覺或不知道某一種感覺是什麼。

以下是能量測試的「感覺」和「知道」清單的開頭（完整的感覺清單在DNA2進階課堂手冊中）：

「我明白快樂是什麼感覺。」

「我理解被接受的感覺。」

「我理解寬恕的感覺。」
「我明白相信我的直覺是什麼感覺。」
「我知道被完全尊重的感覺。」
「我知道原諒自己的感覺。」
「我知道在這個地球上的感覺。」
「我知道與這個地球連結的感覺。」
「我明白值得一切萬有造物主的愛是什麼感覺。」
「我知道什麼是幸福。」
「我知道如何不悲慘的過生活。」
「我知道如何不憤怒的過生活。」

下載感覺的過程

1. 集中意念到心輪，想像自己與大地之母連結，是一切萬有的一部分。
2. 想像通過腳上來一股能量，打開所有的脈輪並往上，繼續往上到你的頂輪形成美麗的光球中進入宇宙。超出宇宙、越過白色的光、越過黑色的光、再越過白色的光、穿越了金色的光，越過果凍狀的物質，我們稱之為法則，進入似珍珠光澤的白光之中，進入第七存有界。

3. 下指令或請求：**「一切萬有的造物主，我下指令或請求在所有四個層面上，在他們生活的每一個領域，以最高和最好的方式，灌輸下載（感覺的名字）的感覺通過個案身體進入（受讀者名字）所有的細胞。謝謝你！完成了，完成了，完成了。」**

4. 見證感覺的能量流入這個人的空間，並將來自造物主的感覺想像成像瀑布般穿過這個人身體的每一個細胞，將感覺灌輸到所有四個信念層面。

5. 當你完成後，通過頂輪將你的意識移出個案的空間，並通過沖洗自己斷開連接，通過你的頂輪進入你的身體，並且把意識回歸到自己的身體內，扎根到大地之母，把大地之母的能量由腳底直至頂輪，最後做能量切割。

6. 一旦完成後，用第七界能量清洗自己並繼續保持連接。

信念和感覺分爲以下幾類：

「我理解萬有的造物主定義是……」

「我理解……是什麼感覺」

「我知道……」

「我知道什麼時候……」

「我知道如何……」

「我知道如何過我的日常生活……」

「我知道源頭的觀點……」

「我知道有可能……」

你有下列的信念嗎？如果沒有，就連接到一切萬有的造物主，並在全部四個信念層面上將這些感覺「下載」到你自己身上。（在DNA2進階課堂手冊中，給出了完整的下載清單。這些感覺的訓練將對有直覺力者的能力產生巨大的影響，並創造身心靈的豐盛。）

關於一切萬有的造物主的信念下載

「我知道萬有的造物主是什麼。」

「我知道『上帝』和『一切萬有的造物主』是一樣的。」

「我知道認識萬有的造物主是可能的。」

「我了解認識萬有的造物主是什麼感覺。」

「我了解與萬有造物主完全連結是什麼感覺。」

「我知道萬有的造物主完全的與我連接。」

「我知道如何完全的與萬有的造物主連接。」

θ

「我知道如何與萬有的造物主連結。」

「我了解與萬有的造物主連結是什麼感覺。」

「我了解値得受萬有的造物主的愛是什麼感覺。」

「我了解有萬有的造物主，什麼事都能成爲可能的是什麼感覺。」

「我了解擁有萬有的造物主的愛是什麼感覺。」

「我知道我值得受萬有的造物主的愛。」

「我了解允許萬有的造物主讓我見證身體內部的感覺。」

「我知道如何允許萬有的造物主讓我見證身體內部。」

「我了解造物主會準確的告訴我，我所見證到的感覺是什麼。」

「我知道如何相信造物主會準確的告訴我，我所見證到的。」

「我知道聆聽造物主與聆聽自己的不同。」

「我了解聆聽造物主與聆聽自己的不同是什麼感覺。」

「我了解讓別人看到他們對萬有的造物主而言是重要的，是什麼感覺。」

「我知道如何讓別人看到他們對萬有的造物主而言是重要的。」

「我了解將萬有造物主的能量傳播到人間是什麼感覺。」

「我知道如何將萬有造物主的能量傳播到人間。」

「我知道怎樣每天都過著完全與萬有的造物主連結的日子。」
「我了解允許萬有的造物主做療癒是什麼感覺。」
「我知道如何允許萬有的造物主做療癒。」
「我知道何時允許萬有的造物主做療癒。」

關於眞相的信念下載

「我知道眞相。」
「我了解眞相感覺起來像什麼。」
「我知道萬有的造物主對最高眞相的觀點。」

關於看清楚自己的信念下載

「我了解用一切萬有的造物主的定義來看清楚我自己是什麼感覺。」
「我知道如何用一切萬有的造物主的定義看清楚我自己。」
「我知道用一切萬有的造物主的定義看清楚我自己是有可能的。」

關於生命目的的信念下載

「我透過第七界一切萬有的造物主了解我生命的目的。」
「我知道了解我生命的目的是有可能的。」

13 關鍵核心信念

學會如何進行信念和感覺工作之後，下面是一些快速的步驟，可以讓你更加有效的爲個案服務。

挖掘

作爲一位治療師，在一對一的療癒中，你可以用的更有效方法之一是名爲「挖掘」的技巧。挖掘是對隱藏在許多其他信念背後之關鍵信念的能量測試。在這裡，身爲一名治療師，你有機會去扮演調查員。當你對一個人進行能量測試時，他們所給出的陳述將爲你提供他們主要信念的線索，從而爲你提供有幫助的線索。

將信念系統觀想爲積木塔是有幫助的。最底層的是關鍵信念，它將使其餘信念保持不變。它是位於其上方所有其他信念的根。一直上七去問造物主。「**哪些主要的核心信念是維持著這個信念系統的完整？**」

我曾經幫一個女人療癒，她認爲她無法療癒自己。療程開始時，她說：「我無法療癒自己，因爲我不值得療癒。」我問她爲什麼她自己不值得療癒，她說：「因爲上帝不希望我療癒自己。」我對她進行能量測試，看看她是否愛上帝，果然，她愛上帝。我問她是否恨上帝，她也恨上帝。我問她爲什麼恨上帝，經過一會兒的反思，她說：「上帝的懲罰。」我藉著直覺去明白，這是信念系統的關鍵。獲得許可後，我進入希塔狀態，見證了「上帝的懲罰」的信念系統被傳送到上帝的光，並被信念系統「上帝是寬恕和充滿愛的上帝」所取代。當「上帝的懲罰」這個信念程序進入到創造之光時，我同時也見證了「恨上帝」和「無法療癒自己」的信念系統也被釋放了，藉著「上帝的懲罰」這個關鍵信念而使所有的信念系統都被釋放了。

當你的心輪感受到一種溫柔的圓滿感時，你就會知道你已經找到了關鍵的核心信念。你可以透過查找和清除主要的關鍵信念來節省時間。我們的一位治療師建議將信念系統觀想爲紙牌屋，然後，去詢問造物主，拉動哪個關鍵信念系統能使紙牌屋倒塌，這麼一來，對於信念工作的技巧你將變得更清晰。一旦你掌握了關鍵的信念程序，當負面信念抽離時，需要有正面信念替代、以塡充原有的信念。

最好每次在一對一的療癒結束之前，仔細尋找關鍵主題要拔除和替換的最深層的核心信念。

確定核心信念的過程

1. 問這個人，如果你一生中可以有什麼改變，那會是什麼？然後問他所提出的事情的相關議題，直到你觸及最深層的核心問題為止。當他們開始在口頭上為自己辯護，下意識地扭來扭去或哭泣，試圖抓住這個信念時，你就會知道你已經接近這個關鍵的信念了。在所發現的任何信念層面上，根據需要去拔除、取消、化解和替換該信念問題。

要問的關鍵問題是：誰？什麼？在哪裡？如何？

2. 避免將自己的信念或感受放入調查尋找的過程中。

3. 當你處於這個人的「空間」中時，請確保你紮實地與第七界造物主的觀點連結在一起。在某些情況下，他們會在問題／答案場景中反覆、隱藏而讓你跟著繞圈圈。要有耐心和毅力。也許必要時去問造物主最核心的信念系統是什麼。

信念的能量測試涉及視丘和下視丘的功能。視丘位於腦幹跟前腦之間，它接收到比如說被看到、聽到或感覺到的信息，包含了觸摸、疼痛或溫度。這主要發生在喚醒狀態期間。視丘將吸收進來的訊息與大腦皮層中儲存的記憶進行比較，如果沒有找到參考資訊，視丘會搜索記憶，看看是否可能找到哪些關聯或比較，並做出明智的揣測。

下視丘透過控制腦下垂體，影響賀爾蒙、新陳代謝的增長和性過程，使身體保持平衡。它有助於調節睡眠和清醒週期。當身體在戰鬥或逃跑中受到威脅時，它會起影響使情緒失調並產生身體變化。它還可以控制汗水、眼淚和唾液的產生。這是在睜開或閉上眼睛、清醒或睡著的時候發生的。

要確定你是否清除了核心或根源的底層信念，請在該人眼睛打開或閉上時作能量測試。當他們睜眼或閉眼時，如果信念仍未被清除，那是核心信念尚未被找到，相關的底層信念系統仍未被鬆動，繼續詢問造物主他們的核心信念，並刪除該信念，然後睜開及閉上眼睛，重新對個案進行能量測試。

對信念的反應

一旦你在尋找一個核心信念的過程中，核心信念就必須在療癒結束之前被找到，否則這個人可能會遇到療癒危機。不要在他們的信念工作完成之前離開他們，並且仔細觀察他們是否有不適的跡象。如果他們感到不安或行爲不安，或感到任何痛苦或悲傷，那麼他們的問題就沒有得到解決，應該繼續進行信念工作。

如果個案在一次療癒中感受到莫名其妙的身體疼痛，則很可能是你進入了深層的潛意識信念。這意味著你正在觸發不同的信念系統，潛意識正在奮力抵抗。繼續釋放信念，直到痛苦消失。得到個案的口頭允許，幫他們下載安全的感覺是什麼。繼續這個療程，直到他們感到舒適並舉止平靜爲止。

教導大腦的信念

有兩種方式來教導大腦的信念：

1. 透過拔除和取代信念：如果你拔除一個信念，則必須用一個新的替換。
2. 不要從個案那裡拔除任何東西，只要進行感覺下載就好：個案需要的感覺可能不止一種。

挖掘核心信念的例子

挖掘最深層的核心信念很容易！你所要做的就是問誰？什麼？哪裡？爲什麼？如何？如此一來，個案的大腦將爲你進行挖掘，像電腦一樣探訪信息，並爲你解答每個問題。如果個案在尋找答案時遇到了阻礙，那只是暫時的。將問題從「爲什麼？」到「如何？」等等，直到出現答案爲止。如果沒有答案，就問他們：「如果你知道答案，那會是什麼？」只要稍加練習，你就能學會如何運用大腦中的能力去找到答案。

在信念工作過程中的任何時候，造物主可能會來找你，並給你你正在尋找的底層信念，因此請接受上帝的介入。

以下是一些挖掘的例子。

挖掘：範例一

以下是一對一療癒中的內容：

男人：我有金錢問題。

維安娜：你為什麼有金錢問題？

男人：因為金錢是萬惡之源。

維安娜：為什麼金錢是萬惡之源？

（如果我在解讀的早期階段去拔除「金錢是所有萬惡的根源」這個信念，也不會影響到最深層或最底層的問題。）

男人：因為只有受過教育的人才有錢。

維安娜：為什麼只有受過良好教育的人才能有錢？

男人：就是這樣。

維安娜：如果那是真的，那是誰造成的？

男人：我很笨。

維安娜：誰告訴你的？

男人：我父親告訴我的。

維安娜：為什麼你父親如此告訴你？

男人：不，是我母親告訴我這樣的。

（大腦會找到正確的記憶來糾正自己。）

維安娜：你為什麼認為這是來自於你父親？

男人：我不知道。

那時，這個男人開始不舒服地在椅子上蠕動著。如果個案正直接看著你，而不動搖他們的眼睛，那你就不太可能走在最底層的信念上。另一方面，如果他們變得煩躁不安並坐在椅子上難以安定，你將越來越接近個案的底層信念。

維安娜：但是，如果你知道的話怎麼辦？

男人：他們從不想生育。他們根本不想要一個孩子。我是一個錯誤。

「我是一個錯誤」和「我不是被要的」很可能是此處的核心或最底層的信念。

為了測試是否已找到最底層的信念，請在睜眼和閉眼的情況下對個案進行能量測試。然後上去問造物主這些信念是否是最底層的信念。

在這種情況下，現在釋放「我不是被要的」和「我是個錯誤」的信念，並用「我是被要的」的信念代替。一定要加上感覺下載的工作，教給對方在造物主的定義下「我是被要的」的**感覺**是什麼。下指令中的措辭將如下所示：我知道來自存有第七界一切萬有的造物主「我是被要的」的感覺是什麼。在個案的允許下，將一切萬有的造物主的感覺灌輸給他們。

一旦找到最核心的底層信念，挖掘過程總會以感覺的下載來完成這個療癒。這是因為，如果你不了解擁有特定信念的**感覺**是什麼，那麼簡單地替換信念只會使你的頭腦混亂。

在此範例中，在療程結束時，下載「被要」的感覺，從而使個案知道被想要、被滋養和接受的感覺是什麼。然後問題可能會得到療癒。

在教導個案這些感覺後再次對他進行能量測試。「金錢是萬惡之源」這個信念已經消失了。人們與金錢有關的問題並不會與金錢本身聯繫在一起。金錢只是我們投入價值的紙張。人們在自尊心方面遇到問題時，通常也會有著金錢的議題。

挖掘：範例二

這是我和一個女人的一次一對一療癒。我發現她對成為一個療癒師存在著問題。她的能量

θ

測試對「我將因爲成爲一個療癒師而被殺」的能量測試是肯定的，而對「我可以進行療癒的工作」的測試結果爲否定的。

女人：我會因為成為一個療癒師而被殺。

維安娜：你為什麼會被殺？你為什麼不能做療癒工作？

女人：因為他們會殺了我。

維安娜：為什麼？

女人：因為告訴別人「我相信的」是錯誤的行為。

維安娜：什麼時候開始這樣？

女人：從另外一世開始的。不，是從我這輩子的母親開始的。每當我告訴媽媽我相信的事時，她都會打我一巴掌。

維安娜：那麼你將因說出自己所相信的而受到懲罰？

女人：哦，一向如此。

維安娜：你和母親有問題嗎？

女人：當然。她太可怕了。

維安娜：為什麼？每次你說出自己所相信的都會受到懲罰嗎？

女人：一直都是。我父親也曾經懲罰我。

維安娜：什麼時候開始？

女人：這是我四歲開始的。

維安娜：你四歲時發生了什麼事？

女人：我記得我告訴媽媽，她如此對待爸爸是不對的。然後她打了我。每次我替我愛的人出頭時，或每次說我相信的事時我都受到了懲罰。

維安娜：你想知道在不受懲罰的情況下表達自己的感覺是什麼嗎？

女人：是的，我想！

「我受懲罰」是最底層的信念。所以拔除這個信念「如果我說出我相信的，我會受懲罰」並不會清理掉底層的問題。首先要知道如何在不受到懲罰的情況下生活。因此，爲他們下載「在不受懲罰」的情況下表達自己的感覺是什麼。與該個案進行此技巧操作後，原來的信念「我將因成爲療癒師而被殺」也被清除了。

每個負面的信念之後都是跟著正面的信念。下一個要問這個女人的問題是「你從被懲罰中得到什麼？」

恐懼的工作

許多年前，我在蒙大拿州的黃石市舉辦了希塔療癒認證教師研討會。我的一個學生走近我，指責她所在小組中的一個人是「外星爬蟲人」，因此是邪惡的。謠言傳遍了全班：他是外星爬蟲人的間諜，正觀察著療癒師的動態。那位學生堅持要把他開除。當我面對這個問題時，我說：「所有的眾生都可以來學希塔的技巧。一切都會安好的。如果他眞的是外星爬蟲人，我們會療癒他的。」

班上的人們對這種解釋不滿意，因爲他們被自己所捏造的事實所產生歇斯底里的狀態所困住了。他們忙於想像中的恐懼，以至於他們實際上錯過了一個眞相，這個眞相是這個人其實是亞特蘭提斯時代的一個古老靈魂，而且是光明的、不是邪惡的。原來，他只是拒絕了我學生的想法，由於某種原因，這使她相信他是外星爬蟲人。如果班上有一個「外星爬蟲人能量」的人，他不會是這個人。然而，他的感受被該群組的耳語和錯誤指控深深地傷害了。

恐懼使我們留在自己的空間中，阻礙了我們療癒和被療癒的能力。這是唯一阻止我們進入第七存有界的事情。

你最害怕什麼？強迫性恐懼可能會阻礙療癒、解讀和顯化。一方面，你想顯化出某些東西，但恐懼卻阻止了它。另一方面，你也可以創造出最大的恐懼。

當直覺能力開始加速發展時，恐懼對於執行祈禱顯現的人是最大的危機。如果通靈的人給予愛、光和平衡的力量就像他們給予恐懼和仇恨的力量一樣，就不會有自我破壞的情況產生。通靈的人應該認知到信念對他們的人生有多大的影響。

恐懼的感覺或信念系統也可以透過基因遺傳或前世來傳遞恐懼的信念程序，以拔除、取消、化解和更換這些能量。

恐懼信念會佔據很大的空間，當過度恐懼時，腎上腺和肺部就會出現問題。

但是，在緊急情況下，人們需要自然地去應對恐懼。將「恐懼信念」與這種自然的緊急反射反應區分開來是很重要的。如果一個人生活在恐懼中，這就是一個信念，恐慌症也是如此。這些都可以透過信念工作來進行改變。

清除恐懼

恐懼的信念程序可以使用信念工作簡單地刪除。當你面對的是被自己頭腦裡的強迫性恐懼循環所壓倒的人時，請透過詢問情景來解決恐懼：詢問他們最大的恐懼是什麼，以及可能會發生的最糟糕的事情，再根據場景去得出結論。使用這個過程來訓練一個人的大腦，使其透過恐懼循環來幫助自己了解如何透過整理思想形式來克服恐懼。

透過詢問「爲什麼產生這種恐懼」、「它是**如何發生的以及何時發生的**」，去跟蹤恐懼的痕跡直至恐懼感結束為止。如果你在此過程中陷入僵局並且不知道應遵循的方向為何時，只需靜靜地看著那個人，他們會自己想出一條新路徑，也許會涉及另一個時間和地點。

隨著恐懼的釋放，它會在體內傳播。建議個案輕輕撫摸或敲擊胸腺（胸部中部），這會釋放其祖先或童年的感覺（細胞記憶）。胸腺是體內儲存情緒能量的主要場所之一。

對那些有上帝信仰的人來說，讓上帝失望是一種巨大的恐懼。隨之而來的是，人們常常擔心他們無法完成上帝的使命。詢問該人是否有「我對上帝有使命」的信念，並去調查是否附著著其他恐懼在這個信念上。並且去測試「上帝恨我」、「上帝已經離開我」和「我恐懼上帝」等信念，這些信念都是對上帝的誤解所產生的恐懼。

透過上千個解讀，我開始看到一種恐懼的型態。這是與恐懼有關的療癒所形成的過程。以下是希塔療癒課中實際療程裡的範例。

恐懼：範例一

治療師：你最大的恐懼是什麼？

個案：我擔心會很貧窮。

治療師：如果你貧窮，會發生什麼事？

個案：我會流落街頭。

治療師：如果你流落街頭怎麼辦？

個案：我會受苦而死。

治療師：如果遭受痛苦和死亡怎麼辦？

個案：我會變成什麼都不是。

眞正的恐懼是「我變成什麼都不是」的恐懼。

恐懼：範例二

我曾為一名患有懼高症的女人療癒。這個信念是「我有懼高症」。在患有懼高症時，你必須再次透過恐懼迷宮去引導大腦。問「如果面對最大的恐懼，會發生什麼最糟糕的事情？」

女人：我將從懸崖上掉下來。懸崖是黃色的，沒有樹。

維安娜：上一次發生這種情況是什麼時候？

女人：我不知道。

維安娜：那麼發生什麼事呢？

女人：馬車落在我身上。

維安娜：然後發生什麼事呢？

女人：我被困在這寒冷懸崖的底部。

θ

當個案有這麼多的細節時，是在回憶某個真實的事件。記憶來自哪裡並不重要。你必須帶領個案去經歷這一切，這樣你就不會在他們最害怕的時候離開他們。

維安娜：那會發生什麼？

女人：我死於脫水。死於脫水真可怕。第一件會發生的事是，你會因為眼睛乾涸而失明。

θ

死亡並不會是恐懼的結尾。

維安娜：如果你死了，最糟糕的事情是什麼？

女人：我的孩子看不見我，我會讓他們失望的。

維安娜：如果讓孩子失望，會發生什麼最糟糕的事情？

女人：我會讓上帝失望的。

維安娜：如果讓上帝失望，會發生什麼最糟糕的事情？

女人：我會獨自待在黑暗中。

維安娜：那會發生什麼事呢？

女人：我將會變成什麼都不是。如果我讓上帝失望，我將一事無成。我什麼都不是。

在我們最大的恐懼中，「我什麼都不是」是最底層的信念。實際上，這是人類最大的恐懼之一。「什麼都不是」是一種擔心，即死後什麼也沒有，沒有上帝，而我們將要變成的一切都是虛無。

消除對「我什麼都不是」的恐懼，將其替換爲「一切萬有的造物主」所帶來的信念程式。通常，這就是「我永遠被造物主所愛」。

現在，我們將這個人帶回高大的懸崖。

維安娜：想想那高深的懸崖。這會讓你感到不安嗎？

女人：真奇怪！它不再困擾我了。

值得注意的是，她對高處的恐懼現在已經消失了。眞正的恐懼之路已經走到了盡頭。恐懼的不是高處，而是讓她的孩子失望、讓上帝失望，變成什麼都不是。

恐懼：範例三

這個女人最大的恐懼是很深的水裡。

維安娜：最糟糕的事情是什麼？如果你在水裡？

女人：我會淹死。

維安娜：最糟糕的事情是什麼？如果會淹死的話？

女人：我將不得不再次回來。

維安娜：最糟糕會發生什麼事？如果妳又要再次回來。

女人：這將不會停止，我讓上帝失望。我將不得不再次回來。

維安娜：如果你再次回來，會發生什麼最糟糕的事情？

女人：永遠不會停止。這將是無盡的折磨。

維安娜：那會發生什麼？

女人：那我就得再回來一次。我的人生使命會失敗。

維安娜：那會發生什麼？

女人：我會回來再次淹死。

維安娜：如果你再次溺水會發生什麼最糟糕的事情？

女人：會一遍又一遍地回來。

維安娜：最糟糕的事情是什麼？如果不得不一次又一次的回來，會發生什麼事？

女人：我永遠都無法完成。我會被困住。我再也不會與上帝同在了。

你可以猜到這裡的最底層信念是「我將永遠不再與上帝同在」當你釋放此信念並將其替換爲「我永遠與造物主同在」時，此人恐懼水的信念將被清理，不再恐懼水。

θ

你必須意識到每個人都是不同的。因此，沒有單一的方法可以做挖掘。例如：你不能從每個懼高的人中都拔除「我什麼都不是」的信念。每個人就像沙灘上的每一粒沙子，都是獨立的個體。

三R：拒絕（REJECTION）、憎恨（RESENTMENT）、後悔（REGRET）

我稱這些信念程序爲「三個R」。你的大腦在這三個問題上佔了許多不可思議的空間，如果你清除與它們相關的信念，你將可以在大腦裡打開足夠的空間來移動東西（念力）。

你的腦細胞（稱爲神經元）具有情緒受體。無論這種情緒是沮喪還是幸福，都像是對細胞的「修復」。

感受器一旦習慣了一種情緒，就會需要一直擁有它，就像藥物一樣。因此，如果你習慣了憂鬱，你將會創造憂鬱。但如果能適當地去刺激大腦運作，則會時常增加新的連結，以及進行感覺下載去刺激大腦以加入新的連結。在感覺工作中，你將學習如何在沒有特定的負面習慣下生活，從而使大腦能夠關閉尋找那些負面情緒信念程序的受體，並爲積極的信念程序找新的途徑。當我們進行感覺下載時，能夠教給一個人沒有抑鬱、沒有痛苦、沒有「可憐的我」這些綜合症的感覺，並且訓練神經元受體接受快樂、幸福和責任感，這是很棒的。感覺工作結束後，如果之前的消極情緒重新出現在人的生活中，那麼這個人現在就會有意識的察覺，因此可以關閉這些消極情緒並使自己敞開積極的信念。

拒絕

「拒絕」會影響一個人的一生，會阻礙成功和尋找真愛。對拒絕的恐懼會導致人們在開始做某事之前就註定失敗，也導致做什麼事情之前都先自我貶低、自我破壞。消除對「拒絕」的恐懼可以使一個人過上自己想要的人生。

憎恨

在拔除「憎恨」的情緒時，你必須了解到人腦跟電腦相似。如果你拔掉了「憎恨母親」這個信念程序，剛開始可能清除了，但接著又會毫無痕跡的轉變成對母親的懷恨。下一步是拔除懷恨，但此人可能會感到不舒服，因爲這些情緒會使他們有安全感。療癒師必須教會個案如何過著不憎恨母親的日子，並且知道他們這樣做是安全的。

這就是爲什麼我們製造了怨恨。我們使自己處在安全地帶而遠離傷害我們的人，從而使自己不再受到傷害。你可以透過信念挖掘的方式來拔除他的憎恨，但是你必須再深入的去拔除他的懷恨。

重點來了：在你生活中的每個人都以某種方式在爲你服務。如果有人給你帶來困難、並在你的生活中製造阻礙，也許這個困難和阻礙是激勵你向上的方式。

後悔

「後悔」也會阻攔個案的進步，也許是失敗的婚姻，也許在婚姻中感到很寂寞孤獨，也許是沒有告訴別人你愛他們等等，這些都可能使你病得很重。後悔會影響你的整個身體，尤其是肺部。

＊＊＊

如果你已經按照某人的信念進行了療癒，但是他們並沒有改善，請返回三個R。清除這些的同時，也將清理腎臟、肺部和肝臟。

三個R的信念

「我被（人、事、物）拒絕了。」用「我接受我自己」和「我了解過著不被拒絕的生活是什麼感覺」代替它。

「我憎恨（這個人）。」將其替換爲「我釋放對『這個人』的憎恨」和「我明白沒有憎恨地去過生活的感覺是什麼。」

「我對（此事）感到後悔。」用「我不再後悔」和「我了解不再後悔的過生活是什麼感覺」來代替。

14 用信念工作進行進階療癒

我們之中有些人偶爾會對著天空尖叫，甚至會自己喃喃自語：「爲什麼上帝對我這樣？」這是一個逃避的方法。上帝對你沒有做任何事情。上帝並沒有決定讓你的生活悲慘。祂就像仁慈的父母一樣，上帝讓我們決定自己的生活。上帝擁有我們可以去利用的能力，但除非被允許，否則上帝會讓我們過自己的生活。有多少人知道上帝可以立即改變任何事情？

上帝是誰？一個男人？一個女人？

你們當中有多少人相信死後會受到審判？

你們當中有多少人了解「這個世界是不眞實」的**感覺**是什麼？你的靈和身體正在佔據這個空間，但是實際上並沒有眞正的存在；你們當中有多少人深刻地意識到，一切都是由原子和能量所組成的？

你是否認爲前列腺癌比腮腺炎更嚴重？

你是否認爲乳腺癌比水痘更嚴重？

你認爲糖尿病是無法治癒的嗎？

你能理解上帝即時療癒的感覺嗎？

這就是爲什麼我們有信念的工作。這使我們能夠回答有關思想、身體和靈性的這些問題，以便我們可以移除和替換空間內的信念系統，並最終將其連接到一切萬有的造物主。

我們還需要練習希塔療癒技術，因爲練習的次數越多，你的成長就越多。一直有人來找我，說：「我想做到你能做的！」我一向告訴他們：「好，但是你必須要不斷練習。」而我的學生仍然不放棄的對我說：「不，我現在就想要全部的能力，做你能做到的！」我耐心地說：「不，不能那樣工作。你必須練習才能獲得成長。」

成長的最好方法是學習感受。透過感覺下載，你將學習到如何從上帝那裡引入某些感覺，這將需要一生的時間去體驗。現在，就去體驗經歷這些過程，才能讓你不斷成長。

隨著能力的發展，你可能會走進一個空間，直觀地去「看到」某人有一些問題。但是去告訴某人你所看見的問題，不是你應該去做的事，因爲我們必須尊重他們的自由意志，除非等到他們要求你幫他們療癒，而他們也準備好去接受療癒的時候，再說出事實。

有些人不能接受即時療癒，因爲他們認爲療癒應該花費的時間爲一天、一週或一個月，而療癒師必須尊重他們的想法。我發現那些立即被療癒的人的共通點是：他們可以了解、感覺到健康的感覺，了解被上帝愛的感覺，並且了解值得被上帝愛的感覺。如果一個人沒有這些感覺，就應該為他們進行感覺下載。但是，僅僅讓他們了解這些感受是什麼樣，並不意味著他們相信自己應該擁有。與他們一起做信念和感覺下載會是必要的工作。

曾經有個女人聯絡我，要我幫她療癒，我幫她一起進行了信念的工作，見證了上帝療癒她的癌症。後來她出現在我的一堂課上，對我非常生氣。造物主似乎已經治癒了她之前罹癌症的腿，卻忽略了要療癒與癌症無關但卻一直被疼痛所擾的膝蓋。她對此很不高興。我很有耐心的進入她的空間去進行信念工作，想找出為什麼她的膝蓋無法痊癒。我發現到她的信念是：「向上帝要求太多是不對的。」這將會阻礙身體的康復。我很好奇，因為我發現我也有這個信念程序。

身為療癒師，你必須對各式各樣的人充滿著耐心。你有這種耐心嗎？你了解這種耐心的感覺嗎？請記住，僅僅只是知道你自己需要什麼，並不意味著你會知道如何對這種感覺採取行動。

有許多人不敢接受療癒開始後的下一步，因為人會感到害怕。如果你都能對碰到的任何人進行即時療癒呢？在你裡面的小聲音會不會開始竊竊私語的說：「你以為你是誰？只有基督才能這樣去療癒人們！」像這樣的小辯論持續在我們的腦海中進行著。如果我們能夠清除這些，我們就可以進入與上帝的真正連結。就像我們不受負面和正面、因果、好與壞的影響一樣，我們能夠見證上帝，而不會受到信念程序的干擾。

在世界上各種宗教信仰體系中成長的人們，可能對「上帝是什麼」、「上帝是誰」以及「他們相信上帝會爲他們做些什麼」沒有很清晰的認知。去探索你如何看待一切萬有的創造者（即上帝）是一個好主意。

同樣重要的是，要學習如何去影響自己的思維以適應於以下特定的框架中：「我相信奇蹟」、「我對上帝很重要」、「我一直與造物主完全連結」和「我一直與上帝連結」。

一旦你接受並信任了上帝的愛，療癒就會發生。

新觀念：一個信念或事件是如何幫助你的人生？

我發現有些人會利用疾病來爲自己服務。因此，如果你發現某些人不願意去接受療癒，那就去探究一下疾病對他們有什麼好處。有一個很好的例子，就是生病時會受到某人的關注。當你身體不好時，人們會開始去在意你，會送禮物給你希望你開心，花時間打電話給你，也會過來看看你的情況。如果你發現有人患有這種信念疾病，請找出需要改變的信念，以使疾病不再爲他們服務。

有些人終其一生都被疾病所困擾，也無法治癒，因爲失去關愛的痛苦對他們來說太難承受了。在某些情況下，他們存在的全部意義就是與疾病對抗。也許他們因此而得到愛、關注或同情。或者他們會變得完全專注於治癒疾病，一旦痛苦消失，他們反而會感到失落，因爲戰勝疾病的挑戰是他們活下去的唯一理由。療癒師必須給這樣的人一個新的焦點、一個新的活下去的理由，否則，他們可能只是用一種痛苦去替代另一種痛苦，好讓自己重新去面臨熟悉的挑戰。大多數的人都很難適應變化，除非他們能夠好好適應新的模式，否則他們將回到舊有的慣性模式。因此，對療癒師來說，探索產生負面結果的信念程序，並釋放且替換它們以使人們接受整個療癒的過程非常重要。

也可能是這個人沒有某些感覺，例如「我了解被造物主療癒」的感覺。因此，去清除對疾病的恐懼信念，因爲恐懼可能會干擾整個療癒過程，然後去下載這個人沒有的感覺，而這種感覺會是與如何沒有疾病的過生活有關。

另一個建議是訓練個案去成爲希塔療癒師，開始幫自己或其他人療癒。因爲對一些人來說，沒有比幫助別人痊癒更好的治療方法了。

免責

當我第一次開始在國際上教授希塔療癒時，我找了一個認識多年的朋友來爲我工作。他是我的好朋友，最初他並不願意在自己朋友是老闆的環境下工作；但是，在我的哄勸下，他終於同意爲我工作。

請理解，我相信生活中的大多數情況都是出於某種原因所創造出來的。隨著時間的流逝，我明白了爲什麼我憑直覺選擇了這個朋友來爲我工作。你看，我選擇他是因爲我們會互相分享許多負面的信念，而不一定是正面的信念。我們兩個人之間的互動很有趣，而且多年來一直處於一種很奇妙的情況，當我想抓住機會去創造實現機會時，他會變得非常緊張，並告訴我會失敗，而且我也不可能如願的去實現目標。自然，我對他的回答是：「想打賭嗎？你看著吧！會做到的，就是如此。」

在那之前，我知道解決問題的唯一方法就是透過衝突去溝通。因此，我吸引了一個可以幫助我實現目標的人，但並沒有以最高和最好的方式來幫助我。最終，我發現，我把他留在我的生活中是出於一個錯誤的原因。不用說，我們倆在這種情況下都很痛苦。最後，是時候讓他走了，這樣他才能快樂。我已經不再需要吸引負面的信念來完成挑戰了。

好好看看自己的生活，觀察人們如何爲你服務，找出他們爲什麼爲你服務的原因，是因爲你有受害者的信念？還是爲了工作需要而衝突？如果他們以負面的方式爲你服務以產生正面的效果，那麼也許是時候讓他們釋放這種義務了。但是，如果你不釋放造成這種情況的潛意識信念，則只會去替換爲幾乎相同的信念而已。例如，如果你只是希望一個讓你難過的人離開你的生活卻不去探究一直造成這種情況的底層信念，這只不過是換個人來做相同的事情罷了。

好好看看自己的生活，觀察人們如何爲你服務。問自己以下這些問題：

「我的害羞是有目的的嗎？」

「別人的侵略是否激勵著我？」

「我一生中有人讓我痛苦嗎？」

「我生命中有人不斷告訴我做不到，還是讓我退縮而不支持我嗎？」

「在我的生活中，是否有這樣一個人來爲我創造一個需要克服的挑戰？」

「是否有人阻止我前進？如果我一生中沒有這個人會發生什麼事？我可以繼續前進？還是將其替換成另一個人？他們在讓我檢視些什麼？」

如果某人使你的生活痛苦或悲傷，請讓他們釋放這個工作。

此外，讓自己釋放諸如「我做不到」、「我必須努力」、「太容易」、「不可能那麼容易」和「生活中的一切必須要夠艱苦才有價値」之類的信念。探索你自己的信念程序，並根據所需要的去替換它們。下載感覺，例如：「我知道在沒有衝突的情況下實現目標」的感覺和「我知道如何在沒有衝突的情況下生存」的感覺。釋放「我需要這個人透過衝突來激勵我」的信念，替換爲「我釋放了這個人，使他不必要在我生活中製造衝突了。」

可能有必要做一些與此問題相關的信念挖掘工作。

進階信念

自我慈悲

我的一個好朋友曾經告訴過我，她曾與一位著名的喇嘛在一起過一段時間。她曾問過聖人，他覺得生活中最重要的事情是什麼。你可能會以爲是「對他人有慈悲心」，但這位聖人回答說：「是你的朋友。你這一生中最重要的事情就是有好的夥伴。」

我們都應該在心輪裡銘記這一智慧。環顧四周，看看你的朋友、家人和同事。他們會讓你對自己感覺良好？還是他們會不斷地消耗你的精力？你可能會希望重新評估自己的生活。

對某些人而言，要很有信心的保持良好的合作關係是一項挑戰。首先，你必須學會對自己有慈悲心，並且知道這種含義和感覺；但如果你的生活中有人阻礙你愛自己或愛他人，這可能會很困難。

自我慈悲的信念

對這些信念進行能量測試：

「我了解對自己有慈悲心的感覺。」

「我知道如何對自己有慈悲心。」

「我明白什麼是慈悲心。」

安全

如果你的童年動盪、充滿暴力和不確定性，也請測試一下自己是否知道有安全感的感覺是什麼。在這些情況下長大的人，無法創造出這種感覺，因爲他們從來沒有眞正並且長時間的經歷過這樣的感覺。重要的是要把這種感覺下載給一個人，因爲如果沒有它，就會無意識地創造出思想、行爲和行動都處於不安全的情況。

安全的信念

「我了解安全的感覺。」

「我了解打從心底感受到安全的感覺是什麼。」

接受

對信息的感知是了解療癒的重要因素。這影響的因素很多：背景、當前的心理狀態、情緒平衡和身體狀態以及靈性發展，這些都是聽取和分辨神聖知識能力的因素。

學習微調你的看法，以便你可以找到接受的本質，而不會干擾可能阻礙發展的負面甚至正面影響。

測試「我接受自己。」這可能會徹底清除你的自我懷疑。如果你對「我對我自己懷疑」的信念程序測試爲肯定的，請將其更改爲「我全然接受自己」的信念。

接受信念

「我了解被接受的感覺。」

「造物主接受我。」

「我知道如何接受上帝的即時療癒。」

「我接受我的身體。」

喜樂

許多與你一起共事的人都不知道喜悅是什麼感覺。

喜樂的信念

「我了解擁有喜樂的感覺。」

「我了解從喜樂中學習的感覺。」

活在當下！

大多數人花了很多時間在自己的戲劇人生中，以至於他們忘記了應該要生活在當下。這些人活在過去往往比現在多，也沒有前瞻未來。你可能度過了美好的一天，但直到後來才意識到那個美好。讓自己學會活在當下。

活在當下的信念

「我現在活在當下。」

「我了解生活在當下的感覺，而且全身都能感受到歡樂。」

「我了解如何活在當下和創造未來。」

犧牲

有些人在過去某些時候曾從遺傳、歷史或其他方面去履行承諾，而創造了當前的重大犧牲。這是因爲靈魂以它知道的唯一方式在成長，需要對靈魂進行再培訓，以便它可以前進而不必爲了靈性上的成長或物質上的收穫而犧牲掉一切。

犧牲不同於承諾和信念，問問上帝，你可能可以知道這些方面之間的區別。

犧牲是一種選擇。最後，我們應該記住，服務與犧牲也是不同的。

犧牲的信念

「拯救世界是我的工作。」更換爲：「我處於完美的和諧與平衡中。」

「我對世界所做的一切負責。」

「我必須爲了讓耶穌愛我而犧牲自己。」

「我必須爲了讓任何愛我的人去犧牲自己。」替換爲：「我一直被愛著。」

「我必須爲賺錢而犧牲。」

多元化的信念系統

錢

圍繞金錢概念的信念系統是能說明如何釋放和取代負面信念系統的好方法。幾個世紀以來，人們一直認爲自己必須謙卑的與上帝溝通。由於有錢人並不會被認爲是謙卑的，所以錢被認爲是「萬惡之源」。而今，我們認知到造物主在各個方面都是豐盛的。

因此，讓我們想像一下，你將執行某個與金錢有關的信念程序。你已經確定個案身體有足夠水分可以進行測試。你要做的第一件事是，透過讓他們聲明相信自己是富有還是貧窮的方法來各自進行能量測試。假設他們對「我很窮」測試爲肯定。

在獲得個案的許可後，上七到造物主空間，下指令，進入他們的空間，並見證釋放「我很窮」的信念，並以「我很富有」取替。然後再次進行能量測試，讓他們說：「我很窮。」這次他們的手指可以輕易鬆開，這就是一個「否」的答案。

接著開始在遺傳層面進行能量測試。請個案再次說：「我很窮。」他們再次確認：「是的，我很窮。」然後，你會知道該信念系統肯定是在遺傳層面上。在你獲得許可後，就遺傳層面而言，「我是窮人」的信念系統將被釋放，並由「我是富有的」代替。

當你用「我很富有」替換信念程序時，個案可能會感到有著可怕的衝突。你可以快速測試他們的「錢是萬惡的」信念程序。他們的回答會是「是」。當你再次進行測試時，請他們說：「我宣誓貧窮。」可以肯定的獲得「是」的結果，他們確實宣誓貧窮，因爲他們對「有錢就是壞的」能量測試得到了肯定的答案。一旦獲得許可，進入歷史層面，命令所有的貧窮宣誓被釋放、解決並送到上帝的光，所有靈魂碎片都將被清洗，並替換爲新信念「所有誓言現在都已釋放」。

貧窮的誓言通常是在遺傳層面和歷史層面上所出現的。如果個案曾經擔任過牧師或此生中與該職業有關的任何事情，也可能有必要在核心信念層面上與該人進行核對，如果誓言來自遺傳或歷史層面，則該人應該被下載這些能量已完成的程序。

用能量測試此人，看看他們在歷史層面上是否仍然有貧窮的誓言。如果沒有，下一步就是對靈魂層面進行能量測試。在大多數情況下，問題並不會涉及到靈魂的層面，但是，對於超過一個層面以上的深層信念都可以達到靈魂的層面。

我之所以使用金錢這個主題，是因爲全世界的療癒師都認爲自己應該要謙卑，也因此而貧窮。無論是書面或其他形式的智慧，都表明謙卑並不意味著要生活在貧困中。許多人道主義行爲都可以用金錢來實現，可以給飢餓的孩子們餵飽飯，可以照顧全世界的人。如果某人相信金錢是邪惡的，因此擁有金錢就是邪惡的，那麼這顯然需要去釋放。

鬥爭

有缺陷的信念體系裡的另一個例子是「我必須鬥爭。」我曾經相信我必須在生活中鬥爭。結果，我將人生的頭三十年創造成一場徹底的鬥爭。

這是一個需要撤銷並替換爲「生命是場冒險」的信念程序。有趣的是，該信念程序不僅透過遺傳的方式進行，而且有時在歷史層面上也可以找到，釋放並替換爲「我必須努力去接受生活中美好的事物」的程序。的確，我們可以從所有經驗中學習，但是我們可以從良好的經驗中學習，就像透過從不良的經驗中學習一樣容易。

觀察療癒師或靈性人士未來將經歷的所有課題是非常有趣的。在很多方面，我都非常感謝爲自己創建的這些課程，使我對各行各業的人都充滿了同情。但是，可以將鬥爭信念更改爲「人生有挑戰」和「人生就是冒險」。

不要用「輕鬆生活」來代替爭鬥的信念，否則靈魂會感到無聊並停止學習這些過程。

受苦

我們必須學習「受苦」的觀念是錯誤的。我們需要接受一個事實，即我們可以體驗幸福、挑戰和冒險。生活就是一次冒險。只要你正在學習，靈魂就不會特別在乎你是在經歷一場好的冒險還是不好的冒險。爲什麼不讓旅途愉快呢？

當然，生活中有些事情是你無法完全控制的，就像你無法控制他人的生活仍然是事實，但是你可以控制自己的決定和所創造的東西。釋放「需要受苦」的信念將爲你節省大量的時間和精力。

受苦信念

「我受的苦越多，學得越快。」

「我受的苦越多，我離上帝越近。」

「我是孤單的」

我在信念工作中發現，人們喜歡堅持自己認爲舒適的信念。我看到一個個案非常努力地堅持認爲她是孤獨的一個人。她說過諸如「我們都是一個人出生」、「我們都將獨自一人而死」和「我們是自己的孤島」之類的言論。我向她解釋說，實際上，我們一直被看不見的守護者包圍著。我們被指派的同伴和造物主無條件的愛所包圍著。我們確實從來都不孤單。

替換某人的信念程序時，如果不確定，請一直去詢問造物主用什麼去替換這信念。你將持續從造物主那裡得到答案。在信念工作中，你永遠不會孤單。

「我是受害者」

某些人堅持的另一個信念系統是自己要成爲受害者。回顧那些上過我的課的人，我估計八成的女性與一半的男性有遭遇過性騷擾。這不是什麼新鮮事；這是不幸的，但卻是眞實的。我自己也是那八成的女性之一。但是，你不能讓這信念破壞你的人生，也不能給自己藉口因爲這樣而不繼續活著。

從人們心裡釋放「我是受害者」的信念對於他們的健康和福祉至關重要。對個案（或你自己）進行「我是受害者」、「我被虐待」和「我被性騷擾」信念程序的能量測試。用積極肯定的「我是我生命中的力量」來代替「我是受害者」的信念，或者是用造物主告訴你可以用來替代更換的信念，這將會充滿戲劇性並且永久的改變他們（或你）的生活！

教導人們以下的信念：「不是受害者的生活感覺是什麼」。

體重過重

幫助人們釋放體重過重的信念是很愉快的。人們過重的原因有很多，原因之一是他們可能覺得自己應該過重，因爲家庭中其他人都是肥胖的；另一個原因是，他們認爲，如果他們體重過重，他們將受到安全保護；或者他們可能擁有所謂的「過重基因」，這本身就是一個有趣的信念系統。

對人們進行能量測試，看看他們是否認爲體重過重是有力、安全和有保障的。

但是，每個人不一樣，就像這個人可能還有其他信念，隱藏的信念可能是「過重時的我很強大」，「我必須增加體重才能保持直覺力」和「我必須維持體重」。確保在歷史層面測試這些信念程序。也必須要從他們的信念系統去釋放「我是受害者」的信念。

在過去的許多文化中，「過重」象徵著財富、權力和繁榮。在某些部落中，尤其是夏威夷部落和某些美國原住民部落，最重的人是最有權勢的人。對個案進行能量測試，看看他們是否有體重過重的一種信念。

任何與「我體重過重」或「我很胖」有關的信念都應替換爲「我很瘦」或「我很健康」。你會發現有關體重過重的信念常常會隱藏在遺傳及基因層面。

你可能需要「挖掘」底層信念，如果發現這種信念與體重過重完全沒有關係，也不需要感到驚訝。

雙重信念

靈性上的潛意識有些可能是棘手的。我發現有很多人有雙重信念體系。雙重信念是兩個信念系統，它們的含義彼此相矛盾，但主題相同，並且同時在一個或多個信念層面上存在著。例如，當治療師對信念項目進行能量測試時，個案可能對「我很富有」的項目得到了肯定的結果，但對「我很貧窮」的項目進行測試也得到肯定的結果。因此，他們認為自己很富有或可以富有，但同時又認為自己很貧窮。

要釋放雙重信念，只需將正面的信念留在原地，將否定的信念釋放到上帝的光，再用正確積極的信念代替。

考慮到雙重信念系統的普遍性，在對信念程序進行能量測試時，也應該要測試相反的信念程序。例如，如果你對「我恨我母親」的信念進行了能量測試，而個案對該程序的測試是肯定的，那麼他們很有可能也會接受「我愛我母親」的這個相反信念。有些人在知道他們把憎恨母親作為一種信念後感到震驚，此時雙重信念系統就是有用的療癒工具，可以向他們表明他們仍然愛母親，並懷有對她的愛與恨的雙重信念。

同樣地，如果某人對「我過重」程序測試為肯定，請進行測試以查看他們是否也認為自己有「我很瘦」的信念。或者，如果他們認為自己很有錢，請你繼續進行測試以查看他們是否也認為自己也是窮人。我也發現我相信自己同時是富有和貧窮的。

要不斷地在所有層面上驗證雙重信念。

仇恨與寬恕

仇恨的言語、感覺和信念是我們所面臨最普遍的挑戰之一。我相信仇恨是疾病最普遍的原因。仇恨能釋放出太多的能量，以至於它變得不容易被察覺。當人們懷有仇恨並保留著仇恨的情緒時，仇恨會在體內蓄積並引起身體的疾病。因此，必須從一個人的各個層面釋放所有仇恨，無論是現在還是過去。

釋放對他人的仇恨對身體有直接的影響。當你從形態發生場或潛意識層面釋放任何東西時，你會發現人體內發生了物理變化。將某人從仇恨信念體系中解放出來，可以立即改善他們的健康。

我曾和一個非常虛弱的人進行一對一療癒。我發現他虛弱的根源在於他的肝臟。當我對他進行能量測試後，我認爲問題出在於他對母親的仇恨。這種仇恨是如此強烈，以至於影響了他的肝臟功能。獲得許可後，我便上七命令將他對母親的所有仇恨全部撤銷、取消，並以「我原諒我母親」的信念代替。當我這樣做時，他的肝臟不僅開始正常運轉，而且又能夠與母親恢復到正常關係。

但是，某些人會無法重新下載而去原諒某個人。如果遇到無法接受替換信念的人，意味著他們還沒有準備好要原諒。如果一個人不想原諒某人（也許是一個性騷擾他們的人），則可以用「我現在將這個人釋放到上帝的光」代替該程序。不要老是強求一定要寬恕。釋放本身就是寬恕。有些人必須先釋放自己的感情，然後才能原諒某人，否則可能需要教導他們原諒的感覺。在其他書籍中，我提供了讀者可以發現對自己有用的一些關於原諒的練習。

對於取代「我恨我的父親或我恨我的母親」這樣的信念程序，你應該要小心地去下載有關寬恕的信念程序。在某些情況下，一個人會堅持著這樣的信念去保持自身的安全感。憎恨和不原諒自己的雙親是個案控制自己對父母的感覺的唯一方法。也許在這裡最好是釋放仇恨，讓這個人對父親或母親的感情有適當的判斷力，也確保該人正確地理解到寬恕的感覺。

當我幫越來越多的人療癒時，我開始看到許多人懷有深深的仇恨。因此，我也開始幫自己進行療癒。在有意識的層面上，我不相信我會恨任何人。但是可以肯定的是，我的潛意識正在依戀著過去，有幾個是我不喜歡的人。一旦解除對他們的厭惡，我就會感到一種莫名其妙的力量重新回到我的體內。曾經我聽到的解釋是，仇恨消耗著一個人的生命能量。我被告知，當你釋放仇恨時，應該以另一種情感去代替它。

我擴大了對自己信念的搜索範圍，並針對自己對所認識的一些人的仇恨信念進行能量測試。我發現我對許多人都懷有仇恨的感覺。這眞的很令人驚訝，因爲我從小就相信仇恨是錯誤的，而且我還沒有想過我會恨過任何人。我開始拔除這些情緒，並用新的信念程序去取代。

我要你開始對自己誠實，用能量測試看看自己是否對傷害你的人有潛意識的仇恨。測試自己對家人、舊有的敵人和同事的仇恨。看看你到底討厭多少人，你將會對此感到驚訝。請注意，這些信念程序可能是遺傳來的，而且是代代相傳。

釋放仇恨、取消仇恨，並將其發送給上帝的光，由「我釋放」或「我原諒」代替：

「我了解原諒某人的感覺。」

「我值得被原諒。」

「我知道原諒自己的感覺。」

命令去了解寬恕的感覺。

釋放仇恨之後，請確保你也釋放了自我信念，例如「我對（人的名字）感到生氣。」測試隱藏的自恨信念程序，「我恨我的家人」和「我恨上帝」的信念，並根據你的需要去取消並替換它們。

釋放偏見和仇恨

能量測試一下自己對他人不合理的偏見。

首先，對「我明白偏見的含義」的信念進行能量測試，如果你的測試結果不是肯定的，請使用「（某人）冒犯了我」一詞。例如「無家可歸的人冒犯了我」。

然後進行能量測試，以發現對其他種族文化和民族之偏見的潛在仇恨，例如：「我討厭白人」、「我討厭黑人」、「我討厭日本人」、「我討厭猶太人」、「我討厭穆斯林」。

能量測試：「我對……有偏見或冒犯……」

如果發現對這些仇恨的測試是肯定的，則適當地拔除、解決、取消和替換。最好不要用

「我愛……」替換該程序。有時最好用「我有適當的判斷力」或「我可以愛我的同伴」來代替它。要了解你可能不知道你所擁有這些潛意識信念。

對自己的種族或宗教有偏見的個案並不少見。

可以一直去問造物者這些信念是如何替你服務，你從這些信念中得到了什麼正面的好處？然後問造物主怎樣取代這些信念。

能量測試探索的結果可能令人驚訝，這就是爲什麼我創建了「世界關係課程」以消除偏見的原因，這是對遺傳和潛意識信念的深入研究。

多種人格障礙（Multiple Personality Disorder，簡稱ＭＰＤ）

與擁有多重人格障礙的個案一起療癒時，請不要假定你想消除對自己沒有幫助的人格！相反地，要在個案的多種人格中，從各個方面找到和諧與一致。以積極整合的方式共同幫助各種人格的運作。

當開始對患有多種人格障礙的對象進行信念工作時，重要的是要了解你最初可能一次只能聯繫一個人格，或者僅能針對單個人格拔出信念。爲了有效釋放信念，必須爲每個人格進行拔除並替換該信念。如果不這樣做，舊信念很可能會被最初沒有解決的那些人格所複製。因此，在拔除和更換信念之前，必須立即徵求所有人格的口頭許可。你還必須說服任何持反對派的人格接受該信念的釋放。

上去並與造物主連結，然後進入該人的空間，並設想與所有人格交談，以使他們同意拔除特定的信念。（注意：某些信念不會被所有的人格保留。）以下是過程：

MPD信念工作療癒的過程

1. 徵得所有人格的同意，以拔除所選信念。
2. 集中意念到心輪，想像自己與大地之母連結，是一切萬有的一部分。
3. 想像能量從你的腳底向上湧現，打開身體各處脈輪直至頂輪，並在頭頂出現一個身置其中的美麗光球，一直往宇宙移動。
4. 超出宇宙、越過白色的光、越過黑色的光、再越過白色的光、穿越了金色的光，越過果凍狀的物質，我們稱之為法則，進入似珍珠光澤的白光之中，進入第七存有界。
5. 下指令或請求：**「一切萬有的造物主，我下指令或請求將（說出個人性格）的（說出該信念）信念程序在歷史層面上進行釋放化解，其他層面進行取消並送到上帝的光，替換為（說出新信念）在（說出個人性格）的所有四個信念層面上。謝謝！完成了，完成了，完成了。」**
6. 進入該人的空間，並以所有不同人物的形象同時看到所有四個層次。

7. 去見證正在釋放的能量程序，從核心、遺傳和靈魂層面取消，在歷史層面上化解並傳到上帝的光。見證新的能量信念，這些能量信念從上帝的光芒中流入，並在每個獨立人格的所有四個層面上得到化解和替換。
8. 一旦完成後，用第七界能量清洗自己並繼續保持連接。

游離飄盪的記憶

游離飄盪的記憶是人們在有意識的頭腦已經關閉的狀態下所接受的程序，而無意識的頭腦卻容易被這種游離飄盪的記憶所攻擊。當處於無意識狀態的人重複使用這些詞語、噪音或情況時，它們將重現個案在醒著的世界所受的創傷。當患者失去知覺時通常會發生這種情況，例如手術、事故、戰時創傷、極端受虐待、過度飲酒或吸毒等。如果你的個案似乎無法被療癒，請檢查是否有游離飄盪的記憶。

當從說話的角度、噪音或創傷等方面使大腦想起信念時，具有游離飄盪記憶的人可能會有不同的反應，從簡單的頭痛到全面的癲癇發作都有可能。

釋放游離飄盪記憶的過程

1. 集中意念到心輪，想像自己與大地之母連結，是一切萬有的一部分。

2. 想像能量從你的腳底向上湧現，打開身體各處脈輪直至頂輪，並在頭頂出現一個身置其中的美麗光球，一直往宇宙移動。
3. 超出宇宙、越過白色的光、越過黑色的光、再越過白色的光、穿越了金色的光，越過果凍狀的物質，我們稱之為法則，進入似珍珠光澤的白光之中，進入第七存有界。下指令或請求：**「一切萬有的造物主。下指令或請求，任何對此人無用的、不再需要的游離飄盪記憶，請拔除、取消並送給上帝的光，以最高和最好的方式，並以造物主的愛取代。謝謝！完成了，完成了，完成了。」**
4. 將你的意識移到個案頭部上方，並見證療癒的過程。看著舊的記憶傳到上帝的光，而萬有的造物主的新能量將取代舊的能量。
5. 流程一旦見證完成，把自己沖洗乾淨，並且把意識回歸到自己的身體內，紮根到大地之母，把大地之母的能量由腳底直至頂輪，最後做能量切割。
6. 一旦完成後，用第七界能量清洗自己並繼續保持連接。

新生活體驗

新生活體驗是來訓練我們自己對於我們說的、我們做的、我們的行爲還有我們對別人的反應來進行自我檢討。這個練習會讓你知道我們創造了人生中多少的負能量，然後我們可以使自己免於說出或做出這些負面的事情。

當你使用否定性陳述時，一定要取消它。更好的是，先說出自己的意思，然後選擇不同的想法。轉向另一個實像，並選擇在顯化或療癒工作上投入能量。

消極的思想形式會消耗大量的能量。因此，當一個負面想法開始成形的時候，阻止它繼續發酵、倒帶，教導你自己從造物主的角度去看這個情況。傳遞愛的能量給自己，輕鬆而優雅地將其改變為積極的局面。允許造物主教你如何向前邁出下一個靈性旅程。

要記住以下事情：

不抱怨。

不亂發牢騷。

不過度的批判。

不過度的批評。

不要嘲笑別人。

不要憤世嫉俗或胡鬧。

不去創造理由感到抱歉，或者常常習慣性說抱歉。

不去創造理由給自己壓力。

不去創造理由讓自己不快樂。
不去想負面想法，例如我很胖。
不去有負面的感覺，例如我很憂鬱。
沒有理由生氣。
沒有理由的焦慮。
不得做出或尋找戰勝他人、進行鬥爭、掙扎或參與戰鬥的理由（除非必要）。
沒有理由的不知所措。
沒有理由的擔心。
沒有理由的自我懷疑。
不要用「我沒有足夠的精力」之類的話來製造缺乏或匱乏的情況。而應該說「我擁有很多」。
不得爲了娛樂、冒險、追求刺激的人生以及抵制和平而製造混亂或戲劇化的情境。
避免使用「嘗試」這個語詞來表達。

15 眞實法則

我一直很接近靈性的世界。從四歲起，我就持續都有著靈性的體驗，從鬼魂到神的跡象，這些經驗範圍很廣。在早年，我並沒有想要這些跡象，它們只是突然出現在我的世界裡，突然的出現，在那個時候常令我感到震驚。

隨著年齡的增長，我開始對這些經驗有更多的控制權，因爲我相信上帝。我始終覺得自己與上帝有很深的聯繫。我深愛著上帝，當發生靈性體驗時，我一點都不恐懼，因爲我知道我會受到保護。上帝勝過一切。

由於這種信念，我沒有理由對靈性的事物產生任何恐懼、懷疑或不信任。我的直覺能力不受阻礙地發展，直到我讓自己處於希塔狀態，而一掃明月上的塵埃。

你看，當你開始體驗一個很清晰的希塔狀態時，你是處於一個清醒的夢境狀態。夢境狀態可以讓你更能接受你周圍的玄學和靈性世界。例如，有一些無形的靈魂是好的，有些則不是。在接下來的章節中，我將教你如何分辨以及如何處理以便你免生恐懼。無法克制的恐懼感只會浪費時間，而非理性的恐懼則會讓事情都無法實踐完成。唯一會阻礙靈性療癒治癒的因素是恐懼、懷疑或不信任。

在我的課堂上，我透過故事來教導人們。這是我第一次遇見眞實法則時的一個小故事，這一切都始於免費解讀……。

多年前，在我開始幫人做解讀和按摩之前，當時我仍然還是個警衛，我遇到一位靈媒，她幫我做了一個免費的解讀。我一直都是很有直覺力的，所以我也幫她進行解讀。我牽起她的手去解讀她手上戒指的能量，顯然她很滿意我的解讀。她說：「親愛的，你很擅長這個。你應該做這行。」

她想離開小鎮和丈夫在一起，但她與一名按摩治療師訂有辦公室的租約，她支付了一半辦公室的租金，按摩治療師告訴她，如果她想離開，她必須找人頂替這租約，於是她問我是否需要這個辦公室。那時我接受過按摩療法和自然療法的訓練，但是我對離開保安工作感到有些不安。然而我也認爲這是一個機會，所以我告訴她我可以接管租約。我很高興她看到了我的潛力。正巧，她也是我最要好的朋友克里絲的母親。

在我幫他做完解讀兩個月後，我在店裡提供按摩、解讀和營養諮詢。在這三項服務中，雖然我提供了很好的按摩治療，但是解讀是最先開始的。隨著時間的推移，我將營養諮詢與解讀融合在一起。我每天必須接數個個案的預約才能維持生計。不幸的是，由於我的租賃合作夥伴懷孕了，所以我必須接收整個辦公室，我不僅要支付自己原本那一半租約，還要支付她的租約。

我意識到成為一名優秀解讀者的唯一方法就是能夠看到眞相。我知道我可以告訴別人他們想聽到的，但如果我能夠告訴他們眞相，那麼他們就會再回來找我，他們也會去幫我推薦介紹其他個案。我覺得這是我將這項工作經營好的唯一方法。我記得我送出了祈禱：「上帝，請教我如何看到眞相。」

在此之後的幾個星期，我的答案來了。我的孩子們當時在猶他州拜訪他們的父親，而我的丈夫也還在外面接受警察培訓。所以當我下班回家時，我完全獨自一人。我上床睡覺時，發現自己陷入了一個奇怪的夢境——巨大的面孔在我的起居室裡漂浮，他們非常龐大！他們說：「維安娜，跟著我們一起來。我們有東西要顯現給妳看。」

嗯！當然，我奮力地從睡眠中甦醒過來。我想，這是一個奇怪的夢。眞奇怪。

我起身走向洗手間，我在眞實世界中看見他們——漂浮在我客廳裡的大臉。他們不斷變換形式；奇怪的能量從他們身上流過。有時他們看起來像巨大的能量球，有時候是面孔。出於某種原因，我可以說他們都在改變能量。其中一位對著我說：「維安娜，跟著我們一起來。我們有東西要顯現給妳看。」

所以，當然，我做了任何有直觀能力的解讀者都會做的事情：我跑到我的床上，爬到被子下面，並且非常努力地祈禱他們趕快消失！

我繼續祈禱，直到最後他們離開了。說都不用說，我整晚都睡不著覺。

這種經歷是我沒有準備好的事情。

到目前爲止，我已經讀過關於人體、解剖學、寄生蟲、維生素、礦物質、上帝、經文和宗教的信息，但並不十分了解玄學。雖然我之前見過靈，但這是不同的。超自然現象是我生命的一部分，可是這種經歷有點超出了我的範圍。

這時我與克里絲建立了友誼，她會來店裡談論各種各樣的事情。我知道她一生都以當靈媒爲志向，因爲她已經閱讀了所有不同種類的玄學、哲學的書籍。我決定第二天要詢問她關於這次的遭遇。

第二天，當她來店裡拜訪我時，我說：「你永遠不會相信發生了什麼事！在我家裡的客廳裡有一些非常大的臉孔，我看到就逃到被子下面，一直禱告直到他們離開。」

她很興奮地說：「哦！維安娜，眞是太酷了！」

對於她的反應我感到很困惑地說：「是嗎？」

克里絲說：「是的，眞的！太棒了！維安娜，下次他們拜訪你時，你必須和他們一起去！你必須找出他們想要給你看的東西！」

我感到困惑，覺得有點不安，我說：「好的。」我有信心努力的祈禱，以防止他們再回來。

克里絲一定注意到了我的不情願，因為她整天都在休息的時候回到我的店。她開始告訴我所有有關於玄學的事情。她告訴我有關於外星人的拜訪，族群意識還有其他的事情。她整天都在這種談話中堅持自己的觀點。最後，我答應她，如果這些臉孔再回來，我會去看看他們想要什麼。我是一個講信用的人。

那天晚上我回家的時候，我搜遍了整個房子，只是為了確保那裡什麼都沒有。我眞的不希望找到任何東西，我非常有信心的覺得那個經驗永遠不會再發生。我上床睡覺並蜷縮起來。但在我睡覺前他們又回來了，他們比我高，而且四個混合在一起，第一個面容，然後再換另一個。他們對著我說：「維安娜，和我們一起來。」

我想到的是，我受到了我對克里絲承諾的約束。我鼓起勇氣心想，可能發生在我身上最糟糕的事情是什麼？我會死嗎？？我對自己說，「好吧！好吧！我們大家某一天都會死去。我能有什麼損失？他們永遠不會拋下我讓我孤單的；我不妨去看看他們想要什麼。」

就在那時，我被帶到一個地方，在那裡我看到了一排排乾草捆。這些草捆從掛鉤上垂下來。這些靈體告訴我去觸摸其中一個。當我這麼做時，我可以看到在我店裡工作的每個人最深刻、最黑暗的秘密。突然間，我能看到在我生命中的每個人最深刻、最黑暗的秘密。那太糟糕了！我看到一個女人來店裡面找我，我覺得她有一些性問題，她正在性虐待她那兩歲和四歲的兩個小男孩。當我一捆又一捆的去觸摸時，我知道這些人想要隱藏每一個邪惡的秘密世界。這個景象包含了我與之交談的每個人、我的所有鄰居、我所擁有的每一位個案。這是我生命中最可怕的經歷之一。事實上，這就是我離開第二任丈夫的原因。我在大多數夜晚的景象中，看到了我丈夫最深刻、最黑暗的秘密時，我最終如釋重負。

我感到糟透了而且憤怒。我曾看過一個照顧殘障兒童的男人，在病床上騷擾著兒童。我曾看過別人的謊言，也看過人們做些讓人不可置信的事。隔天我起床，我做了決定，我開始打包，我要和我的孩子開車去蒙大拿州。我會找到一個小鎮居住，並盡可能少與人交談。我覺得全人類都糟透了。

然後我意識到我沒有足夠的錢在蒙大拿州立足時，我不得不去上班賺錢。我那個早上的計劃很簡單：我會去猶他州接我的孩子，一旦我有足夠的錢，我會開車到蒙大拿州。

我到了工作很疲累時，覺得幻想也破滅了。而克里絲在那裡遇見我，我告訴她我這些經歷時，她興致勃勃的，開始問我問題。當我告訴她最深刻、最黑暗的秘密時，她證實了我所說的。

然而，即使有了這種驗證，我也不知不覺地開始懷疑。如果我只是做夢而已怎麼辦？如果只有幫克里絲的解讀是對的而已怎麼辦？如果我看到其他人的景象都是錯的怎麼辦？如果那些事情沒有真的發生怎麼辦？如果這些都是我捏造的怎麼辦？

我決定我需要第二次驗證。那天上帝一定是和我在一起，因爲我感覺到祂了。事實上，上帝送出了七個人在我的景象中。

那位騷擾自己小孩的女人是第一個進入店裡的女人。這話從我嘴裡說了出來：「你猥褻了自己的孩子。」

她癱倒在我腳邊，開始哭泣，求我原諒她。看到這個景象我覺得糟透了。我感到很尷尬，因爲現在已經驗證了我所看到很糟糕的眞相，而且當天每個個案都有同樣可怕的事實。

當我和所有的個案結束一天的活動時，天色已經很晚了，我沒有時間開四個小時的車去猶他州接我的孩子，然後再轉身開六小時的車回蒙大拿州。所以我回家睡覺了。

就像以前一樣，巨大的臉孔又來了。只是這一次，他們有更多的驚喜。我被帶到自己後來才知道的七個存有界，同時直到我觸及了眞實法則後，我被吸引著進入了第六存有界，從這個崇高的純潔之地，我可以看到生命的所有存有界，以及世界上所有人的人生。從這個地方，我被顯示去看見我生命中最深刻、最黑暗的秘密。他們顯示給我看我人生中所經歷的。

他們也對我做了些我無法全然了解的事情。他們帶我上去並顯示給我看我的人生，我了解到我做了所有決定，而這些決定引導我到現在的狀態，對於我人生中所發生的經歷，我必須負起全部責任。你知道我生長在一個很好的基督教家庭，我的觀點一直都是上帝會給我測試，來證明我的力量與能力以進行學習，因爲我相信可以透過痛苦與上帝接近，所以我一直在創造非常奇怪的信念。這些臉孔顯示出的，就是我自己所創造出的這些奇怪經驗。

過去在我生命的那些時刻，我和一個我不愛的人，生活在一個我不喜歡的地方，因爲我無法負擔所有的支出，因此不得不離開我的店。我可以看到所有發生過的事，並且了解到：是我自己創造了它。

然後眞實法則說：「看！你可以改變任何東西！你所要做的就是上七並待在那個地方，現在往下看你自己，維安娜，在你生命的能量下，下指令改變，它將會完成。」

我對法則說：「那是不可能的。這不可能是眞的。這怎麼可能是眞的？我花了一輩子的時間來創造這種混亂——你認爲可以在三十秒或更短的時間內修復嗎？這實在太荒唐了。」

經過短暫的停頓，我想了一下並對法則說：「好吧！如果這是眞的，那麼我需要一個新的地方當我的店面，因爲我剛失去了我原本的店面，我還需要一個新的住所。很顯然地，我居住的地方正在崩壞，而且我需要一些新的東西。」我記得當時我想著，「我想要一套全新的乾淨公寓。」我不知道爲什麼我沒有去要求豪宅，但那時候公寓似乎更符合我的需求。我還說，「如果一切都是眞的，我還需要一個新的丈夫。」我心想著，「我想要一個來自蒙大拿州的男人，我夢想中的男人。」我記得我還制止我自己說，「哦，我還沒準備好要跟他在一起。我還不值得擁有他。」但我說了我認爲我應該擁有一個男人。（你能看出一個人的信念是如何限制住自己的嗎？）

從存在的第七存有界，我被顯示如何深入到我生命中的能量泡沫並激發出能量，同時下我想要改變的指令。

一旦我完成了顯化，我回到了自己的身體去感應這些發生的事。隔天，家裡的電話響起，是一位名叫約翰的人打來的，他擁有一間在愛達荷州經營跟靈性有關的店面。他對我說：「維安娜，我正要遷移商店。但我需要有人和我一起搬到新的地點幫忙分擔租金。你想加入嗎？」

這是一系列事件的火花，這些事情證實了前一天晚上的顯化。兩週之內，我搬進了一個全新的公寓、搬進了我的店面，遇到了我的下一任丈夫。但當我一見到過去這個男人最深刻、最黑暗的秘密時，我就立即申請離婚。

那天下午，我反思了自己的存在，意識到是我造成了這些問題，這是一個難以下嚥的苦果。能夠看到人們眞相的能力讓我感到震驚。我走到上帝面前說：「你爲什麼這樣對我？爲什麼我要學習這種經歷呢？」我接收到了以下這個訊息。**「喔！維安娜。基督可以在人們身上看到眞理，無論如何他都愛他們。」**我說：「好吧！我不想要這種無條件的愛，因爲那需要背負太多責任了。」上帝似乎微笑沉默著。

隨著時間的推移，我開始看到眞相就是這樣——人們就是他們自己的樣子。能夠看到一個人的眞相，並仍然愛著他們，這才是無條件的愛的眞正含義。

我曾要求上帝向我顯示眞理，並且讓我看到眞相。而後我遇到了眞理法則，它進了我的起居室，以無形能量的面孔和球的形式出現。它告訴我如何看待眞相。

這是我第一次體驗第六存有界。我要與你分享的是，我是從那時候開始了解七個存有界的。

16 七界

七界為我們提供了一種概念工具，用於理解世界在身體和靈性層面上的運行方式，以及這所有的一切與我們之間的關係。存有的七界教我們如何理解「一切萬有的造物主」的概念。透過一切萬有的造物主，我們將學習如何創造出身體上的療癒，以及如何在靈性上提升進而開悟。

存有的七界被分為不同的層級。它們不是空間維度。然而，透過時間法則，在存有的第四、第五和第六層面上則存在著許多空間維度。

每一界都有其條件、規則、法律和承諾，一旦理解這點，則所有的存有界都有療癒的能力。我們尊重所有存有界的療癒能力以及善用這些能力的療癒者。但是，這本書的目的是要教你如何透過一切萬有造物主無條件的愛，從存有的第七界接取並傳達能量。透過一切萬有的造物主，可以創造即時療癒，即時的責任感和即時的效果。當我們透過第七界去完成療癒時，我們無須受限於存在的前六個存有界的契約和條件。

第七界一切萬有的能量創造出原子、粒子、夸克和暗物質，這是生命的力量，是開始和結束，是移動萬物的聖靈。

一切萬有的造物主無處不在，造物主創造的能量無處不在，我們被這能量圍繞著。你就是這個能量，你就是存有的七界。

存有的第一界

存有的第一界包含了地球上所有非有機的物質，包括構成地球的所有元素以及元素週期表中所有開始與碳鹼結合之前的原子。第一界的原子移動得非常緩慢，以生成諸如礦物質、晶體、土壤和岩石。地球所有非有機的物質都包含在這一界中，小至水晶、大至山巒。每天每分，我們都與存有的第一界進行互動。

存有的每一界體現了我們在物質上及情緒上的面向。當一切完美平衡時，我們就有完美的健康。一個人吸收礦物質的能力越差，他與第一界的關係就越不平衡，容易患有礦物質缺乏的相關疾病（如關節炎和骨質疏鬆症）。如果一個人的身體缺乏礦物質，那麼他的生命中就會缺乏情感上的支持和結構。❶

使用「存有的第一界」做療癒的人，有時被稱爲**煉金術士**，他們擁有靈性上的知識，知道如何轉變礦物的形式。隔空移物就是透過第一界與第七、第六、第五界的結合辦到的。用心電能力移動物體或彎曲湯匙的能力也是在第一界裡。

當療癒者使用這一界去做療癒時，使用的就是水晶及煉金術之類的神奇魔力。使用水晶需要時間和能量，如果使用者沒有接受正確的訓練，那麼這個人生命力的一部分將被用在療癒上。然而，每種疾病都有一種相對應的礦物質可以用以治療之❶，存有的每一界也都可以被用於療癒。

存有的第二界

存有的第二界由有機物質如維生素、花草樹木、仙子和精靈組成。該界的分子結構包含碳分子，因此是有機物。礦物質是非有機的，而維生素是有機的；兩者對我們的生命都是不可或缺的。第二界原子移動得更快，以創造有機生命。

維生素讓我們有被愛的感覺。如果缺乏或身體無法吸收維生素，則我們的身體可能會與第二界失去平衡，會導致身體缺乏愛的感覺。

酵母、眞菌和細菌也駐留在這一界。我們身體原本就有各種酵母跟細菌，這沒有什麼好與壞，重要的是它們在我們身體內保持平衡。當一個人身體缺乏某些東西時，他自然會想吃這些東西。如果一個人的碳水化合物（糖）含量低，他就會體力不足而想吃含糖的食物。為了體驗

❶ 當礦物質缺乏之時，身體的結構會有缺陷，這個人也會覺得缺少情感上的支援。

與第二界的和諧，人體必須處於平衡的狀態。

我們與存有第二界和諧相處。植物與人類已經建立了共生關係。植物利用人類來繁衍傳播，但對人類的生存也同樣地勢必不可少。植物進行了神奇的光合作用，透過神聖的陽光將能量轉化為我們能吸收的型態。我們依靠這種能量高壯成長；而散播到土地裡的植物種子，也讓地球生命循環生生不息。

植物依賴陽光和礦物質生長，大部分植物都是高度進化的。所有植物都有自己的意識。植物與大地和空氣的精靈共同合作，在存有的第一界和第三界之間形成了相互聯繫的神聖舞蹈。植物將生命能量傳換成動物所能吸收的型態以發揮其效用。

植物和樹木是神的創造中最進化和神聖的一部分。在生與死的循環中，植物的根部從大地之母吸收營養，並在死亡後持續將這些營養釋回大地。它們遵循大自然的神聖循環，競爭只為了生存，而不是破壞；它們靠著吸收陽光、空氣和土壤來維持生命，與此同時，它們也滋養並保護生靈。

收割植物

愛、喜悅、幸福和尊重是真實了解植物和樹木的關鍵。當使用它們進行療癒時，無論我們用的是自家種植或野外採摘的植物，我們都要心存敬意的來收成。

當你想要收割植物時，可以走出自己的空間，與造物主連結，並透過一切萬有的造物主，用那個植物的語言與它溝通，並表達你的需求，請植物同意你採摘它們。

它們會回應你，並引導你去摘取符合你需求的特定植株。當你摘取植物時，維持與造物主的連結，回到植物是種子的時期，將愛和祝福灌溉進種子中，然後見證它一路成長到目前的樣子。這樣做會讓植物更有營養。

祝福食物

當購買草藥、維生素或食物時，請問一切萬有的造物主這些對你而言是否是最高、最好、最理想的。我們可以在手裡握住產品的同時連接到造物主來確定這一點，只需詢問效能是否正確即可。一旦物品通過測試後，應在使用前去祝福食物，以確保它的營養成分、功效和品質都能發揮到最高效益。

因為每樣東西都有意識，同時我們在食用它時，也會同時吸收它的意識，因此我們需要祝福我們吃的所有食物！如果我們沒有以這些食物應得的尊重態度來對待它們時，它們的益處就會減低。基因改造食品、尤其是玉米，所帶有的意識對我們不見得是最好的。如果對食物的來源有疑問，請回到它的本源，從本源去祝福它。

使用此界的療癒師會了解如何使用草藥和維生素來得到健康，他們也了解如何平衡食物中的鹼性物質以實現健康。你所吃的食物，都會讓你接收到它們的意識。所有被消化掉的東西都有其智慧。所以如果你食用智力低下的食物或小麥等奴隸食物，你可能會接收到這些意識。奴隸食物是指被征服和受奴役的人所得到的食物。另一方面，就像皇室吃白麵包被視爲一種奢華，某些食物會因而受到了污名化。請一律移除像小麥等食物被蒙上污名的群體意識。可以藉著使用燕麥來達到平衡，因爲它們有不同的意識。所以要時時刻刻祝福你的食物。

存有的每一界都有其律法與規則。在這一界的療癒需要持續性的去使用，並且需要時間才能產生預期的效果。與這一界合作的療癒師需要對植物和藥物反應有廣泛的了解。缺乏這些知識對個案來說是危險的。就跟第一界的礦物質一樣，每種疾病都有一種相對應的藥草組合來療癒。

大自然的神靈

存在的第二界是第一個展現出享受生命、情緒與感覺能力的存有界。各存有界的併立與存在從第二界開始。

有些生物是與樹木和植物相關的。植物釋放不同氣味驅除害蟲，而香氣則吸引有益的昆蟲進行授粉。植物和樹木也有守護神，是駐留在第二界上的仙子和自然元素的神靈。即使仙子不是你信念系統的一部分，但當你越處於希塔狀態時，就越有可能用肉眼看到這些能量。

第二界的能量是獨特而快樂的靈，儘管有些只是好奇又愛惡作劇的靈。它們像人類，但與人類不同，具有不一致之處和熱情。在與仙子能量合作時，要有適切的判斷和洞察力，因爲它們非常有力量，而且想法跟人類不同。它們調皮搗蛋、非常好奇，喜歡招惹我們的程度跟喜歡幫助我們的程度不相上下。

如果我們直接調用自然元素神靈的能量來祈求願望顯化，它們會要求回報。神靈有時會怕我們，並且會躲起來不讓我們看見，因爲它們將我們視爲掠食者。但是，有些水神靈是溪流和水域的生命力，它們有自己的靈性、會與你交談。它們有可能是位在第五界的大師。

完全只在第二界工作的人，有時我們會稱之爲巫師。

存有的第三界

存有的第三界是動物和人類存在的地方。所有能移動、藉由食用植物或其他動物存活的生物也屬於這一界。這是由蛋白質的分子、碳的結構和氨基酸的鏈所組成的存有界，這些有機化合物是這一界生命的基礎，原子的移動速度比第二界還要快速。

像人類這樣的複雜生物具有想像力，且解決問題的能力很強，還有提出「爲什麼」的質疑能力，所以我們經常認爲自己比第一界和第二界更進化。也許這是因爲我們有一種所謂的「自我中心」（小我），這是爲了讓我們有生存與實現的能力而賦予我們的本能。

我們實際上是行走的奇蹟！我們學會操縱我們的身體，使用我們的大腦來走路、說話和控制我們的四肢，並有能力根據我們的思想、觀念和夢想行事——某人想像著一座建築時，他就有能力去建造它。

在這個存有界，我們面臨著被情感、本能的慾望和激情所支配，活在這個物質世界也是一種挑戰。

第三界也是我們學習如何控制自己的身體、思想和感情的基礎。這是想像力、解決問題、戰鬥或逃跑的存有界。

你可能會認爲自己實際生存在存有的第三界上，但是實際上你在所有七個存有界上都存在著。事實上，人類來自於另一界。人類是高層次第五界的小孩，似乎對此有一些自覺的回憶。許多宗教都有著這樣的看法。這就解釋了爲什麼我們會相信自己是「上帝的孩子」，因爲我們在第五界上有自稱爲神的靈性父母。

存有的第三界是第五界能量的靈性學校，所以我們在本質上是神聖的，可以輕鬆地學會使用第七界的力量。然而，爲了從第三界畢業，這些「學生」必須學習如何使用第七存有界。實際上，地球上的許多人都是來自第五界的大師，他們是來這裡幫助這些學生/孩子從地球畢業返回到第五界的家。

如果你經常覺得自己不屬於地球、地球太殘酷了、人民殘酷無比，感到難以置信的思鄉病並想念你的靈魂家族，那麼你可能就是第五界的大師。如果你還知道自己具有不可思議的能力並與造物主有緊密的連結，那麼你可能是一位覺醒來幫助地球的大師。來到第五界的人可以很容易地想起如何用自己的心。所有的高階第五界大師都使用第七界能量去進行創造。

存有第三界上的療癒師受時間制約。他們經常被這一界的戲劇化人生所困擾，並認爲某些事情由於群體意識而無法治癒；他們也經常被善與惡的第五界能量（二元論）所吸引，而不是愛與「一切萬有」的第七界能量。

我們生活在第三界存在的幻覺中。在這裡，我們創建了信念、思想形式和集體意識。小我是地球上人類的另一個創造。然而，此界的一大特質是「熱情」，這是一份禮物，也是對情感的體驗。

透過去除和替換信念系統以及感覺下載，給了我們感受其它存有界振動的開口。到那時，我們才能擺脫業力的影響。改變的信念越多，我們就能越快地進入其他存有界。

請記住，因爲我們是由礦物和有機物質所組成的，所以我們仍然與其他存有界相互連結。這一界的成分是蛋白質。當這一界有缺陷時，蛋白質會不足，身體結構也會有缺陷。如果人體缺乏蛋白質，連帶也會缺乏情感上的滋養與支持。但是，每種疾病都有一種氨基酸可以對治。

星際探訪發生在第三界和第五界。

幽靈（見第二十章）則存在於第三和第四界之間。

存有的第四界

存有的第四界是靈魂的國度，這裡是人們死後的居所，也是我們的祖先在轉世前等待的地方，就是某些人所認為的「靈界」。不同於一般慣有的認知與迷信，靈魂事實上仍舊有感覺、觸覺、嗅覺、聽覺和視覺，仍然可以吃食物、需要營養。這個世界的振動頻率更高，分子移動的速度比第三界還快。（由於沒有一個存有界真的是「實體」，每一界都只是能量、振動和光的不同組合，因此在這一界我們會學習掌握靈或我們認為是靈性方面的創造。）第四界不受我們所知的時間支配，因為原子以比「第三界」更快的速度移動。

第四界不受時間制約。在你看來幾百年的時間在第四界似乎只有幾秒鐘。存在於第四界的靈魂，由於此界的進化程度，成就了它們更多學習和新的發展高度。許多高度進化的指導靈都來自於第四界。許多崇拜女神的宗教是植基於崇拜大地之母的第四界，原住民文化中提到的動物靈和變形妖精就存在於這一界。

第四界的誓言和義務問題

巫師和薩滿等治療師經常使用靈魂及其祖先的力量來強化他們的療癒。運用靈魂和草藥，他們能夠成就許多偉大的事物。然而，運用此界能量的療癒師卻受到這一界存在之義務意識的限制。這些「第四界」療癒師中的一些人可能會受到「必須受苦」、「遵守誓言」和「遵循不可療癒自己」等誓言的義務限制。在這種情況下，他們必須經歷「瀕臨死亡」，他們可能眞的會在死去再活過來。

此界同時有一種意識：認爲疾病必須要被承擔，才能夠被治癒。這對於知道如何在承擔後轉化並消除該疾病的薩滿教徒來說是很好的，但是許多因遺傳或能力上繼承了這種能力的人，卻忘記了如何在承擔後轉化跟消除疾病。

使用這界的療癒師可能會陷入二元論，即相信善與惡之間存在永恆的戰鬥，並且有可能分離看待大地之母和天空之父這兩個合而爲一的概念。

綜上所述：

- 使用這一界做療癒的先人和療癒師認爲：療癒師無法醫治自己。此界是一物換一物的地方。療癒者把個案的病氣帶到自己身上、再排除掉。
- 連接到第四界能量的療癒師的共同信念是：進行療癒時接受金錢是錯誤的。只能接受禮物。
- 這一界的義務是自我犧牲，必須受苦才能學習到如何克服祖先遺留下來的負面信念。
- 我們是在存有的第四界上學習啓蒙。在這界有一種信念，即一個人必須接近死亡或「相信」他們必須死掉才能學習更多。人們相信，要掌握精通第四界，他們必須與死亡共舞或經歷「瀕臨死亡」的經驗才能打開靈能。

- 存在於第四和第五界上的靈魂有誤導信念的傾向，並經常使療癒師們相信自己比其他任何人都更加特殊。療癒師會期待別人也認爲他這個第四或第五界的老師是沒有小我的；然而，第四或第五界的靈魂卻認爲自己應該得到別人的尊敬、崇拜與懼怕。

幽靈

有時，當靈魂從地球上死掉時，會被困在第三和第四界之間，害怕去尋求一切萬有造物主的光：

- 它們可能是靈，根本不相信光。
- 它們可能是靈，可能是自殺且因爲遭受很大創傷而死亡。
- 它們可能是已經死去的美國印地安人，恐懼回到光，因爲他們害怕自己會成爲光。

這些都是幽靈，即使他們暫時被困在第四界的某個時間點，對我們來說似乎也有數百年的歷史。

只需使用簡單送走幽靈的練習，即可將它們送到造物主的光（請參閱第二十章）。

第四界的能量測試

能量測試：

「我必須受苦學習。」

「我用很困難的方式學習。」

「我有義務要受苦。」

「我受的苦越多，我就越接近上帝。」

「我必須走過一扇死亡之門，或者死去才能在靈性上成長。」

取代爲：

「我不用痛苦學習。」

「我向造物主學習。」

「我知道萬有造物主奉獻的定義。」

「我始終連結一切萬有的造物主。」

「我透過一切萬有的造物主在靈性上成長。」

存有的第五界

在存有的第五界，原子的移動速度比在第四界上要來得快。第五界被分爲很多空間維度，如果要計算的話，將有數以百計的空間維度，是終極二元論的存有界。第五界的較低維度是低層神靈所處的地方，較高維度則是舉行「十二會議」的地方。每個靈魂家庭都會有由十二位揚昇大師所組成的評議會，你甚至可能是這些會議的成員之一。這些成員都是高頻率的大師，是已經超越了第三和第四界的開悟大師，一起坐在會議中利用他們的知識，以幫助創造不同的世界。這些大師都已投生在地球上，是爲了改變提升存有第三界上的能量。

在這界上還有一些從未接觸過地球的天使，並且一直在第五存有界上。這些光明的天使持續在協助宇宙中所有的生物。

在第五界，還有一群特殊的神靈，當有直覺力的人召喚祂們時，祂們會出現幫助個案進行靈性療癒（靈性手術）。我們在第五界都會有靈界上的父母，這也是星光層所在的位置。要知道，此界的負維度並沒有與正面維度混雜在一起，例如天使、十二大師的評議會、我們的靈魂家族、大師、我們的天父或我們的天母、佛陀和基督等，都超越了肉體和靈性身體。然而即使第五存有界具有如此高頻率的生命，小我仍然存在於該界的下層。

「指導天使」和「先知的人們」正在進入這個存有界。這是較低的眾神、女神、守護天使、天使、指導靈和惡魔的等級。每次你與這些頻率連接時，就會同時打開第五存有界。

當你連結上這一界，這些神靈就成爲人類與造物主之間的媒介。他們會不經意的將自己的觀點插入信息中，而混淆接收消息的人。我們要向這一界學習，但不是捲入善與惡之間的激烈劇情、極端二元論或聽取低頻神靈的意見，而越陷越深。

捲入在這界中的人們通常都有「世界末日」的信念，或一向根據罪惡、恐懼、懷疑和愧疚的信念，而相信戲劇化的訊息。使用這界能量的治療師經常只解讀情緒、恐懼和侵略，而不是使用第七界的最高眞理。請記住，無條件的愛是宇宙中最高的頻率，而恐懼是最低的頻率。

連接第五界

在連接其他界之前，始終要先連接到存有的第七界。例如，如果你連接到存有的第五界，並從那裡求助於神靈的力量，例如天使和揚昇大師，你便有義務遵守該存有界的規則。依照這界的法則，療癒師與上帝之間「能量交換」是必要的。不過，如果你進入存有的第七界並提出相同的問題，一切萬有的造物主可能會派一位來自第五界的天使來完成這項工作，在這種情況下，你就不受第五界法則的約束。另外，如果你正在使用第五界意識，請注意你的判斷力可能會被小我所干擾。然後，你會拒絕去思考也許有錯的可能性。你會拒絕重新考慮你的決定；你會拒絕自省，而認爲都是別人的錯。第五界會帶給你過度膨脹的自我意識，並使你覺得必須證明自己是對的。你汲取了集體意識的恐懼，並試圖強迫別人認同你的重要性。你可能會有錯誤的想法，認爲只有你才是唯一擁有特殊能力的人，僅有你才是擁有通往特殊智慧之鑰，只有你才被特許將這智慧帶回人間。

每當你從任何一種神靈中獲得信息時，一定要與「一切萬有造物主」再次確認，因爲在第五界的神靈都有各自的意見。在存有的第七界，所有的信息都是公開的。你只要內在夠清晰，就可以問對問題跟聽到答案。一切萬有造物主將始終爲你提供幫助。每個存有界都有該界的最高眞理；但在第七界，比山再大的事也會變成微不足道的小事。

來自地球上的第五界大師們都知道，爲了幫助來自第三界的人們，他們必須重新學習如何使用第七界的能量。在過程中的某個時間點，他們將會憶起其使命：

1. 他們必須教學生如何使用第七界的能量，還有如何清除限制。
2. 他們必須教學生如何在自己的思想中保持紀律，以及如何連結到一切萬有的第七界。

未出生在第三界中的第五界神靈們只能維持三天第三界的能量，因爲很難讓他們降低高振動頻率來配合第三界的低頻率振動；先降生在較低頻的振動再提升到他們記得的高頻振動會容易得多，這就是爲什麼大師們會選在這個時刻轉世到我們的世界。與「第三界」的孩子不同，這些大師與生俱來就「知道」，並且會記住所有需要知道的知識，以帶領地球的孩子畢業。

第五界療癒

療癒師使用第五界能量而沒有先進入第七界時會受「法則」的約束，通常得靠犧牲來進行療癒，例如：

「我必須受到懲罰。」

「療癒自己是自私的。」

「我會交換我的眼睛以獲得靈視力。」

「我將爲你的生命犧牲自己的生命。」

「我必須死才能接近上帝。」

「我必須向上帝證明我的愛。」

「我必須一直與邪惡鬥爭。」

許多療癒師會陷在第五界的劇本裡，未能意識到一切萬有的造物主創造了萬物的一切。他們會發現自己陷入競爭並開始嫉妒他人，因爲他們正在利用第五界的能量。

當療癒師試著與第五界連結時，馬上會觸及到第三界的限制。他們並不知道這個限制在此處只是讓療癒師超越而回到第五界。

這些限制的例子：

「我是凡人。」

「我有無法超越的限制。」

「我必須證明自己。」

「你必須受苦。」

「你與（靈魂，造物主）是分離的。」

第五界信念、誓言或承諾

信念工作的歷史層面可能與存有的第五界有關，某些人有著從過去不同時空而來的一些程序、誓言或承諾。用以下的誓言或承諾測試你自己或你的個案，並下載新的信念取代之。

首先測試：

「有誓言或承諾將我綁在某一界。」

如果測試爲肯定，請繼續找出這個誓言或承諾，可能包括以下內容：

力量

能量測試：

「我必須付出自己的身體來獲得力量。」

「我怕擁有自己的力量。」

替代爲：

「我了解來自於第七界一切萬有的造物主對於力量的定義。」

「我了解知道並擁有我的力量是什麼感覺，因爲我的力量來自於造物主。」

「我有力量。」

愛別人

能量測試：

「我可以愛人並同時成爲療癒師。」

「我可以忠於上帝，同時與伴侶在一起。」

「我了解來自於第七界一切萬有的造物主對於成爲療癒師的定義。」

「我了解『知道愛』是什麼感覺。」

「我知道愛是什麼。」
「我知道何時被愛。」
「我知道如何每天生活裡有愛。」
「我知道一切萬有的造物主對於愛的觀點。」
「我知道陷入愛河是有可能的。」
「我了解擁有愛並仍然愛一切萬有的造物主的感覺。」

犧牲

能量測試：
「我必須『犧牲』自己的一種感覺才能接近一切萬有的造物主。」
替代爲：
「我一直都與一切萬有的造物主連結。」

受苦

能量測試：
「我必須受苦才能接近一切萬有的造物主。」

替代爲：

「我知道如何在生活中不創造苦難。」

證明我的愛

能量測試：

「我必須死去以向一切萬有的造物主證明我的愛或取悅造物主。」

替代爲：

「一切萬有的造物主無條件地愛著我。」

與邪惡戰鬥

能量測試：

「我必須與邪惡鬥爭。」

替代爲：

「我不受邪惡影響。」

「我了解不受邪惡影響的感覺。」

「我知道如何不受邪惡影響。」

疾病

能量測試：

「我必須有過這種疾病才能療癒它。」

替代爲：

「一切萬有的造物主是療癒者，我是見證者。」

上帝是療癒者

能量測試：

「只有男人/女人才可以療癒。」

替代爲：

「一切萬有的造物主是療癒者，我是見證者。」

爲上帝成爲獨身主義者

能量測試：

「我必須獨身才能接近一切萬有的造物主。」

替代爲：

「我可以被上帝所愛，同時也可以擁有伴侶。」

孤獨

能量測試：

「我必須孤獨，才能接近一切萬有的造物主。」

替代爲：

「我永遠都接近一切萬有的造物主。」

毀滅

能量測試：

「世界正在走向徹底的毀滅。」

替代爲：

「在一切萬有的造物主中，我始終是安全的。」

「我了解不帶著滅亡的恐懼活著是什麼感覺。」

療癒和金錢的關係

能量測試：

「如果我有錢，就不可能做療癒工作。」

替代爲：

「一切萬有造物主的豐盛是無限的。」

「我明白在我的時間裡得到公平的報酬是什麼感覺。」

交換方式

能量測試：

「爲了幫助別人或學習，我交換了我的療癒、視力、感知力、聽力等天賦。」

「我必須付出自己的身體才能獲得靈性力量。」

替代爲：

「透過一切萬有的造物主，療癒是我的禮物。」

「所有交換都結束了，我領取禮物。」

「我了解去觀看一切萬有的造物主見證的感覺。」

「一切萬有的造物主是我靈性的力量。」

誓言阻止其他直覺能力

能量測試：
「我必須死了才能與一切萬有的造物主建立聯繫。」
替代爲：
「我一直都跟造物主連結著。」
能量測試：
「我必須受苦才能跟一切萬有的造物主在一起。」
替代爲：
「我可以不需受苦的與一切萬有的造物主共存。」
能量測試：
「我必須受苦才能在靈性上成長。」
替代爲：
「我可以成長而不必受苦。」

「我知道如何成長而不受苦。」

能量測試：

「我必須死去，然後才能在靈性上有所成長。」

替代爲：

「我永遠可以在靈性上成長而不需要死亡。」

現在，你可以了解我們如何連接到前五個存有界。我們的一部分是礦物質，我們也是植物王國的一部分，因爲我們使用它們；我們是動物王國的一部分，因爲我們有身體；我們是靈界的一部分，因爲我們擁有靈魂；我們是第五存有界的一部分。而且由於我們生活在宇宙法則之下，因此我們也與第六界有連結。

存有的第六界

在存有的第六界上，原子的移動速度甚至更快，那是由法則組成的。有些法則支配著宇宙、銀河系、太陽系、地球還有我們；有些法則支配著第五界、第四界、第三、第二和第一界。由於這些法則，存有的不同界之間存在著虛構的分界面。之所以說「虛構」，是因爲它們眞的完全存在於彼此之間。當我說「法則」時，我指的是眞實的法則、磁力法則、電力法則、眞理法則、自然法則和惻隱法則。

每個法則為大意識連結較小意識所形成，都具有靈性的特質，是活生生的、活動的意識。你可以邀請法則來與你交談，但是接受邀請與否取決於該法則。特斯拉（Tesla）就是連上了磁力法則和電力法則。人們應該始終透過第七存有界與這些法則對話。

使用第六界的療癒師將通過音調、幾何形狀、數字和光線進行治療。任何時候只要使用色調、顏色、數字、磁性、神聖的幾何圖形、地球的磁網格、占星術和命理學來治療，療癒師就可以利用第六界存在的法則。這裡有關於音調的知識，可以使人體完美地平衡，也可以透過音調來改變病毒的振動。第六界的哲學是「如果損壞，請修復它。」這些療癒師經常會陷入因為需要解釋理由，而得要使出渾身的力量。他們常常對自己的眞理變得直言不諱，並在尋求眞理時容易被自己和他人所惱怒。

要維持「法則的振動頻率」很長的時間，對人體來說是非常困難的，需要堅持和不斷的練習才有可能達成。這一界是純粹的眞理和責任所在。

使用第六存有界的療癒師意識到自己生活在幻覺中，並且正在指揮自己的幻覺。他們知道，他們不再需要為了成長和進步而懲罰自己。在這一界，善與惡之間的鬥爭已消除，並被純淨的眞理所取代。只用這一界能量的人，有時被稱為**神秘主義者**。

每一個法則之下又包含另外的法則：

- 在眞理法則之下是動力法則，這個法則說明了：「一旦啓動，就永不停止。」在動力法則之下是有自由意識法則和思想法則（我思故我在）。在動力法則之下還有速率法則和因果法則。因果法則之下是智慧法則、行動法則和正義法則。正義法則之下，則是見證或接受法則。
- 在磁力法則之下是重力法則。重力法則之下是時間法則和吸引力法則。在時間法則之下（神聖幾何在時間法則之下）是維度法則（要避免陷入維度法則，因爲裡面存在著數百萬個維度。）。在維度法則之下是幻覺法則，這使你一直認爲你就在這裡。幻覺法則之下是DNA法則。在時間法則之下是阿卡西紀錄或記憶廳。
- 在振動法則之下是能量法則，能量法則之下是專注法則。專注法則之下是光法則、音律法則和電法則。
- 還有自然法則，其中也有一些法則在這之下，例如平衡法則。大自然素來是根據生命法則在變化和進步。其實沒有創造生命的這種法則，因爲眞正的創造就是一切萬有。
- 實際上還有個惻隱法則能夠改變許多法則。在惻隱法則之下是純淨發心法則、耐心法則和情緒法則。
- 愛不是法則，所以沒有愛的法則。愛是很純粹的第七界能量，就是如此。

如你看到的，一提到法則就講不完。有太多要學習，因爲每個存有界都有大量的信息。建議你避免被這種「大腦糖果」所綁住，也不要限制自己於其他界，一定要直接進入第七界。由於每一界都有如此多的信息和太多層的眞理，許多療癒師都被大腦糖果所影響而無法向前邁進。很有趣的是，這些大腦糖果會將你的注意力從你主要的目標做到與造物主的即時連接移轉開來，以完成即時療癒、完全負責和創造有效率的生活。

存有的第七界

存有的第七界全然是創造的純淨能量。這能量無所不在，讓夸克產生質子的能量，中子和電子又構成一個原子核。這是「就是如此」的存有界。如果療癒師使用這界的能量進行療癒，那麼療癒就是即時的，因爲疾病只是被重新創造爲完美的健康狀態。與其他六界不同，在其他界上，療癒師可能會因爲磁場的振動而筋疲力盡；在第七界裡，只是把你環抱在愛的能量中，同時這愛的能量可以將人類的磁場振動至完美的狀態。

在第七界，療癒師會覺知到，他們可以毫不費力的重新創造能量，並簡單地創造自己的人生。使用這種能量的療癒師，健康狀況會越來越好。用第七界能量的療癒師，也能透過造物主來使用其他六個存有界的能量而不受任何宣誓和承諾所約束。顯化實現及意念控制，在他們面前是立即發生的。療癒者可以清除以爲自己是有限的想法，因爲這個信念會讓他們被恐懼限制而無法伸展。一些療癒師會害怕使用這一界的能量，以為他們要去上帝那裡去找上帝，但是造物主說你只是行使與生俱來的權利，你是一切萬有造物主的一部分，沒有分別。

存在的第七界創造了其他存有界，這是純淨智慧、創造力和純淨愛的精華所在。這是即時療癒、顯化和最高眞理的地方。當療癒師連接到第七界並見證造物主療癒時，這個療癒就完成了。

要理解第七界，首先必須意識到存在的前六界單純只是每個存有界本身的力量所創造的幻覺。要了解造物主是全然的力量與眞理，在療癒時只做改變，而不做修復。每個人可以領悟到這世界是一種幻象，並能夠在各個存有界上合作、採取行動。

在尊重個案自由意志的前提下，從第七界做療癒，能得到及時療癒的效果。信念可能會阻止他們立即療癒。利用第七界的能量，你可以很清楚的意識到每一個選擇。你不會將時間浪費在一些微不足道的事情上，例如戲劇性事件、混亂和浩劫。無需自我批評就可以改變問題。信念可以立即改變。

與「一切萬有的造物主」一起合作的療癒師可以輕鬆地進出所有存有界。透過練習，人們可以立即顯化事物、瞬移並擁有無盡的喜悅和愛的能量。

在進化過程中要有耐心。當進化到第七界時，絕對沒有時間浪費在憤怒、怨恨、競爭或後悔上。這個人將具有完全不帶批判地讀取他人思想的能力。

當連結到第七界時，人們會意識到每個人的信念都是其自身向世界投射的事物的回應。他們不僅意識到這些想法，而且可以控制並輕鬆地創建自己選擇的想法。他們能與人合作，以及使每個人都處於最佳狀態。他們是覺醒的大師。

> 我一直建議，連結第七界的「路徑圖」來看穿前六界那些遮擋在你眼前的面紗。

歡迎來到存有的第七界

第七存有界的能量對美洲原住民來說是能使萬物運行的神靈。對基督徒和猶太人來說，這是聖靈。對穆斯林來說，是阿拉；對印度教徒來說，是對普遍生命之力——婆羅門的信仰；而科學地講，那是原子中的能量。

當負面思想佔據大腦空間的次數減少時，連接到第七界就會變得越來越容易。清除所有四個信念層面上的負面思想和信念，使你與其他存有界保持聯繫，亦將使你始終保持與第七界的意識連接——所有存有界的記憶和意識都在你體內。

當你第一次進入希塔狀態時，最初可能只會達到很高的第五界能量。這是因爲你的遺傳層程序的關係。你的怨恨和憤怒可能會在一開始阻止你進入第七界，甚至，你可能永遠都不知道有第七界的存在。你的祖先可能從未被允許到達這麼遠的地方，因爲他們受到當時群體意識的束縛。

常常會認爲自己已經進入第七界的情況並不少見，因爲第五界的高頻能量充滿了很多愛。如果你認爲自己在第七界上，而且還看到人、天使、國王或皇后，那麼你就還沒到達第七存有界，你是在第五界、一個遊覽的好地方。有時，當你認爲自己已經到達第七界時，會聽到一個聲音說「去到更高的存有界」。這時候你會想，是不是在第七界之上還有更高的存有界呢？答案是沒有。實際上，你還沒有到達第七界。所以繼續前進吧！

當你覺得自己還沒有到達第七界時，會感到灰心喪氣，這是可以理解的。但是，你清除的舊信念越多，你就越會意識到第七界一直都在你身邊，你是第七界的一部分。不斷的清除你的怨恨，直到你身在你想去的地方。

另外，請記住，只要進入希塔腦波，你就可以從任何存有界見證療癒。每一個存有界都可以進行療癒。如果你幫人做療癒後，自己反而生病了，則可能不是在第七界進行的療癒。疾病是對此的一種指示，並且是不平衡、過度不滿和對自己與他人生氣的表徵。請記住，這也可能是遺傳自祖先的。關鍵是，現在我們有辦法清除它。第七界無法治療或修復任何東西，它只是創造一個新的實相。在我們能夠觸及此純淨能量之前，我們將不被允許使用它。因此，請不斷清除你的怨恨並繼續練習。

持續練習進入第七界，便可以更快地到達那裡。好像你只是剛上去，然後又回來了！你將進入「一切萬有造物主」的核心。就是如此。在這個地方有絕對的和平、覺知、滿足、支持、滋養和無盡的可能性。

每一個存有界的生命結構

人體由五種不同的化合物組成：脂質、碳水化合物、蛋白質、腺嘌呤核苷三磷酸（ATP）或能量和核酸（即DNA）。這些是組成生命體的成分。以下是構成人類身體的基本組成物質與存有各界的關係，以及它們如何一起共同作用。

如前所述，如果身體中缺少這些物質，則生活中的其他方面也會缺乏以下物質：

存有界	缺乏	創建出
第一界	礦物質	缺乏支持
第二界	維生素	缺乏愛
第三界	蛋白質	缺乏滋潤
第四界	碳水化合物	缺乏能量
第五界	脂肪	缺乏靈性上的平衡
第六界	核酸	缺乏靈性上的結構
第七界	ATP生命力	缺乏靈性

第一界：如果你體內缺乏礦物質，那麼你在情感上就會缺乏支持，並且容易患上與缺乏支持有關的疾病，例如某些關節炎。

第二界：如果你缺乏維生素，那麼你在某種程度上將缺乏愛。反之，如果缺乏愛，你將無法正確吸收維生素。

第三界：如果你缺乏蛋白質，那麼你就會缺乏滋養。

第四界：如果你缺乏碳水化合物，那麼你的身體就會缺乏能量、因而虛弱。

第五界：如果你缺乏脂質，你的系統將失去平衡。你的荷爾蒙將會失調。（激素使你的身體保持平衡。）

第六界：如果你缺乏核酸，那麼你將缺乏靈性上的結構。

第七界：如果你缺乏ATP，那麼你將缺乏能量，因爲ATP是使細胞發揮功能的能量。這是保持在線粒體中的純粹能量。線粒體是我們從母親的DNA中獲得的精髓。ATP能量的電脈是精神所在。靈——在線粒體中是最強大的，而不是DNA。DNA是電腦，線粒體是有意識的電。當人們死亡並且看到能量離開身體時，線粒體會開始關閉。低迷的靈性能量也許意味著有太多散落各處的靈魂碎片。低迷的靈性能量也意味著沒有足夠的能量來維持所有原子的生命力。

存有七界的方程式

療癒師向來是一次使用多個存有界，這稱爲「方程式」。療癒師在此等式中扮演著重要的見證者角色：

造物主＋將要被療癒的人＋見證＝結果

許多人使用很多存有界來做療癒，他們將存有界混合在一起來做療癒。當醫生開刀時，他是運用存有第三界的想像力、解決問題的能力以及實體的操作。然而，即使手術是在第三界進行，醫生還是用到了第六界的因果法則。他們同時還用了第二界的麻醉劑跟抗生素，以及使用第一界材料做成的開刀器材。

療癒最快的方式是透過存有的第七界。在希塔療癒裡我們清楚，存有的每一界都能夠做療癒，我們也很尊重存有的每一界。在過去，一個人一次只能精通一個存有界。每一次有長足進步時，通常是一個瀕臨死亡的經驗，而使一個人必須經歷一次巨大的精神轉變，也就是啓蒙。因爲在存有各界所埋藏的戲劇化情節，而使這個啓蒙令人傷痕累累。啓蒙的眞正目的，單純只是要獎賞某些人的努力、他們有意識的行爲，同時鼓舞他們繼續努力與進化。這些進化經常以瀕死經驗的形式出現。在希塔療癒中我們已經學會放開我們的心靈，不要被其他存有界的規則綁住，從而在進化時經歷較少的創傷。透過信念工作，我們能夠順利地通過啟蒙，不必為成就而犧牲或死亡。實際上，信念工作本身就是一個開始。

當一個人第一次開始使用希塔技術時，會連接到不同存有界的力量，並且不確定自己處在哪一個存有界。由於所有存有界都與神性光相連，因此有時會造成混亂。辨別每個存有界的最佳方法是連接並體驗它們。始終先進入第七界，以使你不受其他存有界的約束。

使用第七界能量前，需要先清理的誓言與承諾

大部分的人因未意識到自己有著一些誓言而無法使用第七界的能量，例如：

「我必須死亡才能與上帝連結。」

「我必須受苦才能與上帝同在。」

「我必須受苦才能在靈性上成長。」

「我必須死亡才能在靈性上成長。」

從你開始成為療癒師之後，你體重增加了嗎？如果你對於別人的人生體驗比自己的體驗更能感同身受，或者如果你的身體健康開始不斷的出現問題，則可能是因為這些誓言和承諾仍然存在於你的空間中，它們可以存在於情緒、身體、精神或靈性層面。

回想一下你開始發展能力成爲療癒師的過程中，卻開始失去生命中的其他事物，例如汽車、或你的配偶。這就是「用犧牲來換取能力」的議題，或是「貧窮的誓約」。當你再次連接到第五界的能量時，你的靈魂就會根據當年對「療癒能力」的記憶而做出反應。這意味著你可能會被其他地方和時間的承諾所困，並會繼續犧牲以獲取治療和信息，直到用信念轉換的方式將舊信念改掉。

顯然，目標是要擺脫這些承諾，並能夠使用每個存有界的能量，而免除對那些存有界的承諾或義務。

上到第七界去請求造物主，使我們能夠一次與所有存有界一起流動。但是，由於我們與較低存有界的纏縛，因此有時我們會保留這些存有界的承諾和義務，而不是先到造物主那去請求。我們已經習慣於僅使用某幾界的能量，以至於受這些存有界的規則約束。

在希塔療癒中，我們相信我們與所有存有界都是互相連接的。我們相信我們的靈魂是在第五界出生的孩子，在那裡我們擁有愛著我們的父母及家庭。

我們相信存在的前三界是三度空間的，包括地球；我們認爲存在的第四和第三界是學校，第五界的兒童可以在那兒成長。因爲第五界的孩子可以創造想法，我們也相信這些靈魂是去第四界這個學校學習如何控制第五界能量的能力。

我們還相信，一旦我們在「第四界」學到了足夠的知識，我們會被允許來到第三界並擁有人類的身體，也包括發展智慧以控制我們想法力量的機會，然後再回到第五界。

我們相信，一些覺醒的揚昇大師已經來到地球，並致力於啓發世界變革的使命。這些揚昇大師已經畢業於第三和第四界的學校。他們從第五界返回到地球，在這個時候來幫助教導也願成爲揚昇大師的孩子們。

我們認爲地球這個學校已準備好畢業，但這裡的靈魂還沒有做好應有的準備。

我們相信，揚昇大師的誕生是爲了加快這一過程來拯救地球，揚昇大師用人體的方式轉世，並教導地球上的人如何相愛。

覺醒的大師們認爲自己有更高的人生目的，他們知道即使他們從未愛過自己，也知道如何去愛。有時候他們覺得自己在錯誤的地方，因爲地球太苛刻了，但他們仍然每天早晨起床，相信他們可以有所作爲。他們具有渴望幫助別人的天性，他們記得地球上每個人都有一個神聖的目的。

我們相信，這些人具有天生的內在美德，且可以透過這些美德來進行改造。他們將利用來自第七界清澈純潔的愛跟智慧的能量，帶給這個星球的靈魂超越的知識。

不受限制的信念，沒有界限的存有界

當你在特定家庭中長大時，你會被告知該相信什麼，你被期待去相信你家人所相信的，並且因爲你的大腦就像電腦般地工作，所以你要不就是將他們告訴你的內容當作電腦程序去運作，要不就是拒絕。從小你就被告知，如果你去觸摸一個熱的盤子，就會被燙傷。這就像是一個交通號誌。小時候，你同意這是一個事實，因此相信它並將其作爲一個腦中程序。在潛意識裡、第三界的這種幻象中，任何是信念的東西都會被創造出來。因此，在創建程序的過程中，我們心靈接受了第三界的幻象並信以爲眞，就像大腦接受數據一樣。

當你刪除、替換或下載信念和感覺程序時，你是與所有與你有所連結的存有界合作。刪除這些信念後，你可以立即使用所有存有界的力量，而不必被困在一個或兩個存有界上，因爲所有存有界都可以彼此協同訪問，當你需要的時候，所有力量可以同時或分別被使用。隨著負面信念被刪除並替換成不受限制的信念，你可能會開始祈願一些重要改變的顯化。

我們追求的是那個很難憶起的、與造物主合一的感覺。我們沒有搞清楚的是我們本來就是合一的。事實上，只要沒有信念程式阻礙我們，我們就可以意識到這一點。一旦更改了這些程式，我們就可以生活在全然的愛裡，清楚地看到周圍的人正在發生什麼。即使我們處於「存有的第三界」的「身體」中，我們仍然可以連接上純粹的眞實。

曾經有人認爲，進入眞相或其他界的唯一方法是死亡，如此才能提升並進化到能夠與眞實或其他存有界接軌。但是現在我們知道前進的關鍵是現在在這個時空、在這個身體上，成爲這個轉世裡的大師。重要的是不要陷入我們「第三存有界」的情緒信念系統或其他靈性和宗教信仰體系之中；也同時了解各個存有界的力量及其療癒特性。

信念顯化

我們顯現了我們的信念以及如何進行編程。我們相信的一切造就了我們現在身體的狀態。我們相信自己是什麼，我們就會是。如果我們有太多的負面信念，就會導致我們的能量崩潰。爲了修復這些能量斷裂，造物主給了我們一些疾病，讓我們意識到它們的存在。

例如，如果你正在面對內心的罪惡感，則會吸引有害細菌（大多數細菌對你的身體都有好處）。如果你有太多憎恨，則會將眞菌吸引入體內。同樣，如果你覺得自己沒有價值感，就會感染病毒。信念工作可以消除這些情緒和頻率。

當一個人眞正感到不適時，他們一向會告訴你，他們已經準備好進行改變並且會做任何事情來變得更好。

然而，在某些情況下，他們會回到原來的習慣，因爲如果沒有將疾病歸咎於他們的負面信念，他們將不知道如何生活。其中一些感覺是拒絕的信念或憎恨的信念。如果這個人不改變自己的信念或下載新的信念，那麼疾病的循環就會重新開始。例如，雖然抗生素具有正確的效益來治癒細菌；但是，如果你進行必要的信念挖掘工作，則一開始就不會吸引壞細菌到體內。

透過觀察人們，我們開始繪製個體疾病及其依附的信念圖像。將來會提供參考圖表。

問一個問題，「這個人缺少什麼才吸引疾病？是愛嗎？」可能是缺少某種感覺，而這個人顯然完全不知道。

用各個存有界去療癒

正如我之前告訴你的，我們存在於七個存有界。每一界都有針對體內每種情緒或疾病的治療方法。在第一界，有一種化學組合或一種礦物質組合可以療癒每種疾病。在第二界，有一種植物或多種維生素（或者可能有幾種植物或多種維生素），可以治癒每種疾病。我們生活在蛋白質的存有界中，這意味著有一種氨基酸組合可以治療任何疾病。

當你知道自己可以在前三界進行療癒就像在其他存有界一樣時，以下將會解釋為何你會陷入療癒危機。在療癒過程中，會有一段時間經歷各種情緒。因此，當你使用第二界的草藥時，療癒危機會迫使你清潔身體，但同時也迫使你清除不必要的情緒。

在存有的第四界上，有靈性的指導者和靈性的本質可以療癒身體上的任何疾病。薩滿巫師利用植物和靈性力量，亦即第二和第四界的靈性能量來療癒。這兩界的本質通常會使你承諾做某些事情，這將改變你的頻率振動。

在存有的第五界，天父和天使都可以療癒你的身體。你可能需要為了治療而進行交易或進行改變，但是在此過程中，祂們會去清理信念系統。

一旦連接到第六存有界，你將聽到音樂和聲音。爲了從該存有界治癒，而使用了頻率振動。

歸根究柢，所有的存有界都是關於音樂和燈光的，所有都是關於頻率振動。

使用正確的礦物質進行療癒就是在礦物質內部使用正確的頻率。使用正確的草藥進行治療意味著使用具有正確頻率的草藥。你用於療癒所消耗的所有實質物質，都具有與你所做之信念工作相同的振動頻率。例如，一種具有正確振動頻率的抗生素藥草可以使你免於細菌感染，也可以因爲具有正確振動頻率來免除罪惡感而不去吸引細菌。你可以在每一界的每一種療癒方法中進行信念的工作。

重新創造

我在西雅圖舉行研討會之前，因爲絆到了我的狗的食盆而跌倒了，當我的丈夫蓋伊把我帶進屋子時，我發現我的膝蓋脫臼了。我的第一個想法是「我必須參加研討會！這不可以發生。」所以我上去說：「不，這不是在這裡。這沒有發生。回到原來的樣子！」我的膝蓋立刻退回去原本的位置。又有一次，當我注意到我斷了手指的時候（這很明顯，因爲手指向一側彎曲。）我把另一手覆蓋在上面，因爲我不想看斷掉的手指。我下指令進行即時療癒。立刻，我不痛了，馬上就治癒了。這就是第七界的能量及其使用方式：否認這種情況正在發生，並在你的生活中創造新的情況。

當我告訴你去第七界，我告訴你去「重生」疾病，而不是縮小疾病。這意味著你必須創建一個沒有疾病的實像，告訴身體它被拒絕並且有新的情況發生。見證這個！但是，爲了使你能夠做到這一點，你必須清除一些限制性的信念，即是你認爲「自己做不到」的限制性信念。

清理你的大腦

有學生來找我說：「我努力挖掘自己的信念已經一年了，但我還沒有完全好起來。」想知道爲什麼嗎？因爲他們正在錯誤的信念上努力。他們首先應該致力於清除大腦的信念。療癒他們的信念可能只是體內氣場領域的微小信念。一旦他們清除了大腦的信念，便可以看到並釋放它。他們將能夠在早晨醒來變得更好。

問造物主：「我需要清除哪些信念？」但是你必須提出正確的問題。

例如：「爲了解決這種症狀，我需要療癒哪些信念？」記得在本質上也有可能出現的雙重信念，你可能會得到兩個答案：清除思路並釋放特定的信念。

17「療癒師，要會自我療癒」

我知道，我們這些有療癒能力的人甚至在我們轉世之前就知道，在我們生命中的某個時刻，我們會往前邁進而成爲一名療癒師。

爲了讓你對人們做有效的療癒，重要的是他們允許你進入他們的空間。

你的信念系統也非常重要，因爲只需要療癒師的信念，事情就可以改變和治癒。但是，最好是在做此次療癒之前去完成感覺下載的工作，例如下載「我知道造物主的愛的感覺是什麼」和「我是可能被治癒的」和「我值得被療癒」的感覺。一旦人們做好了準備，就會相信自己值得即時療癒，而且不需要受苦。

在此過程中，在療癒誕生的那個時刻，你將拔除「個案空間中原有的東西並創造出新的東西」。在取消和重新創造的時刻，你觸動了造物主的本質。在那一刻，你會感受到令人難以置信的能量激增，那會通過你的身體而進入個案的身體，然後流過你們兩個人的身體，接著會消失。這是即時治療的體驗，像地球上的任何藥物一樣讓人上癮。一旦你擁有即時療癒，你將希望能持續體驗它。

即時療癒

即時療癒是一種信念系統的判斷力、信念的能量以及新信念的創造。這是當你觸及第七界並且可以看到實際的**創造**。

自二〇〇三年以來，我一直在見證比以往更多的即時療癒。因爲當越來越多人知道如何進入即時療癒的信念系統而成爲族群意識時，即時療癒就越容易施作。有更多的人被賦予鑰匙打開光的大門，我們所有人都將透過造物主得到更有力量的療癒。當我們想法合一並創造一個團隊的族群意識時，我們都將體驗到即時療癒。

作爲療癒師，我們想要瞬間改變，但是我們沒有認知到所有使身體成爲現在這個樣子的東西。身體由數百萬個細胞組成，因此當你想要執行即時療癒時，需要要求數千萬個細胞去產生變化。所有細胞都有自己的智慧。就像我們走過擁擠的房間時能夠了解人們的思維過程一樣，人們細胞也是如此。重要的是我們是否接受這些想法是眞理。療癒工作的效果也是以同樣的方式進行修復工作。

我期待造物主的療癒，但我並不執著於結果。如果一個人能被治癒，他們就會康復。如果他們不肯這樣做，則他們需要信念工作。如果他們被送往精神外科醫生和作音調療癒，則他們有他們的信念計劃，認爲自己不能立即療癒或需要時間來療癒。

當人們不能立即療癒時，他們喜歡把責任歸咎於他人並要他人對其疾病負責。療癒師需要適當的在這些事情中辨別，知道上帝才是療癒師，而不是自己。療癒師只是在某人和上帝之間所發生的事情作見證。所以不要對療癒的結果太執著。

有些人還沒準備好立即療癒，而是想逐漸治癒。人們接受療癒的能力與他們肯不肯變得更好有很大關係。看看這人，看看他在信念體系中的來源。他認爲自己應該在三到四個月內好轉，或說自己需要更多的時間來治癒。如果他不相信自己值得療癒，你可能需要在他變得更好之前就對其感受和信念進行挖掘。例如，你對某人進行療癒並下指令他的細胞能夠完全變好，但他回家後仍然是生病的；在這個案例中我會說療癒的想法已經被干擾了，這個人有信念或感覺的工作要做，然後他的身體會達成協議，接著就會康復。

正如我們已經看到的那樣，有些人想要得到療癒，有些人想要生病。有些人會來找你，試圖讓你從他們身上帶走疾病。有些人會生病，因爲生病對他們是有好處的，或者是他們的整個人生經歷都是在生病的狀態。這些人都需要來自造物主平衡的愛。療癒師的角色是作爲見證人、成爲造物主愛的管道，但不直接負責療癒。

人們無法接受即時療癒的原因，可能是他們需要服用維生素來改善，甚至進行手術。但是你可以爲他們作好即時療癒的準備。

準備即時療癒

當你讓某人準備好體驗即時療癒時，你需要教他一些感覺：

- 原諒他人並原諒自己。
- 擁有喜樂。
- 擁有造物主的愛。
- 有價值感。
- 能夠從他在子宮內的時間就開始接受療癒。

我見過的所有人都經歷過即時療癒，他們分享了某些信念和感受：

「我了解值得上帝的愛的感覺是什麼。」
「我了解健康的感覺是什麼。」
「我了解被愛的感覺是什麼。」
「我了解愛自己的感覺是什麼。」
「我了解喜樂的感覺是什麼。」

療癒師的信念阻礙

對這些信念程式進行能量測試：

「療癒師是邪惡的。」（祖先的恐懼）

「靈媒是邪惡的。」

「我恐懼療癒。」

「我質疑療癒。」

「我的療癒有界限。」

「我的療癒能力被阻止了。」

「我將因成爲療癒師而被殺害。」

「我必須要受苦才能接近上帝。」

了解療癒

關於愛的程式

當我還是個小女孩的時候，人們常常讓我很失望。我知道他們不能愛我，因爲他們不知道如何去愛或接受愛。我意識到我必須先愛他們，他們才可以學會愛我。大多數人不善於取悅或善待你的原因是因爲他們不懂得愛，也不懂愛的感覺。

作爲一個孩子，我認爲愛人意味著只看到他們的好，而不是壞。當我看到阿卡西記錄中人們的眞相和無條件愛的眞相時，我的想法被改變了。我們都認爲我們理解愛的感覺，但我們很多人卻不是如此。所以對程式設定進行能量測試：「爲了被愛，我必須不斷地被需要」。如果你對這個項目測試是正向的，請重新對自己說，「我在愛中獲得平衡」和「被愛是安全的」或「我愛上帝，上帝愛我。」

- 能量測試，看看你是否理解造物主對於你被所愛的人包圍的感受，以及用最高和最好的方式回報你的感覺是什麼。下載「一切萬有的造物主，下指令讓我理解被愛我的人所包圍的感覺。」
- 看看你是否理解造物主的定義：身邊吸引許多聰明、上進的人，並協助你提升靈性，展翅高飛的感覺是什麼。你也知道如何幫助他們翱翔成長並提升他們的靈性以作爲回報。

假如你覺得自己已經成爲了療癒師，所以理當每個人都會愛你，那麼你就是在錯的領域裡。人們來找你都有其原因。他們會來找你也許是因爲他們的疾病，但他們眞的是來向你學習，從一切萬有的造物主身上學習。問他們你能爲他們做些什麼，然後使用所需的療癒過程幫助他們。下載：

「我了解造物主對愛的定義。」

「我了解造物主對我身體之愛的定義。」

「我了解允許別人愛我的感覺是什麼。」

「我了解擁有洞察力和愛的感覺是什麼。」

如果你對這些程序測試答案是否定的，那麼在每個層面上都會從造物主那裡獲得感覺和對愛的認識——在身體上、精神上、情緒上和靈性上。

看到真相——知道你是受到保護的

當你進入一個房間並感受到空氣中的能量時，請確保你有正確的直觀辨別力。當你的所有能力都得到發展時，就有可能感知到空氣中的每一種細菌和地面上的每一種寄生蟲。在靈性上，我可以感受到每一個人身體裡的蠕蟲；但如果我讓這些蟲來影響我，我則會被凍結，無法運作。

對很多靈媒來說會變得非常容易接收身體的感覺，我們可以開放地感受到其他人的情緒和思想形態。然而非常諷刺的是，我們努力發展著我們的通靈能力，但當我們最終做到時，我們可能會發現另一個人的想法太過殘酷。所以請注意，你可能會被人們冒犯，卻不知道爲什麼，而只想遠離他們。

你需要能夠認知到這些思想和能量，但仍然不受其影響。你需要知道眞相，且仍然能夠運作。許多靈媒創造了保護牆，因爲他們不想在房間或世界中感受到所有狂野的能量。當他們這樣做時，他們並沒有看到眞相，因爲眞相被他們自己所創造的保護罩所蒙蔽過濾掉了。但是，如果你散發出的能量是強大白光的，就沒有任何東西可以觸及你；如果你散發出造物主的能量，你可以改變任何能量。你將完全受到上帝的保護，沒有任何東西會冒犯你。

上去和出去

有一些古老的靈媒在過程中教導你應該完全待在自己的空間裡。這種教導告訴你在任何時候都要保持自己的「保護泡沫」，永遠不要離開你的空間。在我看來，這需要花費大量的時間和精力，而且這也是因爲恐懼。相反的，請考慮用愛的本質來散發出你的光芒。讓任何負面的能量來到你身邊時，從你身邊流過，然後變成愛與光，餵養你，送到上帝的光中。當你與造物主連結時，消極的思想形態和負能量攻擊會像春雪般融化，創造出純淨的水來洗淨你。

下載造物主的定義：

「我不受邪惡的影響。」

「我不受攻擊。」

「我不受別人的負面想法影響。」

「我知道如何看見眞相。」

「我知道眞相是什麼。」

「我知道我是被保護的。」

「我知道我的想法和另一個想法之間的區別。」

「我散發出造物主的光芒照耀世界。」

療癒成癮

根據我的經驗，有些人會創造疾病以獲得關注、滋養和愛。他們變得依賴於療癒師，並擔心他們會在沒有療癒師的情況下死去。有些時候，我曾考慮過拒絕爲某些人解讀和療癒，因爲他們希望我爲他們而活。療癒這些人的關鍵是要還給他們自己的力量，一種他們可能永遠不會擁有的力量。

每當個案們體驗到解讀時，內啡肽就被釋放到他們的系統中，這可能是他們回來的原因。我很尊重所有來找我療癒的人，即使我不同意他們來我這裡的原因。

過去信念的程序

在過去，宗教人士被餵獅子，療癒師被石頭砸死或被焚。如果你覺得這些可能是你過去的經歷，或者可能是基因記憶，那麼就做個能量測試：

「我必須向上帝證明自己。」
「我必須像耶穌一樣受苦。」
「爲了測試我的信仰，我必須死亡。」
「爲自己辯護是不對的。」

取代爲：

「保護自己是安全的。」
「我已經向上帝證明了自己。」
「我可以相信耶穌，仍然爲自己辯護。」

「我知道爲人類服務是什麼感覺。」

如果有人說：「我有障礙。我不能做這項工作。」看看他是否在某個時間或地點爲了幫助另一個人，而交換了其靈視力，或將「無法被療癒」作爲禮物當償還。上去並下指令清理並完成過去的能量，並允許他們收回他們的禮物。

準備療癒

為一個男人療癒

爲了幫助某人療癒，了解其背景是有用的，這將告訴你你可能會遇到什麼。假設某個男人來找你療癒，你進入他的空間，看看他生命中正在發生的所有事情——他今年四十歲，已經離婚一年，剛剛結識並娶了一位二十歲的年輕女子。他認爲前妻很冷漠而且麻木不仁。他有兩個十幾歲的女兒，他正在爲此付出扶養費。他工作出色、富裕、雄心勃勃。這位年輕的妻子想要在鄉間有一棟房子，因爲他愛這位女子，所以他要抵押貸款來買下。這房子的舊水管裡含有鉛，而來自井裡的水已經通過細菌測試，但卻沒有測試過重金屬，所以並不知道有砷和硝酸鹽等微量元素在管裡。房子的牆壁上有一點點黴，並有鉛塗料。這對新人搬了進來，如旋風般的開始啓動一切，而年輕的妻子也開始翻修房子。

帳單開始在過去和現在的兩個妻子之間累積得越來越多。這個男人變得非常忙碌於工作，以支付所有的帳單，並開始喝咖啡以確保從鄉村住宅前往上班的路途中是清醒的。

他向一位朋友抱怨，他覺得自己沒有體力了，而這位朋友給了他一些藥來幫助他。因爲他在工作上花了太多時間，以至於這位美麗的年輕妻子與室內設計師有染。

大約一個月後，年輕的妻子發現她眞的愛她的丈夫，並與設計師分手。懊悔中，她向丈夫承認這件事。丈夫覺得受到傷害、憤怒了一段時間，但他最終決定原諒她。不幸的是，設計師給了這對夫婦性皰疹當禮物。雪上加霜的是，這位男主角的其中一個女兒懷孕了，而且前妻不停地纏著他要錢和提供協助。他完全無法入睡，最後去看了醫生並拿了些安眠藥。

到目前爲止，男主角有重金屬中毒、吸著眞菌、使用安非他命和鎭靜劑，並有皰疹和超過身體可以承受的壓力。身體達到無法負荷的狀態，爲了控制和封裝所有這些毒素和情緒，身體創造了一個放置這些毒素的地方：前列腺癌。

在這些事情之後，他來找你療癒。他對自己人生的看法需要你的幫助。首先，教他被愛的感覺。也許他覺得任何他喜歡的人都會背叛他。教他他是值得被愛的。教他健康、平衡的感覺是什麼。此外，他不得不清理體內的重金屬、眞菌和黴菌，更不用說吸毒成癮了。你可以見證造物主療癒這個人，但如果所有其他因素都沒有得到平衡，癌症可能會復發。

為一個女人療癒

假設某個女人來找你療癒。你進入她的空間並看見她人生中正在發生的事情——她四十歲，而且已經與她的丈夫離婚一年。她的丈夫已經再婚，是跟一個二十歲的年輕女子。她認爲她的前夫是一頭麻木不仁的豬，她恨他的新婚妻子。她有兩個十幾歲的女兒，她幾乎得全部自己負責。她從未有過穩定的工作，現在必須要有一份穩定的工作。離婚讓她得到了一間大房子，但仍有貸款。十幾歲的女孩非常外向，常常出門交際，所以爲了看管她們，這個女人請了自己的母親搬進家裡來，這個女人與母親有著愛恨交織的關係。

她每天很早開始工作、到很晚才結束，並開始使用興奮劑以便在開車時保持清醒。她向一位朋友抱怨，自己沒有體力並且體重增加，所以朋友給她一些藥來幫助她。她在化工廠擔任秘書，不時接觸危險的煙霧。不幸的是她在工作中陷入了一場桃色風波，當上了人家的第三者，她發現那個男人彼得已經結婚了。

這個女人覺得很受傷，也感到憤怒，決定要永遠地遠離那個男人。不幸的是，彼得給了她一個離別的禮物：衣原體❶。除了這個問題之外，她的女兒之一懷孕了，她爲了得到金錢和協助而不得不去糾纏她的前夫。她現在無法入睡，只好去醫生那拿一些抗生素（用於衣原體）和安眠藥。

所以我們的女主角有化學中毒、使用鎮定劑和帶有衣原體，內部仇恨和壓力超過身體的負荷。身體達到超負荷的狀態，爲控制和封裝所有毒素和情緒，身體創造了一個放置毒素的地方：卵巢癌。

在這之後，她來找你療癒。首先，我們需要告訴她被愛的感覺。也許她覺得她所愛的人都會背叛她。教導她，她值得被愛，健康的感覺是什麼，還有平衡的感覺是什麼，以及釋放內心的所有仇恨。此外，她將不得不改變工作並停止使用藥物。你可以見證造物主療癒這個人，但如果所有其他因素都沒有得到平衡，那麼癌症可能會復發。

> 值得注意的是，我幫這對離婚夫婦做解讀，而他們彼此不知道對方曾來找過我。

療癒師的天性

一般來說，在這項工作的教學中有兩種不同的療癒師：爲每個人服務的人，和認爲如果自己成爲了強大的療癒者，每個人都會爲自己服務。（順便說一下，兩者都是功能失調！）

❶衣原體：衣原體是影響男性和女性常見的細菌性傳播感染。這種細菌對女性會導致子宮頸感染，對男性則會導致尿道感染，而對男性和女性則皆會導致肛門、喉嚨以及偶爾的眼睛感染。

第一種類型的療癒師忘記了對自我的愛。他們不斷尋找需要幫助的迷失、孤獨靈魂（這可以是一份全職工作）。他們想要幫助全人類，並在別人受傷時哭泣。

他們讓其他人不尊重他們。他們忙於幫助他人，沒有任何界限。一般來說，他們不了解愛自己或不知道上帝愛他們的感覺。最後，身體會受到影響，當他們需要愛時，他們會非常孤獨。這類人的危險在於，他們可能只是爲了接受一些愛而生病。

另一種療癒師則是在秤子的另一側。他們期望世界崇拜和愛他們。他們熱愛自我，這是好事，只是他們愛自己太多，忘記在過程中愛別人。這種類型的人只爲自己服務，並希望其他人都愛他們並爲他們服務。他們需要了解愛別人或愛上帝的感受。

「過度服務者」或「服務不足者」，這兩種基本類型的人有相同的感覺，但動機不同。根據當天和當時的感覺，你可能屬於這些類別中的任何一個。平衡是關鍵。兩種類型的治療師都需要在中間取得平衡，服務和愛人類，又不會忘記**自己**。

18 死亡啓蒙和死亡之門

眞正的靈媒對周圍的世界很敏感，特別是對他人的感受和情感，就像一隻礦井中的金絲雀：會第一個感受到圍繞在我們周圍有毒的影響。這些影響可以是身體的或靈性上的；如果敏感人士不會學習釋放或變得較不敏感時，這些毒對他們來說都是危險的。在療癒中，他人的情緒和感受可能是不堪負荷的，特別是當有人被告知他們患有絕症時。個案對死亡的情緒反應可能使我們活著或加速我們的死亡。

生存慾望……和死亡

我向來都是生存而不是死亡的倡導者。我的生命中曾瀕臨死亡次數之多，以至於我已經數不清次數。只是在見證了成千上萬的療癒之後，我才意識到有些人已經到了他們不想被療癒的地步。這是生活中冷酷而艱難的事實之一。你無法治癒一個不想被治癒的人。「治癒」要像鴨子背上的水一樣滾落下來。

如果你的個案不接受身體任何部位的療癒，你將會感覺得到。是時候問問他們是否眞的想要康復。如果他們不想變得更好，那就接受吧！

一些正在死去的人希望如此，你就必須允許這麼做。這裡有兩個例子，說明我如何在二元世界對抗中了解到我不是在對抗死亡。死亡不是敵人，它是萬有世界的另一部分。

為別人而活

我有一位患有癌症的好朋友，我非常愛他。當我們剛開始發展希塔技巧時，他定期來找我進行療癒。當我幫他療癒時，我可以看到正在發生的變化；但我也覺得他不想被治癒，最後我用這種感覺面對他。這就是他對我說的話：「維安娜，我過了大半輩子的生活，而且我一直都很有用。我現在七十多歲了，沒有人想要我了。我厭倦了今生，我想繼續做一些不同的事情。我來療癒的唯一目的是我的妻子會認爲我正在努力讓自己康復。」

一定要確定了解來療癒的人的動機。如果他們不想被治癒，你就沒有錯。由於療癒來自於造物主，而不是來自於你，你絕不能爲一個不想被治癒的人感到內疚或承擔任何責任。

雪莉：信念工作的火花

這個故事講的是勇氣、生存意願、死亡意志以及我如何學會接受死亡。

我從進入辦公室的每個人身上學到了一些東西。我見過很多人眞正影響了我的人生，但其中之一讓我留下深刻印象的人是雪莉。在她來到我的人生之前，我的心態是我在對抗死亡。我自己幾乎差點死了，所以我不會讓死亡帶走我的任何一個個案，如果我能幫助他們的話。在雪莉給我一個不同的觀點之前，死亡是敵人。

雪莉是個不尋常的人。她是單親母親，有一對三歲的雙胞胎女兒。

她患有一種罕見的遺傳性癌症，導致良性和惡性腫瘤在她身體的不同部位生長。事實上，這種疾病非常罕見，醫生們正在免費幫她治療。令他們感到驚訝的是，在雪莉接受過所有的手術以及面對她體內的所有腫瘤後，她還活著。

當我第一次見到她時，她剛從她的大腦中取出了腫瘤。當外科醫生把腫瘤拿出來的時候，醫生必須用一塊以金屬製成的塊片來替換她被移除的部分頭骨。很不幸，她對金屬製成的塊片起了不良反應，因而造成金黃色葡萄球菌感染，因此必須移除替代塊片。他們將皮膚折疊在頭骨的開口處，並告訴她要小心，不要撞到她的頭。

當時雪莉的腎臟腫瘤也很多，以至於醫生想要將它們移除。我永遠無法理解這一點，因爲即使她擁有那麼多腫瘤，她的腎臟仍在運作。醫生告訴雪莉，她的腎臟是不可能移除的，因爲她的肺部腫瘤很多。醫生們首先不得不先縮小肺部的腫瘤，因此他們開了新的藥物，讓她每天服用；他們告訴雪莉，這會讓她感覺很不舒服也需要臥床。

當我第一次見到她時，這一切都在繼續著。在這段時間裡，我們對她做了多次療癒，這一定是有幫助的，因爲她在接受藥物治療時有起色了。看著她的進步眞是太神奇了。雪莉會吸煙，我一再告訴她要戒菸。她告訴我並說著冷笑話：「嗯！維安娜，我喜歡抽煙。」她是有趣的小鴨子！

這是在我們有信念工作之前。事實上，雪莉激勵我發展信念工作。正是在我與她的療癒期間，我們瞭解到信念如何拉扯。

她會不時地進來療癒，然後她會離開，我會一陣子見不到她。這個情形已經有一段時間了。她會在環州旅行，然後回來告訴我一切。她告訴我，她從來沒有意識到在愛達荷州及周邊地區有這麼多美麗的地方。她帶了小女兒到黃石公園、月球撞擊坑國家紀念地和保護區等地。當她接受實驗性藥物治療時，她做了這一切。

雪莉和她的妹妹知道我丈夫蓋伊正舉行美國原住民汗水小屋的儀式。她們來找我，說想要體驗。蓋伊同意了。在儀式上，他讓雪莉的所有家人和朋友分別爲她祈禱。如果你們知曉汗水儀式，就知道這儀式需要高度的生理挑戰，但雪莉做得很好。在此期間，她的健康狀況令人驚歎。

這一天她來到了我的辦公室，我感覺到有些事情已經在改變了。她到達時，我正在吃午飯。在這個時候，我需要每天看二十個個案來支付我的帳單，而我的女兒芭比和我只有半個小時的時間可以吃飯。所以當我有空的時候，雪莉經常在中午接受療癒。

在一個特別的日子裡，她坐在庭院裡開始說話。她說：「你知道嗎？維安娜，人生就像一場骰子遊戲。」

我說：「是嗎？」

雪莉說：「是的。你知道嗎？我的第一任丈夫四肢癱瘓，他是我所知道最刻薄的人。我常常和我的室友一起玩骰子遊戲等他過世。我常覺得離開他是錯誤的，畢竟他是個需要人照料的四肢癱瘓者。最後，我再也受不了了，我真的離開了他。你知道嗎？我兒子的父親，是我的第二任丈夫，他在發現我懷孕時離開了我。而我還坐在那裡懷著雙胞胎女兒和室友一起玩骰子遊戲。現在我和媽媽住在一起，醫生不會再讓我工作了。他們告訴我，我病得太重，所以我每天晚上都和媽媽一起坐在家裡玩骰子遊戲。」她看著我。「維安娜，我厭倦玩骰子遊戲了。」

隨著她跳下按摩床，給了我一個擁抱，然後走出了大門。我心想，我需要與她作一個一對一的療程。但有些事情不大對勁。

大約兩週後，我在辦公室接到一通電話。

「是維安娜嗎？」

「是。」

「維安娜，我是雪莉的妹妹，她快要死了。她給了我一份她想要告別的人的名單，你是名單上的最後一位。我只有你的名字，所以我一直在鎮上找你，現在我找到了你，我想知道，你想和雪莉說再見嗎？」

我啜泣悲痛著說：「是的，我當然想說再見。」

雪莉的妹妹給了我去她家的方式。

在我去的路上，我順道去接我女兒芭比和我兩歲的孫女珍娜萊雅（簡稱珍娜 Jena），因爲芭比想要來。當我們停下來加油時，芭比到車外幫我加油，我跟小珍娜萊雅單獨在一起。她繫著安全帶坐在後座，她從很小的時候就會說話。她從後座上說：「外婆，你們在做什麼？」

我轉過身來解釋說，「我們要去雪莉的家。我們要去幫雪莉做一個療癒。」

珍娜問我：「我可以幫忙嗎？」

我說：「當然，你可以幫忙。」

珍娜閉上眼睛，安靜了很久，我以爲她已經睡著了。最後，她睜開眼睛說：「你看！雪莉現在變得更好了，一切都完成了！一切都完成了，外婆。雪莉快要死了。」

我發現這一切很奇怪，我很震驚，兩歲的她居然知道「死亡」是什麼。

我們按照指示到達了雪莉的家。我們發現她因爲嗎啡的副作用而昏迷著，按照雪莉的指示，沒有給她食物和水。她姐姐說如果我兩天前到，就會看到她還醒著。她告訴我，幾天前，有一些飆車族在街上賽車喧譁。雪莉還叫她的姐姐幫她走到門口，這樣當他們在飆車時，她就可以對著他們打開她衣服展露自己的身體。雪莉眞的是一個有個性的人！

芭比無法控制地哭泣，我看著珍娜擦乾眼淚，說：「不要哭，媽媽，現在差不多了。」

就在那一刻，我意識到雪莉不想活下去了。對她而言，死亡並不痛苦；這是一種釋放。

我坐在雪莉床邊，然後上去我的空間來掃瞄她。我看到她的靈漂浮在她的身體上方。她看見我說：「維安娜！光在哪裡？我找不到光！」

我告訴她，「沒關係，雪莉，光就在這裡。」然後我向她顯示了一個巨大的光柱，引導她看見，並與她告別。我盡我所能的爲朋友做了這一切，然後很悲傷的流著淚離開了那間屋子。

從那天開始，對我而言，死亡不再是一件壞事；死亡就是這樣。當我在他們去世時想念著他們時，雖然對我沒有幫助，卻讓我意識到，有時死亡是個受歡迎的朋友。

就是因爲雪莉的生與死，以及許多其他往生的人，我們開始發展研究信念，我無法告訴你有多少個晚上我是在夜裡哭泣、祈禱與努力的思考，想尋找一種方法來改變疾病患者對自己和周圍世界的感受。然後信念和感覺工作就來到我們身邊，我覺得我可以有所作爲。透過這項工作，我可以幫助更多人生活。我可能無法將所有人從死亡中拯救出來，但我當然可以爲此做好準備。

死亡之門

死亡之門是造物主給我們回家的機會。當我們獲得這樣的機會時，我們可能會接受或拒絕。這個選擇是由高我給予靈魂的，靈魂會去做選擇是否要去上帝的光。

當一個人拒絕死亡之門時，人生就會改變，他們會在靈性上成長，他們直覺會更敏銳。隨著這種轉變，新的守護天使會被派命到此人身旁。這是一種進化的開始。

經常接觸死亡之門的人可能會對死亡有負面信念、靈性負面成長和造物主的負面信念。要更改這些信念，請使用信念工作。對這個人，進行能量測試，並移除和替換任何對他們來說不是最高最好的信念程序。

靈魂的黑夜

「靈魂的黑夜」是聖約翰著作的概念，這著作是在一五四七年完成的，當時聖約翰因爲他的信仰被他自己的基督教會囚禁囚禁在地牢裡好幾個月。在牢房裡他已一無所有，唯一有的就只有上帝。這個概念——通過巨大的痛苦和匱乏，可以獲得更高的意識，使個人更接近上帝，現在已成爲集體意識的主流。

靈魂的黑夜聽起來不吉祥。然而，許多通靈人士和有靈性的人想往更高層次的道路上走時，似乎會去體驗這個意象。黑夜之後的報酬似乎是找到他們神性中眞正的喜樂。

對於經歷黑夜的人來說，痛苦似乎無窮無盡。這是一個漫長而深刻又缺乏光明和希望時刻。此人感到非常孤獨，在生活中遇到很大的困難，並將面臨最大的恐懼。有時，是他自己創造了巨大的困難，因爲他知道這是在靈性上成長的唯一方式。

在大多數情況下，「靈魂的黑夜」一生中只發生過一次，被用作是靈魂的業力成長的工具。

能量測試：

「我在靈魂的黑暗之夜。」

取代：

「我理解被上帝完全接受的感覺。」

「我知道如何被上帝完全接受。」

「我知道如何過被上帝完全接受的人生。」

「我知道透過萬有一切的造物主而完全被上帝接受。」

「我知道被上帝完全接受是有可能的。」

能量測試：

「我知道如何在沒有創造痛苦的情況下在靈性上進化。」

「我必須『犧牲』我的一種感知，以接近一切萬有的造物主。」

取代：

「我向來與一切萬有的造物主連結。」

能量測試：

「我必須忍受痛苦才能接近一切萬有的造物主。」

取代：

「我知道如何在沒有痛苦的情況下生活。」

能量測試：

「我必須要死去，以證明我對一切萬有的造物主的愛。」

取代：

「一切萬有的造物主是無條件愛我的。」

19 守護天使

守護天使是受造物主指派來保護並引導特定人們的高靈。天使的概念可追溯至遠古蘇梅爾人（Sumerians）的紀載，在整個歷史中具有普遍的信仰體系。雖然參考來源有點不甚明確，但此種造物主派遣高靈保護每個人的信仰，在古希臘哲學與《舊約聖經》中相當普遍。在《新約聖經》中，耶穌就有提到守護天使保護孩童：

「你們要小心，不可看輕這每一個小子。我告訴你們，他們的使者在天上，常見我天父的面。」

我已經有許多與守護天使在一起的經驗，這經驗多到數不清。幾年前發生了一個好例子，是我與一位女士一起解讀時，我可以感受到她有一位強大的女性靈在守護著她。當我進入到她的空間，我被告知此靈是她的守護天使。這位守護天使對我說：「告訴她，當她的兒子往生時，我守護著她。」於是我告訴了那位女士，她悲傷的淚流滿面。當她平靜下來時告訴我，她的兒子已往生多年了，她非常沮喪，且籠罩在悲傷之中，常常關在房間內不停地流淚。當她哭泣時，她感覺到身邊好像有某個人用手輕輕地來回搖晃著她。從那時起，她知道她並不孤單，也開始覺得好多了。

我一向對這些守護天使帶給我們難以置信的支持感到驚奇。我發現到，在每個人類所知的宗教與國度裡，每個人身邊都有祂們的身影。每個人至少有兩位守護天使，一男一女。我發現每個人有兩位到四位的守護天使，每一位都有特別的名字與特別的能量。我發覺這些天使之間觀念並非向來一致，因此也可能會彼此意見分歧。然而，我了解到祂們的心中都關注著受保護者的最佳利益。

除非守護天使拒絕通過死亡之門，否則祂們絕不會離開人們。在那個時間點，如同已闡述過的，祂們的生命將會改變與演進，且可能會有新的守護天使受到指派而代替祂們。

當某個人經歷靈魂的黑夜時期，守護天使可能也會離開。在那個時候，天使可能會被另外一組天使所取代，新的一組天使將會隨時陪伴著受守護者的生活。

此外，指導靈是一種從第四或第五界而來的不同種類的天使，在需要的時候，祂們就會出現或離開。人們可能會一次有許多許多的指導靈，當某個人的空間有超過二十位指導靈的時候，也就是他們將面臨重大轉變或開啓人生意圖的前兆。

如果你看到了一位兩歲大的守護天使或指導靈，你很可能也會看到有個小孩等著要來到那位受守護者的生活中。守護天使會出現在受守護者的左邊（如果你是面對他們，就會在你的右邊）。祂們可能很快就會出生，成爲受守護者或與受守護者很親近的人的小孩或孫子。

由於天使與指導靈對於何者爲是、何者爲非，都有自己的意見，你從守護天使所接收到的所有訊息，都需要向造物主釐清。即使祂們心中存有對你而言的最大利益，但純粹的眞理只與造物主同在。

如果你向天使請求特別的協助或療癒，你就有義務要遵守存有第五界的規則。根據這個存有界所設定的不正確觀念，對於療癒必須要有所交換。然而，如果你到了存有的第七界，並作相同之請求，萬有的造物主會從第五界派遣一位天使來做這件事情，在這種狀態下，你就不會被第五界的任何規則所束縛。此情況並無損於這些天使。感受天使的能量是一件很棒的事。

守護天使的原則

- 守護天使可能會以人類靈魂、祖先、動物圖騰、靈、仙子或自然靈的型態出現。
- 一個人通常有兩位到四位的守護天使。
- 指導靈與守護天使不同。指導靈會移入或離開一個人的世界；然而，守護天使會一直待在人們身邊，直到死亡之門打開或者此人經歷靈魂的黑夜時期爲止。在這種時刻，更高層的守護天使會來協助。這些事實向我們揭示了我們在這個生存空間從不孤獨且向來能得到協助。

- 「守護天使技巧」(如下頁所示)讓你能夠接觸一個人的(或你自己的)守護天使,這可以顯示給你知道,何時會有小孩來到他們的生活中。靈會顯示一個嬰兒或年紀較小的人在受解讀者的左邊。
- 要分辨守護天使與幽靈間的差別(第二十章),只要確認一下與造物主在一起時,你所看到或聽到的情形。守護天使對於你向造物主請求驗證訊息會很高興;然而,幽靈卻會勃然大怒。你要留意的是,守護天使與其他靈都有自己的意見,這些意見可能並非是純粹的真理。

聯繫守護天使

守護天使技巧是我們進入靈世界的入門。此技巧的最重要層面在於顯示出了萬有造物主的聲音與較低頻率聲音之間的差異,也顯示出我們在自己的靈性領域中、或者即使在我們自己的能量氣場中並不孤單。

這個技巧的運用也給予你一個機會,就是從判讀與認知善靈與惡靈的聲音及能量之間的差異中,練習去認知不同的能量。

爲了要看見並與守護天使說話，你將會使用與前面相同的步驟，加上少數的變化：

守護天使技巧

1. 請求允許可以看見人們的守護天使。
2. 集中意念到心輪，想像自己與大地之母連結，是一切萬有的一部分。
3. 想像能量從你的腳底向上湧現，打開身體各處脈輪直至頂輪，並在頭頂出現一個身置其中的美麗光球，一直往宇宙移動。
4. 超出宇宙、越過白色的光、越過黑色的光、再越過白色的光、穿越了金色的光，越過果凍狀的物質，我們稱之為法則，進入似珍珠光澤的白光之中，進入第七存有界。
5. 下指令：**「一切萬有的造物主，我下指令或請求，要求你讓我在此刻看見並與〔某人姓名〕的守護天使說話，謝謝你！完成了，完成了，完成了。」**
6. 將你的意識挪到個案的頂輪，接著，想像你從對方的頂輪進入到他的能量空間、到他的心輪。
7. 進入個案的空間之後，站起來，看著其肩膀。你可能會看到光球，然後，下指令或請求要求看見守護天使的臉並詢問祂們的名字及祂們存在的目的。

8. 告訴對方，你看到了、聽到了什麼。

9. 一旦完成後，用第七界能量清洗自己並繼續保持連接。

θ

你可以藉由坐在鏡子前面並進入希塔狀態，使用這些相同的步驟，上去並看到你自己的守護天使。

20 幽靈、惡靈、附身、靈性鉤子、詛咒和植入

我們必須對邪惡的概念有清晰的認知，這是很重要的。邪惡的概念與恐懼和仇恨有關，是人類意識演變的重要里程碑，常被用來解釋洪水、飢荒、地震和自然災害發生時的藉口。這與人類的行爲有關，因爲在歷史上的某些時刻，一些不被人類普遍觀念所接受的行爲創造了邪惡的概念。於是在某個時間點，二元論的觀念形成了——一場終極善與終極惡的戰爭，爲了能在自然界和人類之間爭奪至高的地位。

透過信念工作，就有可能找到並釋放可能在我們的存在中製造摩擦的邪惡計劃。記住，邪惡是恐懼帶來的。當我們談論善與惡時，我們回到了「我害怕」的童年時期。我不認爲我們實際應該使用「善」和「惡」這兩個詞。這是一個平衡的問題。每當發生爭鬥或爭議時，就會出現失衡，而且每當出現失衡時，就很可能會造成身體殘疾。因此，我們需要在生活中去創造平衡。

能量測試：

「我必須不斷與宇宙的邪惡力量作鬥爭。」

「我反對邪惡。」

「我必須與邪惡勢力鬥爭。」

「我知道如何讓自己安全。」

使用信念工作並替換爲：

「我可以選擇與邪惡鬥爭。」

「我不屈服邪惡。」

「我是安全的。」

「事實是純粹的平衡。」

或者使用最適合你頻率的信念。

刪除和替換這些信念將揭示出善與惡的眞相。

在現代靈性世界中，也有大量負面靈、外星人、植入體、負能量攻擊、外星爬蟲類等讓人歇斯底里的訊息，對於某些人來說，這些代表著邪惡。用「我很安全」來代替這些信念。

佛教繪本故事

不拘年齡！大人小孩皆可閱讀、都「繪」喜歡的佛教故事！

◎融入佛教中助人、慈悲等利他思想。勉勵讀者不畏失敗、跌倒了再爬起來！
◎亞馬遜近五星好評！精選10則《本生經》與最受歡迎的千手觀音故事！
◎學習千手觀音與佛陀的智慧，啟發善的品格與受用一生的道理！
◎融合大自然與動物的精美插畫，增添繽紛色彩，進入想像世界！

慈悲的英雄 千手觀音的故事

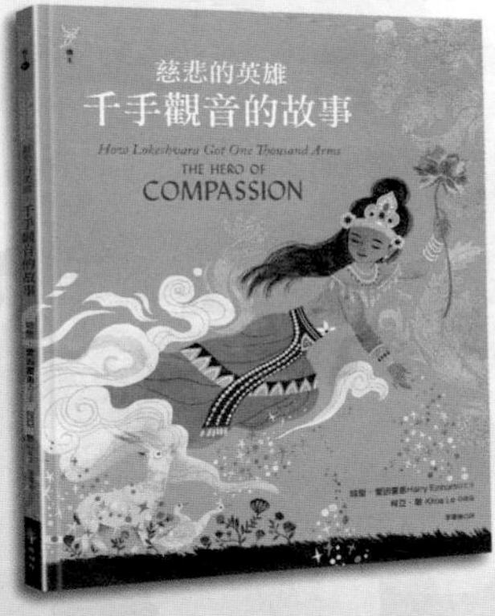

作者／哈里．愛因霍恩（Harry Einhorn）
繪者／柯亞．黎（Khoa Le）
譯者／李瓊絲　定價／380元

如同英雄一般的觀世音，
也曾因挫折而一蹶不振。
當千手觀音遇到困境，
祂該如何重拾勇氣？

佛陀的前世故事

與大自然、動物
一起學習仁慈、友愛和寬恕

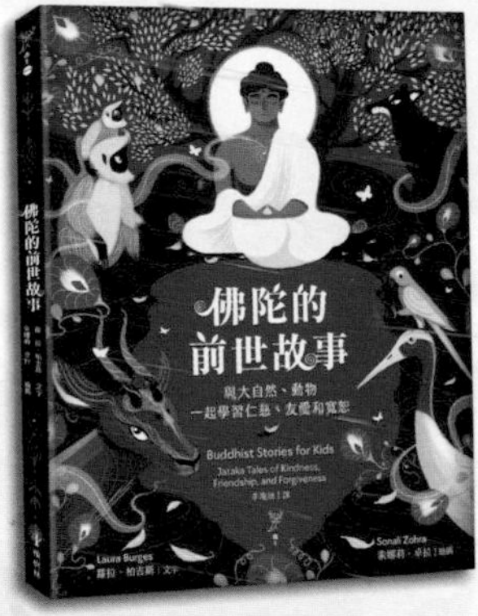

作者／蘿拉．柏吉斯（Laura Burges）
繪者／索娜莉．卓拉（Sonali Zohra）
譯者／李瓊絲　定價／600元

什麼？森林中的猴子、
鸚鵡和瞪羚……
都曾是佛陀的前世！

在希塔療癒中還教導著，與「一切萬有造物主」的純粹相比，所有這些都是微不足道的，因爲第七界超越了「善」或「惡」的概念，在那裡你只會發現造物主的純粹。

能量測試：

「生命如果沒有邪惡鬥爭是無聊的。」

替代爲：

「我被美妙的人生所吸引。」

幽靈

當你開始體驗希塔狀態時，便開始進入夢境狀態。在這種夢境中，你會開始接受以前看不見的能量。隨著靈性能力的開啓，許多人會開始感受到靈性和靈界的能量，有些靈是可以顯現給他們自己看的；這些靈之中有些是好的，有些則不是。

其中一些靈被稱爲幽靈。這是我從一個名叫芭芭拉·休斯的奇妙女人那裡學到的，她住在愛達荷州一個離我不遠的地方。芭芭拉是一位退休的學校老師，她一生的大部分時間除了做療癒工作之外，還幫忙從需要的人身上驅除一些負面的靈體。她向我解釋說，幽靈是一種靈，它在死亡後離開身體，不知該往哪個方向走。芭芭拉是一位有天賦的療癒師，如今她已經回到同樣把靈送往上帝的能量光裡。

幽靈如何迷失方向

我們的人生建立在無形的網格系統中，即宇宙的網格系統上。這一直是遵循著自然法則的，例如地球的自轉和重力也是。確實如此，即使是美國太空總署（NASA）在將太空船送入太空之前也要等待一個「窗口」，需要藉著那個窗口才能到達目的地。

該網格系統的網格工作中存在著一些窗口，這些窗口可以通向造物主；這些是死亡之門。我們始終與造物主保持聯繫。但是，我們被賦予了許多道死亡之門，我們每個人都有使用它們的機會。我們再一次談論的是每個靈的自由意志。

當靈魂被託付給造物主時，死亡之門就變成了「窗口」這個窗口在人們死後會打開大約九天；當人們錯過這扇光之窗時，網格系統會再次關閉。此時因爲他們被地球的磁力所困，所以他們的靈魂就被留在地球上而停留，並回到了地球上他們最習慣的地方，或者回到了自己所愛的人身邊，或者回到了最初死亡的地方。他們不見得以上述這樣的方式在那裡生活，有的會停留在第三和第四界之間一段時間並處於停滯狀態。

造物主並沒有拋棄這些人。等到適當的時機他們會找到通往造物主的路。然而，造物主對時間的概念與我們完全不同。對我們來說可能是很長的時間，但從上帝的角度來看卻是很短的時間。

同時，幽靈因為迷失而在尋找上帝光輝的同時，會以我們所散發出的靈性光芒作為燈塔，以引導他們走上重返上帝之路。這就是為什麼你會吸引到幽靈的原因。在某些情況下，這些幽靈會被光所吸引而附在我們身上，對我們造成麻煩。

被幽靈跟隨一段時間的人可能會生病，起因是因為幽靈消耗了他們的能量，幽靈一走之後，症狀可完全消失。一個人身上可以有很多個幽靈依附著。吸毒或酗酒的人他們的能量場有破洞，因此容易吸引較多幽靈吸附。

在把幽靈送到造物主的光之前，不要與他們交談，因為他們可能想操縱你，他們會生氣及很瘋狂。送這些「麻煩的」靈魂體到造物主的光中，然後你才可以與他們交談。當靈魂體通過造物主的光再回來，他們就被平衡與淨化了。

如果你決定要跟幽靈溝通，切勿允許他們進入你的身體。如果讓靈進入到你的身體會對你的身心造成損害，甚至導致肥胖和精神疾病。你可以允許靈進入你周圍的磁場進行對話，但絕不能允許靈進入或「接管」你的身體。

普遍來說靈魂是無實體的，這也是許多宗教活動的特徵。有些美國原住民的教義堅持認為，如果靈魂一旦進入光明，就會失去自己的身份，成為光明的一部分。因此，在某些情況下，有些靈魂會覺得有必要留在地球上以保持其身份。也有一些土著的靈魂選擇留下來，並成為一些神聖場所的守護神。

自殺的人通常害怕進入造物主的光，害怕在地獄中受到懲罰。在恐懼中，靈魂會拒絕造物主的光。死於悲劇的人，例如被謀殺或在古怪的事故中，可能會因為死亡的方式而變得迷失方向或感到沮喪，導致錯過了窗口敞開的時間。

深刻的情感也可能導致一些靈魂錯失窗口開放的時間，僅為了與親人或愛人繼續保持親密的感覺，靈魂可能會覺得這些人如果失去了他們，會活不下去。這會使悲傷充塞於整個家中而感沉重。如果你將這樣孤獨的靈魂送到造物主的光中，他很可能還會再度回來，只是會比較振奮，比較不那麼悲傷。

有一條法則是這樣的：一旦療癒師請求了造物主，這些幽靈就必須聽從。因此，用你與造物主的連結，將這些幽靈送到第七界一切萬有的造物主那兒去。如下所示：

送走幽靈的過程

1. 集中意念到心輪，想像自己與大地之母連結，是一切萬有的一部分。
2. 想像能量從你的腳底向上湧現，打開身體各處脈輪直至頂輪，並在頭頂出現一個身置其中的美麗光球，一直往宇宙移動。
3. 超出宇宙、越過白色的光、越過黑色的光、再越過白色的光、穿越了金色的光，越過果凍狀的物質，我們稱之為法則，進入似珍珠光澤的白光之中，進入第七存有界。

4. 下指令或請求：**「一切萬有的造物主，我下指令或請求將（人名）身邊所有幽靈送至上帝的光中進行轉化。謝謝！完成了。完成了。完成了。」**
5. 移至該人的頂輪。見證藉由你或個案與造物主的連結，發送到造物主的光。確保你的視線一直跟隨幽靈直至造物主的光中，因為他們會試圖逃脫。
6. 一旦完成後，用第七界能量清洗自己並繼續保持連接。

惡靈

還有另一種叫做惡靈的靈。這些曾經待在第五界的靈，因爲試圖改變自由意志法則而失去了他們的位置。他們不同於幽靈，他們是一群不應該留在地球上的靈魂和無形體，而且比一般幽靈棘手。

你可以用與幽靈相似的方式將惡靈送到造物主的光中。當你呼喚造物主，將惡靈送到造物主的光中，根據自然法則，這些靈魂必須服從。

釋放惡靈的過程

1. 集中意念到心輪，想像自己與大地之母連結，是一切萬有的一部分。

2. 想像能量從你的腳底向上湧現，打開身體各處脈輪直至頂輪，並在頭頂出現一個身置其中的美麗光球，一直往宇宙移動。
3. 超出宇宙、越過白色的光、越過黑色的光、再越過白色的光、穿越了金色的光，越過果凍狀的物質，我們稱之為法則，進入似珍珠光澤的白光之中，進入第七存有界。
4. 下指令或請求：「**一切萬有的造物主，我下指令或請求，讓我知道這惡靈（無形體）的名字。謝謝！完成了。完成了。完成了。**」
5. 移至該人的頂輪。
6. 在身體內或周圍找到惡靈或無形體，並使用其名字命令將其送到上帝的光。
7. 使用你或個案與造物主的聯繫，見證他被傳送到上帝的光。靈必須遵守自然法則。
8. 一旦完成後，用第七界能量清洗自己並繼續保持連接。

附身靈

在我眞實體驗之前，我從未對附身靈作過多的思考。這次的經歷來自愛達荷州雙子瀑布的靈媒大會。房間裡沒有任何隔間來區隔解讀者以保護他們隱私，因此我們所有人都在露天場合進行解讀。一次有七個靈媒在解讀。朋友、熟人和我的前夫布雷克在房間裡看著這一切。其中兩個人是年輕的摩門教傳教士，也是布雷克的親戚。因爲房間又熱又悶，讓我想回家。但是我們開了這麼長的路到這裡了，所以我最後決定留下來。

突然間，一位正在幫人解讀的女士引起了大家的騷動，她開始用不同的聲音說話，就像電影《大法師》（*The Exorcist*）裡面的演員一樣在地板上滾動。好吧！我從未見過這麼多人（包括那兩個傳教士）在我面前如此迅速地消失離開！這個地方的每個人都驚恐地逃跑了，留下我一個人來處理這種情況。

當我走過去想幫忙時，那個女人的眼球往上翻白眼，臉和身體一直抽搐著，嘴裡說著髒話。我摸摸她的肩膀，我知道她被附身了，我本能地讓自己進入希塔狀態，將靈體帶到上帝的光中。出乎意料的是，她的身體裡不僅僅只有一位靈體。實際上，她是我到目前爲止所見過被最多靈體侵入的人。最後，所有佔領她的靈體都被送到上帝的光中。過了一會兒，她就好了。

許多被診斷出患有精神疾病的人都容易被附身，因此在進行醫學上直觀的身體檢查前，最好檢查一下是否有被靈體附身。

另一種附身會創造出持續濫用毒品或酒精的人（請參閱第305頁）。從患病者身上移走這些靈體可能會有助於他們的康復。

當你與一切萬有的造物主建立連結，去請求造物主後，附身於人身體上的靈就必須服從。

移除附身的過程

1. 集中意念到心輪，想像自己與大地之母連結，是一切萬有的一部分。
2. 想像能量從你的腳底向上湧現，打開身體各處脈輪直至頂輪，並在頭頂出現一個身置其中的美麗光球，一直往宇宙移動。
3. 超出宇宙、越過白色的光、越過黑色的光、再越過白色的光、穿越了金色的光，越過果凍狀的物質，我們稱之為法則，進入似珍珠光澤的白光之中，進入第七存有界。
4. 下指令或請求：**「一切萬有的造物主，我下指令或請求在（人名）的體內知道這個靈的名字，謝謝！完成了。完成了。完成了。」**
5. 將意識移到人的空間。
6. 指出靈的名字，將其壓入個案腳下下指令。
7. 下指令使用你或個案與光的連接，將靈送到造物主的光中。並見證靈一直到造物主的光中。
8. 一旦完成後，用第七界能量清洗自己並繼續保持連接。

濫用藥物中的靈體能量

吸毒和酗酒會導致人們能量場有空隙而吸引靈體。上癮會導致靈性上的能量消耗，使人打開靈體寄生的能量，而讓一個無形體能夠侵入而弱化該人的「空間」或氣場。

我在靈性療癒上經歷過的所有毒癮者身上都附有奇怪的靈體。每種藥物似乎都有其特有的靈體，從直觀上看，人與人之間看起來是相同的。

為了幫助上癮的個案，在造物主的指引下去觀看血清素的水平（請參閱第415頁），進入他們的空間，看看是否需要分離任何東西並送到上帝的光。如果他們使用毒品，則會有一個靈體依附於他們。這些靈體會侵入上癮者的身上，去掌握他們的思想，並不時的對他們耳語，使他們沉迷於藥物。靈體必須被送到上帝的光，以減輕上癮者的痛苦，而痊癒。

以下是一些上癮能量的靈魂所表現出來的樣子：

- 海洛因靈魂看起來像是有空洞眼睛的乾扁老人。
- 大麻的靈魂看起來像棕色頭髮的女人。
- 古柯鹼的靈魂看起來像金髮碧眼的女人，有著藍色的電眼。她的能量將在成癮的人周圍流淌。

- 安非他命的靈魂看起來像白金髮碧眼的女人，有著空洞的眼睛。
- 每種酒精都有其不同的靈魂能量。每種酒看起來都各不相同。可以想一想爲什麼這些酒或是毒品被稱之爲「靈魂」呢？

鬼般的印記

有了鬼的印記，生命物質的能量將記憶依附在地方和物體上。能量是從情感事件中獲取的，或者是從使用這些地點或物品的人那裡所收集的。家具、珠寶、圖片和樂器都可能留下鬼般的印記。也有一些地方，例如房屋、聖地、戰場、船隻和墓地也會，由於鬼的印記有自己的個性，都可以與生物生命形式相互作用而變得生動。因此，無論居住在其中的靈是好是壞，房屋本身都會成爲鬼屋，它將吱吱作響，發出吟聲，並移動東西，例如打開門窗。因此，在房屋中讓居住者所「困擾」的事物，可能不是由靈魂所引起的，而是由房屋本身所收集的感覺引起的。

同時，土地會保留那裡曾經發生之事件的烙印。例如，人們站在舊戰場上時可能會看到戰爭和屠殺的景象，那是參與衝突的人們所經歷的強烈情感所留下的烙印。這些烙印在時空上形成漩渦或開口，藉此可以看到過去的事件。

要體驗注入到物體中的鬼印，只需觸摸或握住有問題的物品即可。打開你的第六感，使你手中物品的能量流過你全身。這種技術是一種感知力的解讀，你可能會從物體上看到、感覺、觸摸和嚐到感覺，並聽到它在對你說話。

靈魂和幽靈也可以將自己附著在無生命的物體上，例如塔羅牌，因爲我們爲卡片提供了能量，這些卡片就變成了充滿生命力的生物。記得在造物主的白光中去清理特殊物品，例如水晶、魔杖、禮儀物品和古董。

無機物質的清理和信念工作

因爲物體可以保留記憶、情感和感覺，有時還能擁有自己的感覺或意識，所以透過信念挖掘，你可以將詛咒從一塊土地上拉走，或者你可以歸還那片土地已經遺失的靈魂碎片，就像你要對一個人所做的那樣。你甚至可以教你的房子成爲家的感覺是什麼。

無機物質的清理過程與信念工作

此練習的變化可以使用在所有物體上。

1. 將自己的意念放到心輪，想像自己與大地之母連結，是一切萬有的一部分。
2. 想像能量從你的腳底向上湧現，打開身體各處脈輪直至頂輪，並在頭頂出現一個身置其中的美麗光球，一直往宇宙移動。

3. 超出宇宙、越過白色的光、越過黑色的光、再越過白色的光、穿越了金色的光，越過果凍狀的物質，我們稱之為法則，進入似珍珠光澤的白光之中，進入第七存有界。

4. 收集無條件的愛，發出命令或請求：**「一切萬有的造物主，下指令或請求清除此物體並下載感覺〔無論你想教這個物體感覺成什麼〕，用最高最好的方式。謝謝！完成了。完成了。完成了。」**

5. 一旦完成後，用第七界能量清洗自己並繼續保持連接。

靈性的鉤子

當對另一個人有情感依戀時，就會出現「靈性鉤」。當你對他人感到同情、關心或可憐時，可以在你與他人之間創建一種靈性的紐帶。由於思想和情緒能顯化出實質的物質，因此能量會自然地釋放出來去幫助他人。在醫院進行的一項科學測試中，事實證明，當孩子生病時，從母親到孩子都有能量，母親用自己的自由意志來餵養孩子靈魂的一部分。仇恨、憤怒和強迫性戀愛也會形成靈性鉤子。所有消極和積極的情感依戀，可能都不利於個人的整體福祉。

通靈鉤有不同程度的深度。通過極其強烈的情感依戀，靈魂碎片可能會丟失給另一個人。

如前所述，靈魂碎片只是我們重要生命力量中的一小部分。更重要的是要找回丟失的靈魂碎片。

靈性鉤和療癒師

對療癒師來說，對個案有一定程度的客觀性很重要。如果療癒師開始對自己的個案有著無法控制的憐憫，就會消耗許多精力。很快的，他們的精力就會用完，而無法再幫助任何人。身爲療癒者，理念是要對個案有著平衡的同情，而不是失控的憐憫。這些個案正在創造自己的生活。眞正的同情是給予他們最高最好的幫助，而不是純粹的去感受他們的情感戲劇。但是，即使是我們之中最好的療癒師，也會有靈性鉤的困擾。打破靈性鉤的方法如下：

移除靈性鉤的過程

1. 集中精神，想像自己與大地之母連結，並成為自己的一部分。
2. 想像能量從你的腳底向上湧現，打開身體各處輪脈直至頂輪，並在頭頂出現一個美麗光球，一直往宇宙移動。
3. 超出宇宙、越過白色的光、越過黑色的光、再越過白色的光、穿越了金色的光，越過果凍狀的物質，我們稱之為法則，進入似珍珠光澤的白光之中，進入第七存有空間。

4. 下指令或請求：「一切萬有的造物主。下指令或請求與（人名）所連結的這個靈性鉤被釋放。並送到上帝的光，化作愛與光。謝謝！完成了。完成了。完成了。」

5. 見證靈性鉤子被釋放並送到上帝的光。

6. 一旦完成後，用第七界能量清洗自己並繼續保持連接。

負能量攻擊

負能量攻擊最先都是從別人的意念而來。我們天生就會丟棄大多數發送給我們的意念，除非是跟我們親近的人的意念；但是某些意念可能會構成負能量的攻擊。很多時候，送出這些攻擊性能量的人，並不知道他們的行爲會讓對能量比較敏感的人感到不舒服。而且如果送出負面意念的人是你的家人時，罩著你身體的能量光還無法有效的保護你，因爲我們對家人的意念形式較熟悉也較開放。

幽靈和其他層面的靈也可能是負能量攻擊的原因。下指令將這些幽靈傳送到上帝的創造之光（參見第300頁）。

如果你懷疑自己是否爲負能量攻擊的受害者，請進行以下能量測試：

「我必須一直與邪惡作鬥爭。」

替代為：

「我不屈服於邪惡。」

θ 當你熟悉第七界或一切萬有的造物主時，將不會受到負能量攻擊的影響。

負能量攻擊過程

1. 集中意念到心輪，想像自己與大地之母連結，是一切萬有的一部分。
2. 想像能量從你的腳底向上湧現，打開身體各處脈輪直至頂輪，並在頭頂出現一個身置其中的美麗光球，一直往宇宙移動。
3. 超出宇宙、越過白色的光、越過黑色的光、再越過白色的光、穿越了金色的光，越過果凍狀的物質，我們稱之為法則，進入似珍珠光澤的白光之中，進入第七存有界。
4. 下指令或請求：**「一切萬有的造物主，我下指令或請求將所有負面能量攻擊自動送到上帝的光。謝謝！完成了。完成了。完成了。」**

5. 見證能量攻擊發送到造物主之光。

6. 一旦完成後，用第七界能量清洗自己並繼續保持連接。

誓言和詛咒

自從我開始解讀以來，人們就帶著各種各樣的詛咒來到我這裡——墨西哥的詛咒、世代的詛咒、咒語等等。有些人知道自己被詛咒，有些人則沒發現。我曾經歷過最深刻的詛咒經歷之一是來自一位善良的女士，她遇到了一個很特別的困擾。她曾經因爲身體的疾病而導致周遭的一切也跟著分崩離析。就在她第一次遇見她的婆婆時，因爲沒注意說話用詞而不小心讓她婆婆覺得被侮辱了。我可以看到她婆婆因爲不喜歡她而對她施加了詛咒。當我進入她的空間時，我可以看到這是一個對她的巫毒詛咒。這詛咒以一個高大、若隱若現的黑人樣貌緩慢地掐著她的生命。那時候我不知道如何以最好的方式去處理這個詛咒。憑著直覺，我從上帝那裡帶來了光，將其發送通過了她身體的每個細胞，並將詛咒從她的腳上推出來。然後，我將詛咒收集起來並發回給最初的施術者。最後我給了那位女士一個擁抱，並與她道別，也確信那件事已經過去了。

幾分鐘後，我開始感到一種很奇怪的沉重感。這是詛咒，我知道巫毒教徒已將它發還給我。它的能量如此強大到開始進入我的身體，我可以感覺到它開始想要霸占我全身。因爲太恐慌了，我下指令透過造物主將它傳送到上帝的光中。它開始從我的懷裡慢慢退去，直到消失。然後我開始感到在我的空間中有個東西存在。是那詛咒中的黑人。他透過了上帝的光而回來了。他感謝我使他擺脫束縛。而那位女士也從病中康復，困擾也消失了。

這個經歷讓我明白，永遠不要將詛咒發回給施作者。這只會引起戰爭。把詛咒發送到上帝的光，並利用信念的工作讓人有著「我不受詛咒」的信念。

祖先的詛咒

有一種詛咒是基因或世代的詛咒。這是有意或無意地接受了此信念意識的祖先所傳下來的詛咒。受詛咒折磨的人在事情似乎正在襲擊他們的時候，會經歷反覆的難題，例如交通事故、發瘋、酗酒和持續的厄運。

有個很好的例子就是《聖經》，摩西在準備進入應許之地時對以色列人講話，他告訴下一代，除非他們處理自己的個人罪惡以及他們父親的罪惡，否則他們將無法進入。該段文獻可以在《利未記》（*Leviticus*）26：39－42中找到：

> 「你們剩下的人必因自己的罪孽和祖宗的罪孽在仇敵之地消滅。他們要承認自己的罪和他們祖宗的罪，就是干犯我的那罪，並且承認自己行事與我反對，我所以行事與

他們反對，把他們帶到仇敵之地。那時，他們未受割禮的心若謙卑了，他們也服了罪孽的刑罰，我就要記念我與雅各所立的約、與以撒所立的約、與亞伯拉罕所立的約，並要記念這地。」

鑄造的咒語

和祖先的詛咒一樣，詛咒也可以在現在這個時空下對某人「施作」。但是，只有當這個人有罪惡感、恐懼感或負面的信念時，他們才會去接受詛咒。

詛咒似乎與文明一樣古老，甚至更古老。以下是一些有趣的例子。

希臘和羅馬的詛咒

希臘和羅馬的詛咒在某種程度上有些正式和官方，希臘人稱詛咒為「卡塔道斯摩斯」（katadesmoi），羅馬人則稱為「塔布列・道德費思」（tabulae defixes），這些詛咒被寫在鉛片或其他材料上，並通常喚起一種靈（神靈，惡魔或死者之一）來幫助他們實現目標。這些作品會放置在被認為對其有效的地方，例如墳墓、公墓、聖泉或井。在這兩種詛咒的文本中，請願人說出祈禱或公式，說明敵人會以某種特定的方式遭受傷害，並提出了詛咒的原因，例如盜竊或不尊敬人。義大利的羅馬人、伊特魯里亞人和希臘人都實行這種習俗。對我們來說幸運的是，他們都很好地掩蓋了詛咒，以至於今天我們有了一系列的詛咒銘文，告訴我們他們是如何施行魔咒的。

巫毒詛咒

巫毒是一種宗教，最初是從非洲起源到海地，然後從海地傳播到新奧爾良。兩百年前，由一位非常有能力的施作者進行了改造和增強。在新奧爾良，巫毒變成了所謂的「歐瑞士‧歐瑞士」（Oris-Oris）。經由歐瑞士，施作者可以通過多種方式向某人發送詛咒或祝福。在大多數情況下，巫毒是一種受人尊敬的哲學。很少有人以負面的方式進行練習。

祝福

詛咒的反面是祝福。這是對於普遍相信二元性的兩個對立力量而言：「光」（善）力量與「黑暗」（邪惡）力量。兩者都是從凝結的思想意識開始的。兩者之間的最大區別在於，祝福能擁有造物主的支持，而詛咒只能由非神聖的能量來支持。因此祝福的能量比詛咒還強大。

誓言與宣誓

誓言既可以是一種承諾，也可以是一種事實的陳述，它所代表的是一些被宣誓者視爲神聖的東西或人（通常是上帝），以作爲約束本性和所陳述的是事實的見證，作爲對事實具有約束力的性質和對事實的見證。發誓或對某事發誓就是宣誓，例如當某人在法庭上宣誓就讀《聖經》時。誓言比諾言更深刻，並在更深層次上約束人們。

宣誓與其他聲明或諾言之間存在著混淆。例如，當前的奧林匹克誓言實際上是誓言，卻不是正確的誓言，因爲只有「承諾」，而沒有神聖的見證者。誓言也常與宣誓混爲一談，但是宣誓確實是一種特殊的誓言。誓言和宣誓也可能是世代相傳的，即使它們是出於積極的原因，但也可能同時增加人們的麻煩。

一個人自稱的宣誓或誓言可能會產生深遠的影響，類似於在詛咒中所經歷的影響。在調查造成個案問題的原因時，請使用能量測試來確定他們是否宣誓或發誓過，並且是否正引起他們生活中的麻煩。

移除詛咒的過程

1. 集中意念到心輪，想像自己與大地之母連結，是一切萬有的一部分。
2. 想像能量從你的腳底向上湧現，打開身體各處脈輪直至頂輪，並在頭頂出現一個身置其中的美麗光球，一直往宇宙移動。
3. 超出宇宙、越過白色的光、越過黑色的光、再越過白色的光、穿越了金色的光，越過果凍狀的物質，我們稱之為法則，進入似珍珠光澤的白光之中，進入第七存有界。

4. 下指令或請求：「一切萬有的造物主，我下指令或請求從（人名）所有的層面中刪除詛咒。詛咒已經完成而不再需要了。謝謝！完成了。完成了。完成了。」
5. 將意識轉移到他們的空間中。
6. 進入該人的空間，並告訴這個詛咒：它已經完成任務了。見證詛咒的能量從所有四個信念層面中移除，從DNA向外傳播到個案的磁場。見證詛咒被個案的腳推開。聚集起來，傳到上帝的光，永不返回，變成愛與光。
7. 一旦完成後，用第七界能量清洗自己並繼續保持連接。
8. 對該人使用信念和感覺工作。

植入體

十個人當中有七個人說在人生當中，曾經被外星人綁架或被放入植入體，並經歷著非常可怕的創傷經驗。

當他們告訴我自己的故事時，他們似乎確實受到某些事情的影響。當有人告訴我他們曾與外星人或植入體接觸時，我會把這訊息放在我腦袋無法解釋的區塊，暫時不理會它。重要的是，他們相信這些東西的存在，我們可以爲此努力去了解，但我不會陷入那種「我做不到」的負面想法中，因爲我們不是宇宙中唯一的物種。

解決方案很簡單：我上去造物主那裡，移除植入體並把它們送到上帝的光，我可能需要對他們做信念挖掘，以便他們不覺得自己會受到傷害，而且一向是可行的！

在命令植入體從某人的身體上離開之前，應詢問個案是否在牙齒、乳房或膝蓋等處有植入體，因爲在做解讀時，這些異物可能會被誤認爲是「植入體」。在解讀的時候，許多初學者可能會誤解體內的病毒和細菌是「植入體」。甚至病毒也可能看起來像是外來植入體，因爲那確實是身體裡一種外來入侵物。

我認爲，只要我把事情放在我大腦裡面那些無法解釋的資料庫中，然後專注於一切萬有的造物主，我就不會陷入恐懼。

曾經我們有一個希塔的聊天室，讓治療師互相交談並分享想法。一位治療師對她在體內看到的東西感到震驚，她的文章中寫道：「當心！每個人身體裡面的每個細胞都有一個外星人植入體，看起來就像機器人在DNA中！」

另一個人覺得她是錯的，回信說：「那與恐懼有關，希塔療癒裡沒有恐懼，每個人的身體裡面都不會有外星人。」

但事實並非如此。我回信說：「恭喜，你剛剛看到的是愛潑斯坦—巴爾病毒（Epstein-Barr virus，縮寫EBV），會被誤認爲是機器人。幹得好！在大約百分之七十的美國人中都有EBV這個病毒。」

移除植入體程序

1. 集中意念到心輪，想像自己與大地之母連結，是一切萬有的一部分。
2. 想像能量從你的腳底向上湧現，打開身體各處脈輪直至頂輪，並在頭頂出現一個身置其中的美麗光球，一直往宇宙移動。
3. 超出宇宙、越過白色的光、越過黑色的光、再越過白色的光、穿越了金色的光，越過果凍狀的物質，我們稱之為法則，進入似珍珠光澤的白光之中，進入第七存有界。
4. 下指令或請求：**「一切萬有的造物主，我下指令或請求讓我知道並聽到破壞摧毀（人名）這個人植入體的語調。謝謝！完成了。完成了。完成了。」**
5. 移至該人的頂輪。進入他們的身體並見證植入體。見證傳送到植入體中的音調並銷毀它，然後將遺骸傳送到上帝的光。
6. 一旦完成後，用第七界能量清洗自己並繼續保持連接。

要永久阻止該人被植入，請使用信念挖掘。

能量測試：

「我不受攻擊。」

「我知道如何不成爲受害者而生活著。」

21 動物療癒與溝通

有很多人最好的朋友是自己的寵物，牠們是無條件愛的本質。有些人對寵物的依附很深，把牠們當作自己的孩子一樣。

當你「進入」跟動物說話時，你需要了解到大部分的動物都不能理解你說的話。與動物溝通更實際的方式是在心裡建構圖像，然後用念力傳達到動物的意識。大部分的動物無法用直覺去傳達字眼，但牠們可以使用感覺、情緒以及圖像。

去理解傳送感覺和傳送文字之間的差異是非常重要的。你正在傳達情緒給動物。

在野外，動物能夠察覺到你的恐懼，因此傳達牠們很安全、你也很安全的感覺是重要的。對牠們來說，接收直覺的愛是十分容易的。

如果你發現你處在一個被動物威脅的情境下，千萬別投射「不要咬我」這個想法。投射任何關於被咬的景象，也許會造成錯誤解讀，你可能因而造成咬傷事件。相反地，如果你發現自己和侵略性強的動物待在一起，要對動物傳送純粹的愛，並慢慢移動離開。傳送愛的影像可能不會對所有的動物都起效用，但無論如何，當處理動物相關事務時，勇者勝在謹愼。

有人曾經說過，動物的反應靠的完全是動物的本能，只有人類才有想像力——這個人一定沒有研究過動物。動物有很強的想像力以及處理問題能力。牠們作夢的方式就跟我們一樣。而且有些動物（例如狗和貓），能了解語言——不只是幾個片段的字，而是完整的句子。

就像人類一樣，動物也會有長期憂鬱。舉例來說，如果你養了一隻憂鬱且無精打采的狗，你就應該投射該動物在快樂的情境裡，而主人是牠的朋友，給予牠關愛。

療癒動物是非常容易的，甚至能從很遠的距離做療癒，牠們對療癒的反應很好。但首先，上去先詢問牠們的高我是否同意進行療癒與挖掘再將動物裡的疾病送走，並傳送至造物主能量中，然後再投射動物強壯且健康的情緒或感覺。

另一種療癒動物的方法是投射強壯且健康的影像。

馬兒的療癒速度很快，但他們不喜歡感受到疼痛。在見證療癒前可能要先減輕牠們的疼痛。

你或許也需要對動物的主人進行療癒，因爲動物時常會吸收到主人的病症，在寵物與主人的共生關係中，寵物會嘗試透過吸收情緒或疾病來治癒自己的主人。但儘管動物能夠吸收病症，牠們通常無法清理去除。這就是爲什麼定期清理寵物負面能量那麼重要的原因。處理寵物的負面能量，只需要簡單的上到第七界，並下指令送走負能量即可。

θ

動物通常能快速的反應，但若沒有，牠們可能需要挖掘與下載感覺。動物可能需要的感覺如下：

「我理解接受愛的感覺像什麼。」

「我知道被愛的感覺像什麼。」

「我知道自己重要的感覺像什麼。」

「我知道如何活在沒有被遺棄的日子裡。」

22 有關靈魂的事物

有好幾年的時間，我都一直夢見最終會相遇的那個伴侶。我知道他會有一頭咖啡色的頭髮和一雙藍色的眼睛。隨著時光流逝，我還知道他來自於蒙大拿，我知道他會是一個牧場的工人或是一位農夫；我無法確定會是哪一個，但是我知道會是兩者之一，而且我也知道他會有一個孩子。當我開始夢到他時，我知道他那時是已婚狀態，但最後他會離婚。夢裡面我也看見他開著一台舊舊的藍白色卡車，而且他的孩子是個小男孩。

由於一些無法說明的原因，我無法直接接觸及到我最終會相遇的那個伴侶。我一直透過那個小男孩的夢境，試著去與他聯繫。我要那個小男孩去告訴他爸爸說我要出現了。有好幾年的時間，我一直都斷斷續續的夢到我是一隻很大的母狼，跟隨著狼群奔跑著。在我成爲狼的那個夢裡，我會跑去小男孩的夢裡面，試著去跟他溝通說我在未來的某一天會去見他爸爸。到後來我才知道這個持續發生的夢境，嚇壞了這個小男孩，每天在他醒來時會大聲尖叫跟哭泣。這些夢重複發生了好幾年，而我想要傳達的事也都沒有成功。

在這段期間，我總這樣在心裡稱呼他：「我的那個來自於蒙大拿的他。」我一次又一次的詢問造物主他的名字到底叫什麼，但是我老是被簡單的告知我的那個他來自於蒙大拿。

我會告訴我的朋友們關於我想要何種類型的男人，我希望我「命中注定」的他是來自於蒙大拿。我曾經跟一位朋友討論過，我也明白到那時我已經開始在顯化我的靈魂伴侶了，因為我開始很明確的指出我需要的是一個怎樣的男人。我告訴她我要的是高大而且有著藍眼棕髮的男人。我還告訴她，他必須要很穩定、而且我眞的要的是我夢中的那位男人，而他來自於蒙大拿。

一九九七年，我遇見一位名叫蓋伊．斯蒂博（Guy Stibal）的男士（你懂嗎？stibal 的發音很像「穩定（stable）」）。當我再次見到我的朋友時，她聽到了這個人的姓，然後說「天啊，你眞會顯化！」蓋伊是一位農夫也是一位牧場工人。他大部分時間都在愛達荷州的家族農場裡耕種，他夏天時會在蒙大拿州的牧場工作。他告訴我，他的兒子已經很長一段時間都夢見了狼，牠們不停地進入他的夢中並驚醒他。我曾經在夢中如此詳細地看過這個男人，而當我眞的遇見他時，我以為造物主正在跟我開玩笑，因為這肯定不是那麼容易發生的事。

直到今天，我才知道造物主會告訴你，你所需要的所有答案。我丈夫的名字是蓋伊，他來自於蒙大拿州——我的那個他來自於蒙大拿。在這次旅程中，他是我的伴侶，在我們前往世界不同地方教人們的過程中，他完全支持我創建希塔療癒。這個故事是獻給他的，我也要告訴你，這提醒著你要相信自己的直覺力。

靈魂伴侶

許多人對「靈魂伴侶」這個詞感到困惑。造成這種混亂的大部分原因是因為每個人在地球上都擁有超過一位以上的靈魂伴侶。靈魂伴侶是你在某個時空早就認識的人——前世。靈魂伴侶有時可以跟你很契合、有時不行，但你的心會不由自主的記得及愛他們。靈魂伴侶有磁力能讓你心跳加速、手心冒汗。靈魂伴侶有特別之處，就是看到他們時你會感到興奮；而當你們分開時，你會迫不及待地想再次見到他們。

我相信自一九九八年以來，更多的靈魂伴侶已經找到了彼此，而且比歷史上的任何其他時間還要多。這是由於地球電磁波磁場的改變和我們靈性上的發展，我們終於開始懂得愛自己。當你眞正愛自己時，你已經爲擁有靈魂伴侶做好了準備。因爲靈魂伴侶可以讓你快樂，但也有可能能撕裂你，取決於你對自己的看法。如果你還沒有到達能眞正愛自己的時間點，那麼靈魂伴侶的關係有可能會讓你很憤怒，因爲你們意見會不同。

只要你開始眞正的愛自己，一個很有趣的能量會打開你的心輪，這個能量會刺激你的性脈輪，吸引你的靈魂伴侶。當你開始吸引你的靈魂伴侶時，你也會吸引其他的人，因爲你的臍輪會開啓。不過不是每個被你吸引的人都是你的靈魂伴侶。爲自己帶來正確的靈魂伴侶並且一起走下半輩子的人生道路是非常重要的。

當你上七去要求靈魂伴侶時要格外小心；要確切地知道你要求的是什麼，這樣當你找到那個人時，你就能馬上辨認出來。此外，在向造物主請求靈魂伴侶時，請確保要求一個完全適合你的靈魂伴侶。有些人會感到困惑，而向造物主要求一個「雙生火焰」。雙生火焰是一個跟你一模一樣的人，除非你眞的很喜歡自己，否則你不會覺得這種匹配是適合的。

還要記住，另一個人並不能幫助你完整；你必須先讓自己完整。如果你不是一個完整的人，你將無法爲你的兩性關係提供任何東西。

靈魂伴侶是在地球進化的一部分。我們需要進化的一部分是學會接受他人是誰以及他們是什麼。非常重要的是，你不要對一個你沒有看過的伴侶如此的浪漫化。「愛情是盲目的」一詞也適用於靈魂伴侶。當你找到你的靈魂伴侶時，你必須無條件的去接受他們的身份。一對眞正的靈魂伴侶可以一起揚昇和進化。

許多人天性慷慨，並且傾向於給予。因而，他們吸引的會是並不是那麼慷慨的靈魂伴侶，並在這兩性關係中所給予的會比獲得的更多。要確保你已經準備好讓靈魂伴侶回饋你給予的愛。一定要確定你能夠接受並感到快樂，而且可以接受並去接收愛。能量測試「愛會讓人受傷」的信念，並用造物主告知你的信念取代舊有的信念。

確認你是否已經爲靈魂伴侶做好準備的最佳方法是挖掘信念。

能量測試：

「我相信我可以被另一個人所愛。」

「我能夠從另一個人身上去接收愛。」

「在這世界的某個地方會有個屬於我的人。」

這些信念也應該出現在對方身上，讓他們成爲最適合你的靈魂伴侶。在解讀諮詢中，我常常聽到女人們說：「現在的男人越來越爛，都沒什麼好的男人了。」結果，她們所找到的眞的只有很爛的男人而已。我從那些來跟我諮詢的男人口中也聽到了同樣的話。他們說：「現在的女人只會利用男人而已，其他什麼都沒有。」因爲這是他們所相信的，所以他們顯化了這一切。你的潛意識會帶給你你所認爲的一切。

有個很爭議性的議題，一個人是否可以愛一個以上的人。在幫成千上萬的人療癒過後，我發覺到有一夫一妻制的基因以及非一夫一妻制的基因，我相信一個人肯定愛的不會只有一個人。但我也相信存在著更高進化的靈魂，是要完全地去愛一個人的。我相信，當你說愛的不止一個人時就是一種逃避，因爲那樣你就沒有義務去完全了解一個人，並且成爲一個好的伴侶並給他們承諾。

重要的是要知道靈魂伴侶就在那裡，而且很可能正在找尋你。在你的人生旅途中，找到一

θ

個完美的靈魂伴侶是可能的。

靈魂伴侶的原則

- 靈魂家族和靈魂伴侶是在其他時空就認識的人。我們似乎認得他們而且也能容易的讀透他們的心思。靈魂家庭大抵會一起穿越時空。
- 當今有比以前更多的靈魂伴侶可以選擇。一個人可能會有很多的靈魂伴侶。不限年齡、外型、高矮胖瘦。每個人都有一個以上契合的靈魂伴侶。
- 在呼喚你的靈魂伴侶之前，你必須要先愛自己。一旦你顯化一個靈魂伴侶，你會以你進化的程度從造物主那裡召喚與你品質相當的伴侶。
- 人會因爲彼此負面信念或正向信念的共同點而互相吸引。你應該盡可能多消除負面信念，並且去做感覺下載讓自己能夠吸引最好的人。
- 雙生火焰就像你一樣。他們像鏡子般反映出你自己，這可能並不是好事。
- 當你透過希塔技術或其他顯化方式去吸引你的靈魂伴侶時，請注意你也會吸引其他人，因爲你的性脈輪將是開放的。在下指令的過程中，重要的是要說出「我已經擁有最適合我的靈魂伴侶」，而不是說「我需要一個最適合我的靈魂伴侶」。
- 你應該根據你的喜好明確的說出你接受的是異性或同性。

• 列出你想要吸引的靈魂伴侶清單，並在下指令中說出完整清單。

• 適合你的靈魂伴侶會和你一起順流而行。你會與這個人緊密配合，幾乎沒有摩擦。通常你們可以一起做信念挖掘。

• 人生就是一個選擇。如果你想離開現在的關係，那就是介於你和上帝之間的事。問上帝你的關係是否可以（或應該）被解救以及如何被解救，然後決定是否要要求一個新的靈魂伴侶。

• 不要要求一個完美的靈魂伴侶，因為那個人太完美了。相反的，就去請求一個最適合你的靈魂伴侶。

• 如果你希望在性關係上完全忠誠，請指明你們有一夫一妻制的基因（並非所有人都有）。

呼喚最適合你的靈魂伴侶

1. 集中意念到心輪，想像自己與大地之母連結，是一切萬有的一部分。
2. 想像能量從你的腳底向上湧現，打開身體各處脈輪直至頂輪，並在頭頂出現一個身置其中的美麗光球，一直往宇宙移動。
3. 超出宇宙、越過白色的光、越過黑色的光、再越過白色的光、穿越了金色的光，越過果凍狀的物質，我們稱之為法則，進入似珍珠光澤的白光之中，進入第七存有界。

4. 下指令或請求：**「一切萬有的造物主，我下指令或請求把最適合我的靈魂伴侶帶到我面前。他有（特質）。謝謝你！完成了，完成了，完成了。」**

5. 見證召喚契合的靈魂伴侶的指令被送出去。

6. 一旦完成後，用第七界能量清洗自己並繼續保持連接。

靈魂碎片

正如我們已經看到的，靈魂碎片是一個人遺失的原能量，是在緊密的情緒邂逅之下遺失的。靈魂碎片是透過歷史層面進行交換。靈魂碎片比心靈能量更複雜，它是你收到的另一個人生命力的一個碎片，也是你給另一個人的一個碎片。這些交換可能是負面的，可能是正面的，也可能會讓人在精神上產生疲憊。

靈魂碎片可能會以下列方式丟失或交換：

- 可能會因爲我們常常分享人生中摯愛之人的死亡而遺失。
- 可能會在我們的婚姻或兩性關係中，因爲自己是不斷付出的那方而遺失。當你從過去的性伴侶中拉回你的靈魂碎片時，你也將帶回雙方之間所有交換的ＤＮＡ。
- 當某人生病時，我們可能會有意識或下意識地因本能的關切心，向他們付出自己一部分的靈魂碎片來療癒他們。

- 被強暴或虐待也可能會丟失靈魂碎片。

靈魂碎片可能是我們離開某人多年後仍然想到對方的原因，並且無法從記憶中健康的切割。例如，如果你不斷想著前夫，可能的原因是你可能仍然攜帶著他的靈魂碎片。請理解一直想著對方並沒有錯，但請確保你沒有繼續把你的力量交給他們，而他們也沒有一直從你手中奪走力量。

要從特定的人身上釋放和替換靈魂碎片，請下指令將你們之間交換的所有靈魂碎片沖洗乾淨並返回給雙方，如下所示：

收回靈魂碎片的技巧

這個練習將為你的靈性力量做出令人不可思議的事情。

這裡敘述了兩個過程。一個是對另一個人；另一個是針對自己的。

1. 集中意念到心輪，想像自己與大地之母連結，是一切萬有的一部分。
2. 想像能量從你的腳底向上湧現，打開身體各處脈輪直至頂輪，並在頭頂出現一個身置其中的美麗光球，一直往宇宙移動。

3. 超出宇宙、越過白色的光、越過黑色的光、再越過白色的光、穿越了金色的光，越過果凍狀的物質，我們稱之為法則，進入似珍珠光澤的白光之中，進入第七存有界。

4. 下指令或請求：

對於其他人：「萬有的造物主，我下指令或請求把世世代代、永生及目前在（個案名）身上，釋放所有不屬於他的靈魂碎片。在光中清理後送回靈魂碎片主人身上。謝謝你！完成了。完成了。完成了。」

對於你自己：「萬有的造物主，我下指令把世世代代、永生及目前在（人名）身上，釋放所有不屬於他的靈魂碎片，在光中清理後並歸還給（說出自己名字），下指令屬於（對象名字）的所有靈魂碎片從（自己名字）身上釋放出來，並在光中清理後送回靈魂碎片主人身上。謝謝你！完成了，完成了，完成了。」

5. 見證靈魂碎片回到主人身上。

6. 一旦完成後，用第七界能量清洗自己並繼續保持連接。

從過往關係中進行精神離婚

許多人擁有的一個隱藏信念是，即使他們已經與伴侶分開或在現實中已經離婚，他們仍然認為他們與某人是結婚狀態，如果他們仍對另一個人有很深的依戀時，那麼無論他們結婚與否都無關緊要了，在潛意識的層面上他們仍然認為他們是結婚的。讓他們進行能量測試，看看他們是否認為他們在能量上仍與某人還是結婚的狀態。會出現的信念是「我與（人名）是結婚的。」你會很驚訝在過往的愛情中，你與好幾個人並沒有切斷當時的承諾。

精神離婚的技巧

1. 集中意念到心輪，想像自己與大地之母連結，是一切萬有的一部分。
2. 想像能量從你的腳底向上湧現，打開身體各處脈輪直至頂輪，並在頭頂出現一個身置其中的美麗光球，一直往宇宙移動。
3. 超出宇宙、越過白色的光、越過黑色的光、再越過白色的光、穿越了金色的光，越過果凍狀的物質，我們稱之為法則，進入似珍珠光澤的白光之中，進入第七存有界。
4. 下指令或請求：**「萬有的造物主，下指令或請求（某人名字）從這個結婚承諾中用最高最好的方式被釋放出來。謝謝你！完成了，完成了，完成了。」**
5. 見證兩個人之間的聯繫能量被送到造物主的光。
6. 一旦完成後，用第七界能量清洗自己並繼續保持連接。

23 顯化

在希塔療癒中，顯化的觀念指的是：相信可以利用一切萬有造物主的力量在物質世界中創造某種事物。

我們每一個陳述、思想和行動都反映在我們生活的表現中。每個決定都是根據我們選擇創造的鏡像所反映出來的。我們的想法和說法直接關係到我們的顯化對我們有利還是有害。如果你經常說你很窮，你就會；如果你經常說並且認爲你的財力充裕，那麼你也會如此。因此，保持積極的心態是至關重要的。

在決定你想要在生活中體現什麼時，最大的挑戰是決定你眞正想要的是什麼。許多人不知道他們生活中想要什麼，因此他們從不創造。大部分的人認爲他們的人生正在引導他們，他們並沒有在引導自己的人生。這些人老是跟著主流意識生活，並等著看看將會發生些什麼。

事實上，我們正在創造自己的實相，因此有可能表現出這世界所能提供的最好東西。但是你必須先確定你人生中想要的是什麼。

正如我已經告訴過你的那樣，當我向造物主詢問要看見眞相時，我收到的東西比我想要的多更多。我能證明最深奧的事實是，我們有能力改變自己的實相。眞理法則顯示讓我看到，通過造物主來顯化是有可能的。我被帶到了存有的第七界，在那裡我可以往下看到我生命中的能量。法則說：「看！你可以改變任何東西！你所要做的就是上去。現在低頭看看自己，低頭看看你生命的能量和下指令去改變，它將會完成。」

從我所認識的那個崇高之處、作爲存在的第七界，我很勉強地去深入了解我生命的能量，並顯化出我想要的改變。我見證到這個改變開始形成，而法則消失了。我回到了我的身體，去反映夜晚的奇怪事件。讓我感到驚訝的是，在很短的時間內，我所顯化出來的一切全部都實現了。

我們都生活在我們自己的小世界、我們自己的現實版本，我們都忙於做自己的事情，努力適應並像其他人一樣努力。我們認爲其他人就像我們一樣，但他們不是；也許類似，但不完全像我們。每個人都很獨特。當你上到存有的第七界時，你可以看到自己和你的世界，看看你人生中發生了什麼。從這個角度來看，你可以下指令做最高和最好的改變（見下文）。

即時顯化

在眞理法則告訴我如何顯化之後，我開始能作即時的顯化。我做的解讀越多，我在更深度希塔狀態下的次數就越多。即使我沒有在解讀的情況裡，我也能處於輕微的希塔波狀態，似乎我所說的和想到的很多東西都會在不久的將來實現。這些即時顯化開始發生的時間，和在我想到它們的時間是很接近的，有時甚至是在我說完之後，就馬上顯化。當我在解讀時提到我想要的東西，它們就開始實現了。

托帕石戒指

我幫一位女人做解讀時，問她在哪裡買到她所戴的漂亮紫水晶戒指。我提到我希望有一個藍色托帕石戒指；當我提到這個聲明時，我無疑是處在希塔波狀態。我記得我所想要的是一個非常漂亮的戒指，我就把這個想法留住也沒多想。兩天後，我收到了來自其他合作方寄來的禮物，正是藍色托帕石戒指！

紫晶洞

在戒指事件發生後不久，我和一位朋友談話，並提到我想要在我療癒室的角落裡放一座大的紫水晶洞。我告訴她我希望水晶洞大約有六十公分高。幾天後，有位男子走進我的辦公室，告訴我他有一件東西應該是屬於我的，正是一座紫水晶洞。他需要有人幫忙和他一起搬水晶過來，因爲水晶洞重一百多公斤，高約六十公分，寬爲七十五公分左右。

在此之後，顯化的強度開始增加。容器裡的液體會自動填滿，我所想到和談論的東西也開始進入我的人生。我的油箱甚至自行填滿，我車身的一個大凹痕也自行恢復原狀。其他人也見證了這些事情的發生。

多年前來到我客廳的眞理法則，每年仍然至少會拜訪我兩到三次，看看我在人生中顯化出什麼並給予我進一步的指引。法則提醒我的是，我可以顯化出什麼東西。法則向我顯示了我們認識世界的方式是幻相，以及我們只認爲我們在這裡。我們的DNA只需要重新編排，如此一來就能用光以那每一百六十億分之一秒的速度改變細胞，並創造和重建我們的存有界。

不同形式的顯化

所談論的事情有時會在你的生活中顯化出來，這種情況發生的機率約爲百分之三十至四十。使用視覺冥想能使機率增加到接近百分之五十。但是在希塔波的狀態下，則可以增加更多的可能性。在顯化的同時也處於希塔波狀態之下，將使顯化的機會增加到大約百分之八十至九十。

顯化的原則

你只被允許去顯化自己的人生，而不被允許去顯化其他人的事情。例如，你不能爲你的配偶去做顯化工作。你也不能指定某人來愛你。不管你有多麼想要他們來愛你，這只能取決於他們的自由意志。

你也可以使用這種技術來顯化人生中新的指導靈。但是，在這麼做的時候，一定是要求比你更聰明的指導靈，但不是非常聰明到讓你無法理解他所說的話。

當你做任何顯化的時候，要記住一件重要的事是，你會得到你所要求的。顯化要求要用最高最好的方式來進行。如果你需要錢，請注意，你要以最高和最好的方式去提出要求，就像你不會希望顯化你自己獲得的一大筆錢是從意外保險索賠中而來。

總結一下：

- 我們創造自己的實相。
- 你無法顯化出特定某人的愛。
- 你只被允許顯化自己的人生。
- 你可以使用顯化的方式來引入新的指導靈。
- 具體說明你的要求。如果你要求要很有錢，請以最高和最好的方式來獲得。
- 確切地知道你想要什麼，「逐字逐句」的講清楚，並在你顯化禱告中「逐字逐句」精準的說出來。
- 注意口語和直接的思想形式，因爲這可能會給你的人生帶來好的或壞的顯化。你說什麼、你的想法都能創造你的人生。

• 要用正向的肯定句陳述你所想顯化的，例如：「我已經擁有了！」
• 不要下指令你想變成誰；而是要下指令要成爲最好的你。

以下是兩種顯化的技術。第一種是眞理法則顯現給我看的，另一個則是列成就清單來顯化。

用第七界的顯化方式

如果你想爲自己創造一些東西，進行如下：

從存有的第七界顯化出來的過程

1. 集中意念到心輪，想像自己與大地之母連結，是一切萬有的一部分。
2. 想像能量從你的腳底向上湧現，打開身體各處脈輪直至頂輪，並在頭頂出現一個身置其中的美麗光球，一直往宇宙移動。
3. 超出宇宙、越過白色的光、越過黑色的光、再越過白色的光、穿越了金色的光，越過果凍狀的物質，我們稱之為法則，進入似珍珠光澤的白光之中，進入第七存有界。

4. 看看你的人生，看看發生了什麼；看看需要改變什麼事情。

5. 想像你的人生猶如一個巨大的泡泡，你自己像個巨人般從第七界伸出你的手臂，將手臂伸入泡泡中去攪動你的人生，創造改變的能量。

6. 執行此操作時，請下指令或請求去詳述你想顯化的事物。

7. 去見證你剛才下指令或請求要顯化事物的過程；體驗這過程就像它已經實現了。

8. 一旦完成後，用第七界能量清洗自己並繼續保持連接。

只是要小心你所想要的，因爲你有可能會得到它！

顯化冥想—成就清單

顯化的下一步是讓你的大腦去接受並且執行不止一件事。每個成就都應被延伸到另一個。

列出你想要的十件事，並告訴自己在生活中已經擁有這些了。

潛意識會將列表視爲「購物清單」，然後檢視這些主題，讓其一個接一個地實現。

這種心態可以讓你的潛意識能一直前進，並推動潛意識超越生存意識而達到富足意識。

冥想的過程

1. 集中意念到心輪，想像自己與大地之母連結，是一切萬有的一部分。
2. 想像能量從你的腳底向上湧現，打開身體各處脈輪直至頂輪，並在頭頂出現一個身置其中的美麗光球，一直往宇宙移動。
3. 超出宇宙、越過白色的光、越過黑色的光、再越過白色的光、穿越了金色的光，越過果凍狀的物質，我們稱之為法則，進入似珍珠光澤的白光之中，進入第七存有界。
4. 想像一下，你在第七存有界中，拿著一份自己的顯化清單。
5. 發出命令或請求：**「一切萬有的造物主，我命令或請求這個清單上的所有東西，現在都已經在我的生活中，而我已經擁有了。謝謝！完成了。完成了。完成了。」**
6. 想像一下擁有清單中的所有一切……

「握住你的靈魂伴侶的手的感覺是什麼？」

「知道自己被完全愛著的感覺是什麼？」

「還清房貸的感覺是什麼？」

「讓愛的能量流過你身體的每個細胞，感覺如何？」

「想像一下被完全愛著的感覺如何。」

7. 當你完成想像時，即擁有清單上面這些事情的真實感覺，用第七界的能量沖洗自己，繼續保持連接。

請注意，你可能會對要顯化的內容有障礙。找到顯化障礙點的最佳方法之一是：想像一下，現在在你的生活中如果已經有你要的顯化，會發生什麼？如果顯化進入了你的生活，問問自己，如果我已經擁有這些了，最糟糕的事情是什麼？或者，如果我已經擁有這個會發生些什麼？

如果你的顯化引起問題或恐懼，請進行挖掘工作以找到並取代信念。教導你自己對擁有這些顯化毫無疑惑或恐懼的感覺是什麼。

24 解讀未來

還記得在西元一九九九年引起恐慌的千禧蟲（Y2K）事件嗎？當時傳說一到二〇〇〇年的時候，所有電腦將會大當機。許多人認爲屆時社會將陷入一片恐慌、混亂並進入無政府狀態，電子用品也無法使用，甚至街上會出現民眾暴動——全是因爲電腦無法分辨數字。

我的個案都問我，這個逐漸逼近的假想災難會帶來什麼後果？當我上七去向上帝問千禧蟲事件該怎麼辦時，上帝回答說：「一切都會沒事的。」我問了一個特別的問題，而上帝也給了我一個特別的回答：「沒事的，災難不會發生，一切都會沒事的。不過之後馬上會有一波發電機的大拍賣。」對我來說，接受這個答案需要對神有非常堅定的信仰，因爲群眾意識造成了一陣歇斯底里的恐慌，並喊著「我們都完了！」我的朋友凱文確信千禧蟲事件會發生。甚至有位個案，她是現役上校軍官的太太，也跟我說要注意安全，待在家不要出門。但我相信上帝給我的答案，告訴所有我認識的朋友，「一切都會沒事的。」我甚至打算在除夕夜辦個百樂餐聚會，邀請我在身心靈界的朋友參加。他們都有回覆，不過大多都是禮貌地拒絕，他們生怕離開家裡。結果只有四個人來，而恐懼的原因是害怕當十二點一到將會有事情發生。午夜來臨，災難沒有發生，千禧蟲事件也沒發生，就如同上帝所說，「一切都沒事。」這說明了我們不該讓恐懼支配我們、不該讓電腦控制我們，也不該讓群眾意識干擾我們在解讀未來中對事實的看法。

一趟旅遊中最令人印象深刻的，除了目的地之外，就是旅行的過程。未來一向都能改變，在未成定局前，會隨著我們作出不同的選擇而漸漸有所改變。

關於解讀未來的眞理，就是透過自己的想法、行爲、行動去創造自己的未來。只有治療師才能告訴個案當下自己正在創造什麼。個案可以透過改變自己的生活型態與模式以改變治療師所看到的事物。舉例來說，一個人在快要失業的時候，可以改變讓自己失業的負能量以避免失業而保住飯碗。同樣地，如果治療師預見個案未來會離婚，則會建議個案再給彼此一個機會，避免日後眞的離婚。

對你的個案解釋此點相當重要。讓他們知道你看見他們當下正在走的那條路。但生命有無限的可能性，未來也是不斷變化。當你每一次給個案意見的時候，他們會改變自己的生活方式與模式；也正因為如此的改變，他們便改變了原本的未來，而能走向新的未來。

解讀未來是非常重要且強而有力的事。你必須要非常小心且不能誤導個案作出你替他們作的決定。你不能告訴個案該怎麼選擇或該怎麼過日子，這並非你職責所在。你也不能告訴個案要離開正在傷害他們的人，你只能告訴個案你所看見的可能性與最可能發生的未來。所有關係到個案目前面臨到的狀況而需作出的決定，必須要由他們自己做選擇。我們每一個人都互相交織出一塊圖片，就像是我們生命中的一小片拼圖。

信任答案

當解讀未來時，理解造物主會明確地回答問題是非常重要的一件事。舉例來說，我有位女性友人不停問我，她下個眞命天子到底在哪裡？我便替她進行解讀，我不斷地替她找她的眞命天子，看了一遍又一遍，最後發現她要找的眞命天子會邀她喝咖啡三次。眞命天子的父親是坐著輪椅，而女性友人會成為那個眞命天子父親的看護，而且她要找的眞命天子就在她身後。自此，女性友人就很沒耐心的等著她的眞命天子到來。

女性友人在一家安養院工作，而在她照護對象中，有一位就是坐著輪椅的男子。在照護的過程中，她遇到了男子的兒子；兒子去探視父親的時候，邀她去喝咖啡三次，而且也問了她好幾次她的電話號碼，最後，女性友人不情願地只好給了他。但是他卻弄丟了她的手機號碼，於是只好在電話簿上找她的名字及號碼。當女性友人接到他的電話時對他說的話很震驚：「我的天啊！這太不可思議了，你就住在我家後面。事實上，你臥室的窗戶剛好就對著我的後院。」

當我向造物主問說，那位眞命天子在哪裡的時候，造物主回答：「就在她身後。」我問了個非常明確的問題，而我也得到很具體的回答。當下聽見答案還覺得一頭霧水，但事後才了解這個答案精確無比。

你越是使用這樣的技巧，你問問題的措辭就會更好。據經驗來說，你會把問題問得更好，把答案解讀得更精確。而且你要記得讓希塔療癒來替你工作，你必須堅持自己的見解，而這也是希塔療癒本身最具挑戰的地方。

未來解讀的原則

有時候，你會發現眼前的個案對未來有所疑惑。然而因爲我一直與造物主保持連結，所以個案的不安與困惑對我來說並非棘手的問題，這一切都是造物主在解讀未來。儘管如此，仍然還是有些原則需要遵守。

向個案解釋未來並非固定不變，每一個人的未來都有許多的可能性。未來會隨著我們的選擇而改變，我們的選擇則會因爲其他人而有所改變。我們皆有自由意志能創造美好的未來或是艱困的未來。當你對個案進行未來解讀的時候，要給個案看見根據他們自身選擇所產生的最有可能的未來。

問題範例：個案問：「我會被開除嗎？」你要回答：「會啊！如果你不做好份內事，就會被開除。如果你想要保住飯碗，就必須要對工作專心致力。」

解讀未來流程

1. 集中意念到心輪，想像自己與大地之母連結，是一切萬有的一部分。
2. 想像能量從你的腳底向上湧現，打開身體各處脈輪直至頂輪，並在頭頂出現一個身置其中的美麗光球，一直往宇宙移動。
3. 超出宇宙、越過白色的光、越過黑色的光、再越過白色的光、穿越了金色的光，越過果凍狀的物質，我們稱之為法則，進入似珍珠光澤的白光之中，進入第七存有界。
4. 下指令或請求：**「一切萬有的造物主，我下指令或請求讓我解讀〔受讀者名字〕的未來，謝謝！完成了，完成了，完成了。」**
5. 個案的頂輪進入他們的身體，將你的意識抽離，將視線聚焦在個案身體的左邊（你的右邊）。
6. 讓個案問問題，並且進入他們的生命中。你會看到個案人生的現在、過去、未來一幕幕閃過，問造物者這些閃過的片段哪個是現在、哪個是過去、哪個是未來，造物者將會一一顯示給你。你會看到對正在發生之事情的真實描述。

7. 一旦完成後，用第七界能量清洗自己並繼續保持連接。

θ

當個案的信念被移除或者被取代的時候，他們的未來將會自動改變。當任何的信念挖掘工作告一段落的時候，解讀未來是個好辦法。

25 DNA

我已經幫助你理解這個星球上每個生物體內的機制和奧秘，包括DNA的解釋。幾年前，我被引導在能量療癒的概念中，於DNA的層面上可以做DNA活化和基因取代的過程（參見以下兩章）。這兩種技巧，能在非常細微的程度上進行療癒修復，在DNA如此微小的世界裡，它是一個獨立的宇宙。

DNA（去氧核糖核酸）被視爲包含維持細胞和複製自身所需的所有遺傳信息的資料庫。實際上，它是細胞功能的藍圖。爲了實現這些功能，DNA必須有一個詳細的藍圖，用以合成完成細胞各項活動所需的酶。如果該藍圖有任何部分缺失或不準確，則該細胞將無法正常工作甚至死亡。因此，DNA可以說是生命的藍圖。

DNA存在於組織細胞的細胞核和粒線體中，在細胞核裡有兩種形式：染色質或染色體。染色質由包裹在組織蛋白核心周圍未捲繞的DNA鏈組成，類似於帶著珠子的繩子（珠子結構稱爲核小體）。當細胞開始繁殖過程時，染色質會變得更緊密捲曲，並轉變成微小的桿狀染色體。

ＤＮＡ由兩條以雙螺旋形式、彼此扭轉的核苷酸分子長鏈所組成。這些長鏈由稱爲核苷酸的結構單元（磷酸基團、五碳去氧核醣和有機鹼）組成。ＤＮＡ鏈的有機鹼可以是以下四種之一：鳥嘌呤（G-guanine）、胞嘧啶（C-cytosine）、腺嘌呤（A-adenine）與胸腺嘧啶（T-thymine）；由於其特殊的分子結構和電學模式，鳥嘌呤只會與胞嘧啶結合，腺嘌呤只會與胸腺嘧啶結合。去氧核醣和磷酸基團連接形成核苷酸分子鏈的主鏈，而附著於該ＤＮＡ骨架的去氧核醣是有機鹼。這些有機鹼通過弱氫鍵與第二鏈ＤＮＡ分子的鹼基結合。

ＤＮＡ長鏈中每連續三個核苷酸就會構成一個被稱爲三聯體或密碼子的序列。每個三聯體包含二十種胺基酸中的一種編碼，這些氮基酸能轉譯爲蛋白質，以用於蛋白質合成。這是構成蛋白質中的構建單元。有時需要幾種三聯體組合來設計胺基酸。每段ＤＮＡ中的序列決定不同蛋白質的合成。

ＤＮＡ含有遺傳密碼，能包含有指導化合物的合成反應以控制特定細胞功能蛋白質的遺傳密碼。基因則是ＤＮＡ分子的一部分。每個區段的核苷酸序列包含用於備製一種蛋白質分子的遺傳信息。基因告訴細胞如何合成作爲結構材料、酶和其他重要物質的蛋白質分子。

因此，基因決定了人的性別、眼睛顏色和膚色、頭髮顏色、血型等。

染色體位於細胞核中，由所圍繞的蛋白質框架盤繞的ＤＮＡ分子組成。生物體細胞內的染色體數量因物種而異。例如，家貓的細胞有三十八條染色體、狗的細胞有七十八條，人類的細胞則有四十六條。

人類基因組是在每個細胞的細胞核中所發現之四十六條染色體裡編碼的一組遺傳信息。染色體分爲二十三對；每對中的一條染色體遺傳自父親，一條來自母親。

因此，人類基因組是由對應於每條染色體上非常長的DNA分子所組成。沿著這些DNA分子排列的即是基因。人類基因組計劃❶的任務是確定每個人類基因的核苷酸序列、位置和身份。該任務是靠著對DNA進行測序的自動化機器以及用於搜索和識別基因的電腦程序。人類基因組計劃的草稿於二〇〇〇年夏天完成。

如果你從一個細胞中去拉開DNA的螺旋，它會伸展成九十公分長左右，十個原子寬。這條線的長度會比寬度長十億倍，寬度比可見光的最小波長要窄一百二十倍，用普通顯微鏡是看不見的。這個九十公分長的螺紋被捲成一個細胞，其細胞核的體積是針頭的百萬分之二。人類估計有十萬億個細胞，可能有二〇一一億公里的DNA。這個長度將可以繞地球五百萬次！

❶人類基因組計劃（英語：Human Genome Project，HGP）是一項高規模、跨國跨學科的科學探索巨大工程。其宗旨在於測定組成人類染色體（指單倍體）中所包含的六十億對組成的核苷酸序列，從而繪製人類基因組圖譜，並且辨識其載有的基因及其序列，達到破譯人類遺傳信息的最終目的。

科學家們對於人類基因組中至少有三分之一的DNA都不了解，過去他們稱之為「垃圾DNA」。對我們一些人來說，這些額外的DNA是一個未知的謎，如果你願意了解的話。

在一九八〇年代早期，科學家開發了一種精密的測量裝置，以證明生物細胞會發射光子。他們發現，在每平方公分的表面積裡，細胞所發出的光子每秒高達一百個單位，還表明DNA是這種光子發射的來源，這意味著DNA正在發射一定量的**可見光**。按體積計算，DNA的信息容量比我們最複雜的儲存設備處理量高出了一萬億倍，堪稱生物學的最高技術。

對於所有大小不同的生物，DNA及其機制都是相同的。從物種到物種的唯一變化是單位排列（醣）順序的不同。人們認為DNA至少保持三十億年不變，例如四百個人類基因與酵母中的相似基因相匹配，這意味著這個星球上的所有生命都有相同的構建塊，從最小的細菌到一頭八噸的大象都是如此。

共同發現DNA的科學家弗朗西斯·克里克（Francis Crick），寫了一本名為《生命的原始面貌：關於它的起源與本質》《*Life Itself：Its Origin and Nature*》的書，書中克里克指出DNA分子無法自行建構。DNA自我繁殖時，蛋白質是必需的，然而在沒有DNA藍圖的情況下，單靠蛋白質是不能自我繁殖的，為了有生命的生成，這兩種分子系統的合成是必要的。克里克估計，建構DNA的單一蛋白質出現的可能性很小，甚至是不太可能的。此外，導致我們今天所知的DNA——其複雜的事件鏈也不可能偶然發生的。克里克認爲DNA起源於**宇宙**。

科學研究發現，有一些被稱爲「主宰基因」（Master Genes）的基因序列就像開關一樣，可以控制數百種其他基因。這些主基因發送訊息以創建如複雜結構的人類眼睛。

在希塔療癒中，DNA是小宇宙，用來療癒身體這個大宇宙。要清楚說明的是，透過療癒不僅能使身體健康，而且還能治癒心靈和心理。這是改變發送到DNA的訊息來完成的。

26 DNA活化技術

「DNA活化」是造物主的贈禮，是我們開啓靈性禮物的開場白，使我們能夠生存在人類創造的環境毒物之中，並促進我們的第六感。作爲人類，我們現在正在進化，並正在喚醒我們靈性DNA中沉睡的部分。「DNA活化」正成爲地球集體意識的一部分。已有相當多的人在沒有治療師的幫助下，自發性的活化了DNA。許多人與生俱來已經活化了自己。

讓夢想成眞

造物主告訴我，當足夠多的人被活化時，將會提高整個地球意識的振動。發生這種情況時，人們將自動從共同的集體意識中活化起來。我相信這種活化將在未來十二到二十四年內自動發生。通過本書中的活化和其他技術，造物主有機會在我們進化的下一階段使用我們的直覺能力。這種進化是人類意識的下一個階段。

在活化過程中，我們正在活化DNA鏈及其現有的四十六條染色體，這些染色體爲大腦的主要細胞。線粒體DNA也會被活化。

我從一九九六年對自己進行DNA活化的那一刻起，生活開始有了改變。我記得我在按摩床上見證了自己大腦中的活化。當活化完成的時候，我起來而且知道我已經完全被改變了。我的第一個想法是「我要離婚」（但活化不是離婚的許可證），而在那之後，我找到了我的靈魂伴侶蓋伊。在接下來的日子和幾週的時間裡，我開始有著奇怪的靈性經驗。當我做按摩和解讀時，我的手會忽然隱形不見，我還親眼目睹冰箱裡的盛裝容器會自行填滿。我在幾秒鐘內看到了在我將消毒酒精灑翻並撿起之後，它立刻自動填滿。大多數已經進行DNA活化的人都會有類似的經歷。

松果體

位於大腦中部的是名為「松果體」的小腺體。這個腺體幾千年來皆被稱為「靈魂之屋」。最初，現代科學認為松果體是一種完全無功能的腺體（或其功能尚不清楚）。人們認為腦下垂體控制了體內的一切。然而科學界改變了這種觀點，因為科學家發現松果體會釋放出許多物質，而這些物質指導著腦下垂體的功能。在二十世紀六〇年代之後，科學家才發現松果體是產生褪黑激素的原因，褪黑激素以晝夜節律（生理時鐘）調節為主。褪黑激素是胺基酸色胺酸的衍生物，在中樞神經中也具有其他功能系統。松果體所產生的褪黑激素受黑暗刺激並受光的抑制。

要使用DNA活化技術，你不需要成爲一個科學家；但你應該知道松果體正好位於大腦的中心、頂輪的正下方和第三眼輪的後面。

主細胞

我認爲在松果體中所謂的「主細胞」，是體內所有其他細胞的操作中心。主細胞是身體內許多功能恢復的起點。其中DNA的染色體，是DNA活化的核心。

主細胞中有一個小宇宙，是所有功能的主要關鍵，運行著身體的一切，從我們頭髮的顏色到擺動腳的方式都與其有關。身體的所有部分都由染色體和DNA中的序列所控制。而在主細胞內部的則是青春與活力的染色體。

青春與活力的染色體

你的體內有四十六條染色體（每對有兩條，共二十三對），每條染色體都有兩條DNA鏈。最先兩條我們將要啓動的是位於主細胞當中的「青春」及「活力」染色體。染色體向來成對出現，所以如果你啓動了一條，顯然也必須啓動另一條染色體。

青春和活力的染色體被稱爲科羅諾斯（chronos，希臘的原始神，祂所代表的意思是時間），並且保持著對身體每天、每小時、每分、每秒的紀錄。它們還包含著有**影子螺旋**

（shadow strands）之稱的記憶材料。

影子螺旋

當你進入主細胞時，你會見證造物主開始構建染色體階梯的一部分，以形成陰影束的物理形態。這些是青春和活力染色體的無形記憶，等待被形成和被喚醒，幫我們記起並帶入一切萬有的造物主的能量。在人類的進化過程中，負面記憶和情感的積累改變了染色體和DNA的一部分，降低了我們對不同疾病的抵抗力。只有這些變化的記憶仍以影子股般的形式存在。

在DNA活化中，你將看到陰影鏈形成染色體階梯的新部分。梯子的這些新部分由胺基酸（醣）形成，從舊的記憶中構建新的鏈。你會看到它們一個接一個地建造，直到爬上梯子的八個梯級。每一面都算作一步，所以一共有十六個步驟。在這個攀爬和建造的過程中，你會看到一股股彩虹光進入到染色體，並在染色體頂端如有一頂美麗的珍珠色白帽覆蓋著，看起來像一條鞋帶。它叫做端粒，負責讓我們青春常駐。

端粒

端粒由重複序列和各種蛋白質所組成，並起到保護染色體末端的作用，可以防止染色體磨損，並防止染色體末端作爲雙鏈DNA斷裂處理。端粒酶是一種特殊的逆轉酶，可用於人類和其他許多生物體端粒的合成，但並不是所有的生物體都能合成。

隨著年齡的增長，端粒變得越來越薄而且受磨損；如果變得太短，可能會從封閉的結構中散開。有人認爲，細胞會檢測到端粒的脫落並視爲是DNA損傷，然後根據細胞的遺傳背景而進入細胞衰老、生長停滯或細胞凋亡的狀態。細胞凋亡是細胞死亡的一種形式，必須爲新細胞讓路，並將DNA中那些受損到可能發生癌變的細胞移除。未封端的端粒也會導致染色體的融合。由於這種損傷無法在正常的體細胞中修復，因此細胞甚至可能進入細胞凋亡。許多與年齡有關的疾病與縮短的端粒有關。隨著越來越多的細胞死亡或進入細胞衰老階段，器官會開始老化。這就是爲什麼見證端粒形成於染色體末端是如此重要的原因。

時間法則

當下指令完成活化時，造物主會在你的大腦可以接受的版本中顯示該過程。下一秒當你進入主細胞時，你就在彎曲時間法則。你正在做的工作只需要幾分之一秒的時間，所以爲了讓你眞正看到這過程，你的大腦必須放慢速度來讓你看清楚這過程。所以冥想並下指令：「**造物主，請顯示給我看。**」

活化過程

這是造物主顯示給我的過程：

第一部分：活化青春和活力染色體的執行過程

1. 集中意念到心輪，想像自己與大地之母連結，是一切萬有的一部分。
2. 想像能量從你的腳底向上湧現，打開身體各處脈輪直至頂輪，並在頭頂出現一個身置其中的美麗光球，一直往宇宙移動。
3. 超出宇宙、越過白色的光、越過黑色的光、再越過白色的光、穿越了金色的光，越過果凍狀的物質，我們稱之為法則，進入似珍珠光澤的白光之中，進入第七存有界。
4. 在冥想中下指令或請求：「**一切萬有的造物主，我下指令或請求開始啟動（人名）的青春及活力染色體。謝謝你！完成了。完成了。完成了。讓我看見松果體主細胞內的啟動過程。**」
5. 觀察成對的DNA鏈像梯子般一級接著一級活化，並在尾端蓋上端粒。有時這種過程發生得太快，以至於你可能不得不要求造物主重播一次。
6. 一旦完成後，用第七界能量清洗自己並繼續保持連接。

DNA活化的第一部分現已完成。

因爲在第一個程序中，你正從主細胞中對身體進行細胞改變，身體將開始清除毒素。有些人可能會經歷一次深層療癒的清理，及一段時間的排毒和淨化。其他人可能會在各個層面上體驗到毒素排出——從靈性上、精神上、情緒上和身體上。

一般來說，在兩個活化過程中應該要有一個間隔時間；或者，如果個案準備好接受這過程，你可以立即在第一步後即進行第二步驟。要判斷個案是否可以立即接收活化的第二部分，療癒師可以在第一部分完成時留在個案的空間中；當你在他們的松果體中，你會看到剩下的染色體開始自行復活。如果你看到這狀況，代表這個人已準備好進行第二次活化。你將見證其餘活化的四十四個股染色體上再新增十股青春活力染色體。

線粒體

在第二個過程中，你也將活化線粒體，從而加速這一過程。在細胞生物學中，線粒體（多個線粒體）是細胞器，其變體存在於大多數眞核細胞中。線粒體擁有自己的遺傳物質與製造自己的核糖核酸（RNA）和蛋白質的機制。細胞核中的四十六條染色體是藍圖，但線粒體能夠保持能量，三磷酸腺苷（ATP）讓全部的功能正常運行。線粒體有時被描述爲「細胞的發電站」，因爲其主要功能是將有機物質轉化爲三磷酸腺苷形式的能量。

通常，細胞中有數百或數千個線粒體，可佔據細胞質的百分之二十五。線粒體有自己的

DNA，並被內共生理論（endosymbiotic theory）所接受，來自於一種自由生活的細菌。

第二部分：活化剩餘的染色體

該過程的下一步如下：

1. 集中意念到心輪，想像自己與大地之母連結，是一切萬有的一部分。
2. 想像能量從你的腳底向上湧現，打開身體各處脈輪直至頂輪，並在頭頂出現一個身置其中的美麗光球，一直往宇宙移動。
3. 超出宇宙、越過白色的光、越過黑色的光、再越過白色的光、穿越了金色的光，越過果凍狀的物質，我們稱之為法則，進入似珍珠光澤的白光之中，進入第七存有界。
4. 在冥想中下指令或請求：**「一切萬有的造物主，我下指令或請求啟動剩餘的染色體。這喚醒了線粒體。謝謝你！完成了。完成了。完成了。讓我看見松果體主細胞內的啟動過程。」**
5. 一旦完成後，用第七界能量清洗自己並繼續保持連接。

之後的效應

根據每個人的健康狀況，DNA活化後可能會有一段時間的排毒作用。大多數人都會經歷輕微的清理，出現類似感冒的症狀，而且有些人會感到全身疼痛。我建議一個妙方，可以服用一點鈣，或一點螯合鋅。

言語會成眞

我發現一件事是活化完成後會持續發生的事，就是當你完成活化的時候，口語和強烈思想成爲現實的可能性會急劇增加。所以，一旦活化開始生效，重要的是保持積極的態度，確保有豐盛的生命進入你的人生。不要去想著你人生中的匱乏，因爲在活化之後你的言語和想法將會強大十倍，必須集中力量在正確的方向。

當你開始運用著精力充沛的DNA時，你生活中的消極層面將開始被積極層面所取代。

你保留的夥伴

DNA活化帶給我們更高的靈性振動，但我們的家人和朋友可能不會處於相同的振動頻率；且活化會加速我們的自覺，能察覺到周遭對我們有負面影響的人。所以如果你有個同事或朋友對你不是用最高和最好的方式相處，你將輕鬆地並輕輕地從他們身邊遠離。如果你處於不愉快的關係中，你要不將自己從這種關係中抽離，要不就讓這段關係變得更好。

一旦你自己內部完成了活化，你的配偶也應該要完成活化，因爲你的雙重靈性振動需要一起加速，或者你也可以選擇離開。透過與配偶發生關係可能會發生活化。這是因爲細胞會與細胞對話，但你必須要有耐心，因爲這將需要數月的時間。

揚昇大師

「DNA活化」是地球上大師覺醒的一部分，接下來是我被告知如何教導大師活化DNA的故事。

多年來，我因夏威夷群島的能量而接收了許多禮物。其中一個以破壞課程的形式出現。我的老師之一搬到檀香山並替我開課，和他一起工作的女人名叫特蕾莎，她是一位對靈學和靈性有著很深興趣的整骨醫生。這是我第一次去歐胡島。然後一場輕微的災難來襲。開課前兩週，我接到了特蕾莎的電話。老師似乎對她產生了一些誤解，並想臨時取消課程，要特蕾莎和她的搭檔拉里去收拾這個爛攤子。特蕾莎告訴我所有發生的事情，並問我是否會在這樣的情況下前來幫忙。

我知道這可能是一個小課程，但上帝告訴我，有充分的理由值得前去。有人告訴我，這次旅行會有更多的事情發生，而且也確實是如此。

由於這個課程是雜亂無章的，所以只是一個七人小班。雖然大部分的人都很棒，但有一些人卻很難搞。其中一個女人充滿了恨，試圖抓住每個機會來攻擊我，她甚至試圖貶低我的丈夫，她是那種會爲了提升自己而犧牲別人的人。我很想離開並回家，但有個東西告訴我不管多麼困難，都必需要完成。說都不用說，我對於班上同學的這些行爲覺得非常沮喪。

課程結束後，我去毛伊島哈納拜訪了一些朋友。我們留下來作客，那是一棟漂亮的房子，擁有哈納典型的植物群和動物群的美景。夜晚來臨時，這氛圍帶來了夏威夷特有的神奇永恆感。整個晚上的風幕都讓窗簾隨風揚起，即使我們緊緊關上玻璃門，也持續是這樣。蓋伊和我整晚都做著奇怪的夢。

到了早上，我正在洗手間，有個聲音傳到我身邊，是我永遠都知道的那位：夏威夷女神貝利（Pele）。女神告訴我：「維安娜，你知道你應該只教導**大師**這項工作。你告訴造物主你要教任何需要這項療癒工作的人。但請你只教導欣賞和尊重這項療癒工作的大師。因爲人們需要這療法並不意味著他們能理解或欣賞這療法。改變你的意圖。」我意識到我的要求是「需要療癒工作的人」而不是「爲療癒工作做好準備的人」。這次拜訪讓我對人生的感覺更好。

那天晚上，我的朋友拉尼從山上下來看我。她很少離開她所待的山上，她是一位出色的治療師，當她走向我時，看起來就像個女神。她對我說道：「維安娜，我從貝利女神那裡得到了一個信息：『只教導欣賞和尊重這項療癒工作的大師。』」

這對我來說是純粹的驗證——從實體上和靈性上接收信息。從那時起，我要求造物主只給我能感激和接受這項工作的大師。我的學生立刻改變了，他們不再是受自我驅使的學生，更多的是神性引導。從那時起，老師和學生們都來學習希塔療癒，在大多數情況下，他們是轉世為人的揚昇大師，珍愛和珍惜這份工作。

這就是為什麼希塔療癒對於前來學習的人們來說非常容易的原因，因為許多人都是被喚醒的大師，他們被指派來開發人類的良善。他們已經回到地球，以確保我們準備好畢業。如前所述，從這一界轉世而來的大師比來自於另一界而貶低自己振動的大師，更容易待在我們這個存有界，因為他們的能量是與這個空間和時間結合的。然後，大師能夠在這裡完成他們的任務。提高振動能量比降低振動能量更容易。

27 基因取代

我將基因工作放在這本書末尾的原因並不是因爲它很難執行。你一旦理解了箇中道理，就能容易上手了。然而，在做基因取代之前，必須要先理解解讀、療癒和信念工作，這是非常重要的。信念工作可以影響基因；信念工作本身會間接地修復身體受損傷的DNA。基因置換過程是直接改變DNA中遺傳特徵的缺陷。這實際上是希塔療癒裡最容易做到的事情。

身體上的DNA由氫鍵組成。在化學領域中，氫鍵是最容易改變的。這意味著以正確的方式集中意識可以改變DNA。

當你改變物理基因時，過程發生得如此之快，以至於你可能不知道它已經完成了。你可能看到的是一道閃光。基因的實際變化只需要幾分之一秒。希塔療癒的關鍵是見證療癒，所以如果你選擇看見更多，請要求慢動作重播。然而，一道光是將其變爲實像的見證。

基因替換的原則

1. 要更改或修復某人的任何物理遺傳密碼，你必須得到該人的口頭許可。
2. DNA內部是能使身體系統發揮作用的記錄。這些記錄會影響記憶、感覺和缺陷，而這些記憶、感覺和缺陷則會影響讓系統正常工作的身體特定部位。
3. 去見證存在於松果體裡主細胞中的遺傳紀錄，這是改變發生的地方。
4. 在松果體的主細胞中，見證DNA的光柱。下指令被帶到DNA部分的區域將被改變。
5. 去見證DNA受影響或缺陷的部分被拉動並且送到光的過程。另外，也請注意下面顯示給你的四方塊（四部分）：

有關於疾病，你需要做的就是觀察造物主重新排列DNA基因/核酸的結構。由於所有關於疾病的缺陷都是成對的，因此這兩個基因都需要改變。爲了使基因/核酸發生變化，下指令進行正確的重新排列並觀察、見證造物主如何施作這件事。

請注意，基因工作的結果可能需要一些時間，在新的細胞取代舊的細胞之前，新的編碼不會馬上出現。

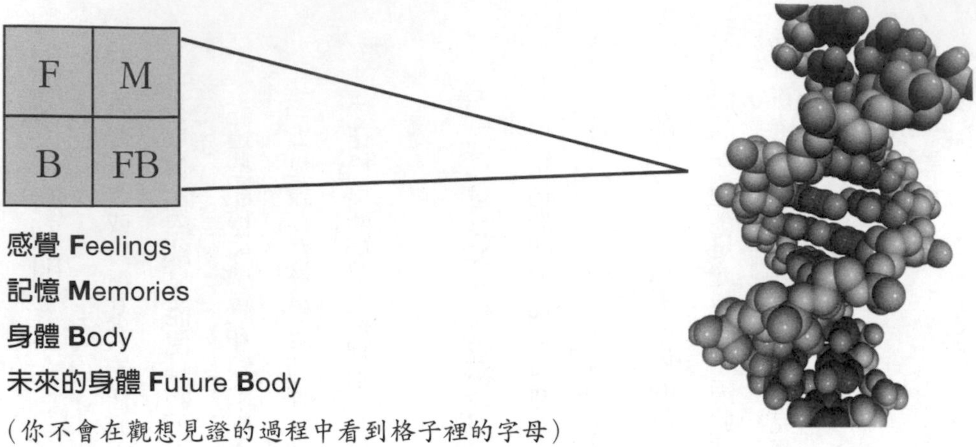

感覺 Feelings
記憶 Memories
身體 Body
未來的身體 Future **B**ody
（你不會在觀想見證的過程中看到格子裡的字母）

主細胞中的改變在整個身體中將會進行複製。

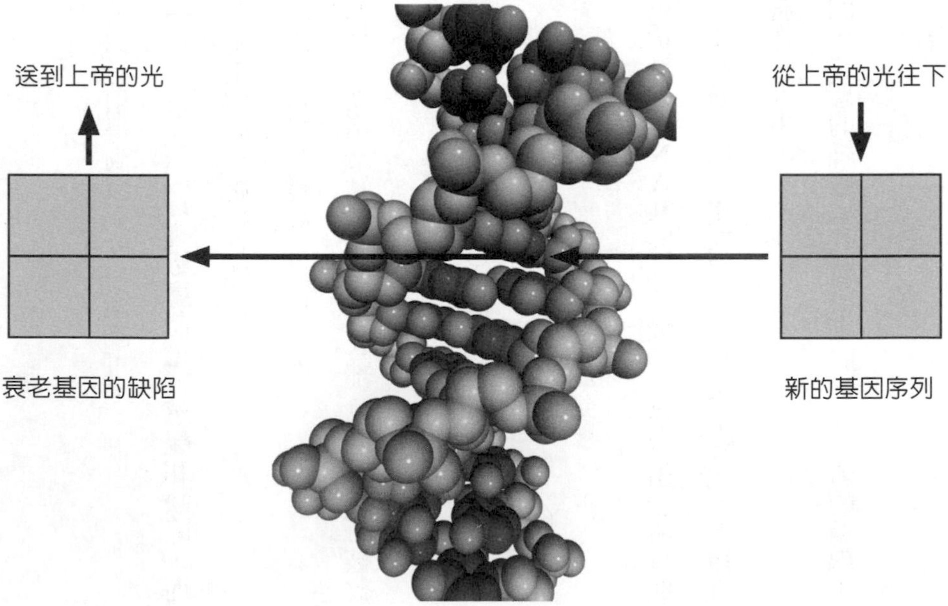

環境條件可能導致DNA編碼的困難，並且可能隨時間而改變DNA的結構。要處理功能失調的基因片段，請遵循以下過程：

基因取代過程

要求個案的口頭許可，然後執行以下過程：

1. 集中意念到心輪，想像自己與大地之母連結，是一切萬有的一部分。
2. 想像能量從你的腳底向上湧現，打開身體各處脈輪直至頂輪，並在頭頂出現一個身置其中的美麗光球，一直往宇宙移動。
3. 超出宇宙、越過白色的光、越過黑色的光、再越過白色的光、穿越了金色的光，越過果凍狀的物質，我們稱之為法則，進入似珍珠光澤的白光之中，進入第七存有界。
4. 下指令或請求：**「一切萬有的造物主。下指令或請求去療癒〔人名〕的基因，以最高和最好的方式改變它。顯示給我看。」**
5. 現在進入那個人的空間。
6. 首先，要求造物主向你顯示有缺陷的基因。然後去松果體中的主細胞內。

如果你看到這個，

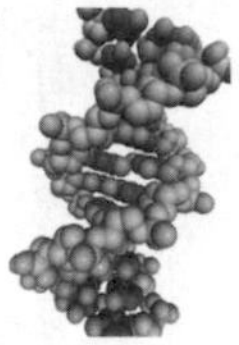

DNA螺旋的圖像，此爲重新排列核酸的問題。這告訴我們，是由母親或父親遺傳密碼中的污染物所引起的物理缺陷。可能導致該缺陷的因素是古柯鹼、毒品、酒精、橙劑、重金屬或其他破壞性物質如輻射。你可能不知道用什麼基因來糾正缺陷，但是造物主知道。

下指令或請求。「**一切萬有的造物主。顯示給我看需要做些什麼，來糾正這個問題。現在讓它進行改變！謝謝！完成了。完成了。完成了。**」

對於每個缺陷基因，必有一個對稱的缺陷基因，因爲它們都成對的出現。因此至少會有兩個。下指令：「**一切萬有的造物主。顯示給我看有缺陷的另一個對稱方並改變它。**」見證造物主所進行的重新排列，然後療癒就完成了。

如果你看到這個圖像，

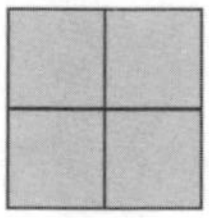

這是一個可觀想的「片段」，這意味著是由感覺所造成的缺陷，而且也是導致身體缺陷的記憶。

下指令或請求：「**一切萬有的造物主。下指令或請求刪除有缺陷的片段。取消這片段並發送給上帝的光，取而代之的是積極的感覺、記憶、身體和未來的身體。謝謝！完成了。完成了。完成了。**」

你將見證到此片段的四個部分以及任何其他受損的片段。看起來好像你正在觀看旋轉式名片夾上的紙飛出去並被替換的畫面。這個過程非常快，如果太快而你覺得還沒有看清楚，你可以要求重播，或者讓這個過程變慢。你必須見證這過程，直到四個層面的所有染色體上的變化完成爲止。四個層面爲感覺、記憶、身體和未來的身體：

片段的第一部分是感覺

觀察這部分有缺陷的情感能量被拉到上帝的光中。觀察來自造物主的新能量並替換舊能量。

片段的第二部分是記憶

接下來，觀察被拉的片段，即有缺陷的記憶部分，並發送到上帝的光。見證來自造物主的新能量，並將這種情況取代爲適當的記憶。

片段的第三部分是身體

觀察發送到上帝的光的片段，即有缺陷的身體部分。見證來自造物主的新能量。

觀察身體是否受到療癒，以接受在特定疾病的物理層面上所做出的改變。

片段的第四部分是未來的身體

見證有缺陷的未來身體被發送到上帝的光。見證來自造物主的新能量。觀察新的未來身體已經完成取代，確定這個新身體的建構沒有舊的程式序列存在。

四部分片段中還具有對立物或對稱的缺陷。在同一個指令中執行，用相同下指令的過程。說：「一切萬有的造物主請顯示給我看有缺陷的另一個對稱方，並改變它。」見證造物主所進行的重新排列，然後療癒就完成了。一旦完成後，用第七界能量清洗自己並繼續保持連接。

任何時候你幫一個人做信念工作時，就是在爲對方進行一種基因替代。如果你從個案端找到並刪除了夠多的底層問題，那麼身體的問題將得到同樣的修復療癒。所有事物都是相互聯繫和相互關聯的。

請記住，基因替換很容易。你只需見證正在完成的流程。大多數的變化都發生得如此之快，以至於只有一縷光閃過。

你應該用信念工作來跟進這個過程。只有信念才能治癒身體；這是關鍵。

改變衰老的遺傳程序

打電話找我做解讀的人都有著不同的原因。有些人要求療癒，有些人要求建議，有些人要求進行驗證等等。而其中也有些人非常健康，他們希望能夠持續保持。例如，一位年長的紳士要求解讀，當我進入他的空間時，我可以看到他的身體非常健康，當我對他的身體說話時，它告訴我它比實際的年齡年輕許多；我對他做了一次全身掃描，但我無法解決他的身體問題。我告訴他，他非常健康，並詢問他爲什麼要求解讀。他告訴我，他知道自己很健康，並且也非常照顧自己。多年來，他一直在吃一種含有高礦物質的特殊營養食品，以促進身體健康。他打給我的原因是因爲他想改變他的衰老遺傳程序。我停頓了一會兒，然後心想：「何樂而不爲呢？」我問他是否接受後果。當他同意時，我到達一切萬有造物主的空間並且下指令釋放他的基因程式並送到了上帝的光，這是我見證的過程：

改變衰老遺傳程序的過程

1. 集中意念到心輪，想像自己與大地之母連結，是一切萬有的一部分。
2. 想像能量從你的腳底向上湧現，打開身體各處脈輪直至頂輪，並在頭頂出現一個身置其中的美麗光球，一直往宇宙移動。

3. 超出宇宙、越過白色的光、越過黑色的光、再越過白色的光、穿越了金色的光，越過果凍狀的物質，我們稱之為法則，進入似珍珠光澤的白光之中，進入第七存有界。

4. 下指令或請求：**「一切萬有的造物主。我下指令或請求對〔人名〕做基因轉換。謝謝！完成了。完成了。完成了。」**

5. 進入此人的空間、進入他的松果體主細胞內。

6. 下指令或請求：**「一切萬有的造物主。我下指令或請求將所有老化的遺傳程式從〔人名〕身上抽出並取消，送到上帝的光中。接著下載年輕、永不老化、細胞永續再生的程式到〔人名〕現在及未來身體的每一部分。透過身體全部恢復。謝謝！完成了。完成了。完成了。讓我見證。」**

7. 停留在個案的空間裡，見證整個過程直到完成為止。

8. 一旦完成後，用第七界能量清洗自己並繼續保持連接。

在此過程之後，該人可能會感到不適幾天，因爲身體將經歷排毒過程。爲避免這種情況，可以使用鈣鎂和螯合鋅。

28 維安娜的直觀解剖學

本章摘錄於《直觀解剖課手冊》（*Intuitive Anatomy Class Manual*，二〇〇二年）。在「直觀解剖學」課程中，我們教導人體的每個系統都可以容納由虐待和其他負面影響所引起的情緒和信念。在課堂上探索身體的每個系統、每個系統的靈性能量影響，以及可能與每個系統相關的負面信念。

這些內容是直觀解剖學課程的第一章和最後一章，解釋了寄生蟲的影響和進階的人體掃描。

身體中的微生物和其他毒性影響

在研究人體系統時，我們一再提及引起疾病的毒素和微生物。所有微生物和毒素都會影響人體，並透過不同的信念吸引你。

寄生蟲

我們必須了解到，感染了寄生蟲的人所受到的影響不僅限於身體層面。寄生蟲會被吸引並阻礙我們在各個層面上發展的思維過程，包含了身體、情感、精神和靈性。它們渴望獲得所需的食物，並將這些要求傳達給我們，要求我們食用某些食物。它們還向我們傳達感覺，以確保自己的生存，尤其是在它們死後；當它們向宿主傳達「我正在死亡」的感覺時，這種感覺會釋放到系統中，並使宿主相信自己也正在死亡中。通常，這是宿主正在執行寄生蟲淨化清理的反應。

諸如「我必須允許別人利用我的優勢」和「我必須允許人們來榨乾我」的感覺和情緒會吸引寄生蟲。有寄生蟲的宿主可能從不知道如何說不，他們通常有自尊心的問題。當我們從事信念和感覺工作後，我們能從「吸引寄生蟲」的信念程序中釋放出來。

該過程的下一步是使自己脫離各種寄生蟲，例如我們生活中的某些人。當我們透過信念挖掘工作從萬有的造物主中移除、替換和下載感覺時，我們將會感受到一股力量從我們的身體裡驅除掉體內的許多寄生蟲，也讓我們遠離生活周遭的一些人。

寄生蟲無法在沒有吸引它們的信念程序體內或身體周圍生存。你擁有的限制性信念越少，則身體的PH值就越平衡，使身體變得更健康，進而使身體成為寄生蟲無法生存的場所。

目前已知的寄生蟲大約有六十七萬種。一些寄生細菌可以幫助消化食物，體內存在著這些細菌是正常的。因此，我們不能直觀地命令所有寄生蟲都離開人體。

當某人正在磨牙時，這是體內寄生蟲的物理指示，需要進行寄生蟲淨化，可以透過兩種方式完成：透過刪除和替換對你有害的信念，或通過實際進行寄生蟲的淨化步驟。的確，兩者都可能是必須的，因爲在完成寄生蟲清理後，感覺和情緒也將需要被清除與重新下載。

所有的肉類和蔬菜都有一些寄生蟲，生核桃是寄生蟲含量最高的食物之一。

但是，不管你吃的是什麼，只要信念系統越平衡，所積累的寄生蟲就越少。請記住，其中一些信念系統可能是基因遺傳所造成的。

如果一個人患有重金屬中毒，他們體內似乎會有大量的寄生蟲。毫無疑問地，這是由於重金屬導致身體狀況減弱，以及這些物質在人體內所產生的特定感覺或情緒。

條蟲

人們在吃牛肉、海鮮和豬肉時會跟條蟲接觸。有時，人們只是光著腳走路就會被感染。條蟲一旦進入人體，便會附著在宿主結腸的周圍，從中竊取營養。感染條蟲的第一個跡象是宿主原本很瘦，然後開始變胖。宿主會一直感到飢餓。身體會認爲自己處於挨餓狀態，因此不停地想囤積脂肪。

吸蟲

吸蟲看起來像蝸牛或肝臟中的水蛭。

清潔

建議對條蟲和吸蟲進行寄生蟲清潔：

離子銅

核桃／艾草組合

丁香

牛至油（可能會使腸胃不適，因此在膠囊內放入兩滴即可）

諾麗果汁或種子

在開始清洗之前，請先進行信念工作，將使過程更順暢。還應注意在清潔過程中，療癒危機可能會顯化並記起任何過去的挑戰，例如舊感染、毒素、意外事故造成的創傷等。雖然這些情緒和身體症狀僅僅是過去的幻相，但還是可能會有很眞實的感受。

練習

練習進入某人的空間以觀察其微生物和重金屬。

微生物和寄生蟲的人類信念

「我知道如何以及何時說『不』，我對如何及何時說不的定義與造物主相同。」

「我知道被傾聽的感覺是什麼。」

「我了解被聽到的感覺是什麼。」

「我知道每天生活而不會一直生氣的感覺是什麼。」

「我知道不讓人們把我榨乾的生活是什麼樣的感覺。」

「我知道我如何不讓我愛的人來占我便宜。」

「我了解每天生活而不被淹沒的感覺。」

「我知道如何生活而不會痛苦。」

「我知道如何與他人互動。」

這些只是一些需要療癒的想法。透過做進一步的信念挖掘和感覺工作來依循此清單。

請記住，每個人都是不同的，所以請問問「一切萬有的造物主」，你所療癒之人需要被療癒的是什麼。

θ

你必須傾聽造物主的意見，以了解他人需要的是什麼，這是必須的。記住要聽取與你所療癒之人的意見，並深入探討最根本的問題。

寄生蟲和微生物的草藥和飲食建議

人體需要呈弱鹼性，PH值應在7.2至7.4之間，以抵抗寄生蟲、念珠菌、細菌和其他挑戰。這些蟲菌具有抵禦病毒、細菌和寄生蟲的能力，但是如果失去平衡，免疫系統就會受到壓力，這些附體可能會失控。

寄生蟲草藥清潔劑只能在春季而不是冬季使用，因爲冬季是人體處於休息狀態的時候。經常進行寄生蟲清潔可能會對身體造成傷害。如果發現需要用草藥清潔，請遵循以下過程：**進行十天，休息五天；做十天，休息五天；以十天、五天休息的頻率進行**，以破壞在此過程中寄生蟲所孵化的卵。

進行寄生蟲清洗時，最好能以鹼性飲食保持平衡，以避免過程讓自己太過情緒化。

在清洗過程中會遇到的感覺可能不是你自己的，諸如「我將要死亡」之類的感覺，那是來自於垂死的寄生蟲和蠕蟲的意識。

擺脫身體上的寄生蟲，可以幫助你釋放情緒上的寄生蟲和「靈性」的寄生蟲，例如靈體、靈性鉤管等。

在使用任何類型的清潔劑之前，請先諮詢醫療保健專家。

清潔的藥草還有礦物質

草藥和礦物質的艾草核桃萃取物：不適用於糖尿病患者。

解離的銅：非常好的寄生蟲清洗劑；對絛蟲有益。

辣椒

牛至油：食用前將其放在膠囊中。

生薑

大蒜

橄欖葉提取物：可殺死酵母。

鮮榨果汁：兩根胡蘿蔔、一根芹菜、二分之一甜菜根、少許大蒜、少許薑。保持清潔。

給寵物的諾麗（Noni）：如上所述，進行十天，休息五天。

百里香：百里香能殺死飲用水中的寄生蟲。一湯匙的李斯德霖含有足夠的百里香，以清除水中的寄生蟲與沙門氏菌。

木炭：清除賈第鞭毛蟲和其他寄生蟲。

膠體銀：清除寄生蟲和念珠菌，但不建議一直服用。

鉑：清除各種寄生蟲和念珠菌。

不要使用希塔療癒來殺死寄生蟲。死亡將產生大量的廢物和死去的寄生蟲，會導致該人患病。在許多情況下，拔除和取代吸引寄生蟲的信念足以使寄生蟲從信念系統中被排除在外。

眞菌

眞菌感染會影響身體的所有器官。例如，一些鼻竇炎感染是由眞菌所引起的。家庭和工作中的黴菌問題很普遍，應立即處理，以免造成健康問題。房屋裡的黑黴菌直到現在才開始被政府官員證實它對健康會產生危害，而開始被專業衛生研究機構所指認。

如果有人感染了眞菌，則應考慮從飲食中去除含白麵粉和含糖食物，並採取鹼性飲食。眞菌會投射「我以後再做」的信念。通過這種投射，該人會認爲這些拖延感是自己的想法。死掉和垂死的眞菌被直觀地視爲黑色混濁物質。

所有眞菌都與怨恨問題有關聯。清除怨恨的問題，眞菌將消失。

用於眞菌的草藥

- 茶樹油（僅局部使用）
- 茉莉
- 桉樹具有抗菌作用（僅局部使用）
- 橄欖葉提取物

念珠菌

許多人患有**念珠菌**的問題，應考慮均衡的鹼性與酸性飲食。人體內的酸度會隨著年齡的增長而增加，酸度過多會造成骨質疏鬆和牙齒脫落。另一方面，過多的鹼性也會為**念珠菌**創造良好的環境。

念珠菌會在體內渴望找到生存所需的東西。當一個人對自己或他人過於挑剔或怨恨時，就會出現問題。

不建議憑直觀命令人體內的所有酵母死亡。身體需要一定數量的酵母才能發揮作用。直觀上，酵母看起來像體內的塵土、薄霧或渾濁的能量。

體內酵母過多會導致某些人體重增加。結腸中的酵母則會影響鼻竇發炎。當身體呈現鹼性平衡時，細菌在身體裡造成的效應是有好處的；而當身體失衡時，細菌就會有破壞性，細菌很容易透過直觀而清除，所以不要命令人體內所有的細菌消失，因為有些細菌對身體是有益的。

罪惡感會在體內滋生細菌。當然，你可以一直要求造物主照顧好你的身體，並向你顯示身體涉及了哪些信念。

病毒

價值感的問題會使病毒藏在體內。當許多人自我感覺良好並拒絕接受這種疾病時，他們對病毒性疾病和其他性疾病就能免疫。這與人對「性」的感覺可能比較無關，而與他們當時對自己的感覺有關。

每種病毒都有能力迅速變化並變異爲其他病毒繼續生存。病毒越老，就越聰明。年輕的病毒（例如愛滋病毒）不大，因爲它們進化會殺死宿主。通過宿主與病毒之間的共生，該病毒將學會投射想法，舉例來說，病毒爲了延長在宿主內的壽命，病毒會試圖使宿主停止服用正在殺死病毒的藥物。

如果你懷疑這一點，請詢問造物主在這種情況下到底發生了什麼事。

病毒與宿主共享信念

病毒具有利用人類群體意識的能力，並且由於共享相同的信念程序而被吸引到特定的人身上。所以，我們吸引疾病的方式和我們吸引人的方式是一樣的，都是透過平行的信念系統相互吸引。當我們擁有與病毒、細菌、酵母或眞菌相同的信念系統時，它們就會被我們吸引並依附在我們身上。

在人生宏偉的藍圖中，我們常吸引到的是彼此的消極信念而不是正面的信念。以類似的方式，病毒會被一個人的負面信念所吸引，因爲消極會使一個人在生理、心理和精神上變得虛弱。好好看看你自己。你是否吸引了像寄生蟲一樣會榨乾你的人到你的生命中呢？我知道這是一個廣義的概念和一個大膽的聲明，但讓我告訴你一個故事。

當我剛開始認眞進行療癒時，在信念工作的早期，我曾幫一名患有皰疹的婦女療癒。她定期來進行療癒以清除病毒，但病毒不會永久消失。每當我對她進行療癒時，我都會見證造物主向她的身體發出聲音。這種語氣，或者我應該說是振動，會使病毒暫時緩解，但隨後又會復發。然後她又會再來進行療癒。

在解讀過程中，造物主告訴我見證從女性身上釋放出來的信念，也在改變皰疹病毒，而不是把病毒當成單獨的實體一樣對待。所以我見證了「我值得上帝的愛」的**感覺**程序。然後，我見證了上帝愛的感覺進來，並以同樣的感覺下載到病毒裡。我拔除並更換了病毒和其周圍更多的信念系統。當我這麼做時，我看著病毒變成完全不同的東西並離開了身體。這個案後來去看醫生，做檢查確認皰疹是否消失。結果所有對皰疹病毒的檢查都是呈陰性反應，而且從未復發過。

在某些情況下，病毒會在不同的信念層面保留和隱藏。當你與個案進行信念工作時，你可能會發現他們感染了病毒。

請記住，病毒是每個細胞的外來入侵者，從靈性和微觀上看，它看起來像一個機器人。許多人士直覺性地會聲稱病毒是外來入侵者，但是任何與人體無關的東西都會被當作是外來的入侵者。

有一次，我用語氣或振動來消滅病毒。這種語調來自第六界與第七界的結合。如果你想要執行此過程，你可以上升至上帝的第七界，然後通過與上帝合作進入第六存有界，在該存有界中，你可以獲取特定的音調以發送進到身體，然後將音調向上或向下移動到配合病毒的振動和突變。你也可以命令細菌或病毒採取與身體和諧的形式，或命令身體達到完美的平衡與和諧，然後提高免疫系統。這將使微生物變成另一種無害的形式。

爲了保護自己免受病毒侵害，我們更改了吸引它們的信念，然後同時透過信念工作使病毒變異。這改變了病毒的信念系統，因此它確實不必爲了生存而攻擊我們，從而能將其轉變爲對宿主無害的生命形式。由於微生物具有群體意識，我們要做的就是改變我們的群體意識，這樣一來，微生物就不需要受我們情緒意識所吸引了。

我們不想讓病毒成爲我們的敵人並將其消滅，因爲病毒經轉換成無害形式後反而可以支持身體的免疫系統而減少使用藥物。相反的，我們應該去見證病毒變爲無害形式的過程。

病毒穿過細胞壁並利用我們的DNA或RNA自我複製，因此它可以到達細胞核，這是我的發現。有某種微漿體生物會攻擊線粒體並引起身體疾病。線粒體具有自己的DNA，因此也必須對其進行療癒。我見過所有患有肌肉萎縮症的人都有這種情況。

直觀的補救方法

病毒和細菌儲存在信念層面

當直觀地看到皰疹和肝炎時，它們看起來就像是小型機器人。因此，請記住，你所看到的不是外星人，而是病毒，是另一種類型的入侵者。

檢查該人是否認爲疾病是一種懲罰，或有「我應該生病」的信念程序。

病毒具有與人類相同之四個層次的信念系統。詢問造物主，要下載什麼樣的感覺，以便將病毒變爲對宿主無害的形式。

奈米細菌

奈米細菌是生長非常緩慢的新發現細菌。它會在靜脈中引起斑塊，並具有鈣殼。當一個人喝均質化❶的牛奶時，奈米細菌會利用牛奶中的死鈣以保護自己免受人體防禦系統的檢測。

朊病毒

你可能最了解狂牛症中的病毒，在這種疾病中，異常蛋白質會失控地生長，附著在另一種蛋白質上並擾亂蛋白質鏈，從而破壞蛋白質鏈並使牛的大腦陷入混亂。病毒是一種蛋白質，大多數在自然界中是有益的。人腦中有許多病毒，可使神經元發揮作用。

在療癒狂牛症時，請一切萬有的造物主更換變異蛋白病毒（朊病毒）並顯示給你看。由於大多數病毒都是有益的，因此請勿命令將所有病毒從體內清除。

❶均質化牛奶：生乳是一種懸浮溶液，在牛乳中佔比3.0％至4.0％的乳脂肪會以大小不一的脂肪球型態懸浮於乳汁當中，擠出的生乳在未經均質化前，大顆粒的脂肪球會因油水分離的特性懸浮於上層形成乳脂層，在這樣的狀態下所製成的鮮乳，由於成份不均勻，不只口感不佳，乳脂層也容易讓人擔心是不是出了問題，為了解決這樣的問題，就要進行均質化。

θ

重金屬

病毒和細菌由於存在人體內的虛弱部位而常常被重金屬所吸收。人體實際上是由重金屬組成的，例如鋅、鈣和鎂；但是某些金屬卻不適合我們的身體，例如鋁和汞。以下重金屬是有毒的，可能是許多疾病的來源：

鋁：鋁的來源很多。鋁可能是阿茲海默症和帕金森氏症的病因。

氟化物：使人衰老更快，並在體內留下沉澱物。

鐵：會在人體中自然氧化。高含量會產生毒性。

鉛：引起抑鬱、精神錯亂，癌症和免疫學疾病。

錳：我們需要錳來調節體內的糖分，但過多會使你發瘋。患有精神病的殺手，其大腦中錳的值很高。

汞：汞會使你沮喪，並可能導致許多癌症。它可能與體內其他重金屬結合。請求一切萬有的造物主向你顯示。汞含量不論多少都是有毒的。硒、香菜或果膠能從體內排出汞。這些重金屬物質與汞合金填充物中的汞結合，並從填充物中浸出汞。因此，建議先取出汞合金填充料。然後再清理。（請參閱第459頁）

銀：會在人體中自然氧化。高劑量有毒。過度使用膠體銀會使皮膚變藍。

重金屬毒物

金屬	影響	發現於	補救方法
鋁	阿茲海默症 癡呆 腎功能不全 衰老 腫瘤	止汗劑 抗酸藥物 蘇打粉 緩衝型阿斯匹靈 牙膏	辣椒 南瓜子 紫色甘藍
鎘	癌症 心血管疾病	電池 咖啡（漬） 油漆 菸草 白麵包	胺基酸 鈣 螯合鋅
鉛	過敏 疲勞 易怒 缺乏意志力 多發性硬化症 精神障礙 神經功能障礙 蛀牙	殺菌劑 舊款染髮劑 老舊油漆 舊水管 錫罐 菸草	羅勒 甘菊茶 紫色甘藍 迷迭香 維生素C 維生素E

要了解此主題更多信息，鼓勵讀者探索直觀解剖課程（ＩＡ課程）。

29 爲個案靈性解讀的秘密

靈性解讀的流程通常如下：

1. 請求允許進入個案的空間。
2. 掃描身體。在身體所有器官和系統中掃描一遍可能需要一段時間，因此最好先問個案有什麼嚴重困擾他的問題。
3. 如果有必要，去見證造物主療癒的過程。
4. 與個案的守護天使/指導靈一起觀看和溝通。
5. 問一下個案，如果能改變人生中的任何事物，什麼是他最想要改變的？
6. 開始使用信念工作進行挖掘，找出可能需要被教導的感受以及可能需要釋放的信念。
7. 由個案提出問題。回答問題並給予開導。
8. 最後才做未來解讀，因爲信念的改變會改變未來的發展。

把複雜的過程，變成簡化的流程。希塔的解讀就像是吹過樹葉的風所譜成的音樂，每次都在每個個案身上播放不同的旋律。以下是部分從身體解讀中所播放出之不同音樂的指引。

身體解讀的原則

如何觀看身體？

當我在觀看身體的內在結構時，我的許多學生都問我在做什麼。經由傾聽，我知道我正在觀看的身體與其他人不同。我問上帝，我是如何與別人不同？這些是我收到的信息：

身體之歌

當有些療癒師進去身體進行觀想掃描時，他們會去尋找錯誤的東西。他們有太多的壓力、緊張和情緒。他們太努力去嘗試了。

要意識到身體是美妙的，甚至是神奇的。當你觀察身體並看到一個單細胞時，你應該聽聽它如何用身體的其他部分唱出了一首小小的和諧之歌。身體的所有部位，從最小的細胞到最大的器官，都以美妙的振動相互唱歌和共鳴。任何時候有器官出了問題，你會聽到它唱得並「不正確」，且向其他器官發出錯誤的信號。學會聆聽這些振動及其信號。如果你在一個人的空間裡解讀，你聽到器官與另一個音調失調，也許是身體失調或器官在其中出了問題。然後你應該去調查是哪裡不對了。

當你觀看身體時，記住它是活著的，所以永遠不會像解剖模型那樣，其顏色比任何解剖模型都更加生動和美麗。

投射愛進去吧！

掃描身體時最好的辦法就是投射愛的感覺。身體跟我們說話，告訴我們出了什麼問題。我不會有刻板印象，我不討厭病毒，我只是跟身體說話。我問身體，發生什麼事了？

當我開始做療癒時，我會告訴病毒，「你不應該在那裡！」然後我會聽到震驚的回答，「我不應該嗎？」像C型肝炎等病毒就並非是惡意或惡毒的病毒。

當你進行身體掃描時，你可能無法識別身體中的癌症和疾病，因為癌症並不認為它是壞的，而細菌和病毒可能會躲避你。

我第一次看到一個癌細胞時，告訴它它不應該在那裡；但它回覆我說，「我應該在這裡。我沒錯，我也不壞。」它釋放出這種自發的能量。我第一次明白了要用愛讓癌細胞離開，如果你用愛去指引癌細胞，它們可以轉換成正常細胞。

如果你帶著仇恨去看待病毒，你會用自己的情緒去餵養它，特別是如果這個人帶著皰疹，狀況更明顯。能量測試確定自己是否有「我討厭疾病」和「我討厭生病的人」的信念。無論是由細菌、病毒還是眞菌引起的疾病都只是能量。當這些疾病、病毒和眞菌（它們）服務於你時，等於在讓你知道自己的身體已失去了平衡，去療癒會產生這種依附的感覺信念，進而查看所導致的不平衡。療癒師對某個疾病有憤怒感時，會給疾病帶來更多的身份。當病毒進到人體的時候，我可以看到它們掛在人們身上，它們好像正在向我招手說，「嗨！」我可以看到它們，因爲我並不害怕它們。我可以立刻看到皰疹，而且我不害怕它。

爲什麼要給疾病負能量呢？不要讓疾病知道你的恐懼或仇恨。如果你因恐懼或仇恨進入到身體，你將看不到所有你能看到的東西。去除並替換任何恐懼、憤怒或仇恨的信念程序。當你進入身體時，記住你不是獨自一人，你擁有世界上最好的導師。接受並見證療癒的完成。

如果你一向太努力的嘗試，那麼這個個案的身體會有抵抗力，不會向你顯示一切。他的免疫系統將被活化並試圖弄清楚到底發生什麼事。所以進入身體時，要輕輕如飄在微風中的羽毛。我們需要接受是身體是非常神奇的這個事實。當你進入身體，創造神奇的感覺！如果你放鬆並讓這種感覺流動，你會驚訝地發現你是對的。

下載「了解」這些信念程序：

「奇蹟每天都在發生。」

「身體是一個奇蹟。」

「我不會屈服於恐懼、憤怒或仇恨。」

維生素的感覺

透過服用少量的維生素來練習感覺維生素。當你習慣於在自己的身體中感受維生素時，你將能夠在別人的空間中感受和看到它們。例如，練習服用維生素B一個星期後，進入自己的空間體驗維生素的能量，看看它的感覺和外觀。然後你就可以知道其他人需要或不需要任何種類的維生素。

藥

在開始解讀之前，詢問個案是否接受藥物治療。除非你獲得執照許可，否則請避免建議草藥的使用。因爲草藥可能會與個案使用的藥物治療相互牴觸。一定要讓個案的醫生檢查決定個案是否需要更換藥物。記住，你不是在診斷，你是在祈禱。

如果有人服用氣喘藥物或其他類型的藥物，他們將需要水去進行正確的能量測試，因爲有些藥物會使身體脫水。要求造物主向你顯示藥物在人體內的樣子。

呼吸

慢慢地呼吸並緩慢地釋放一切。這將降低你的血壓，並有助於創造冥想狀態。這能讓你處在更深層的希塔波狀態。

判斷力

療癒師的技巧是進入個案的人生和空間，並離開自己的空間去做解讀。因此，你必須學會區分個案和你自己的感受，以便在解讀中保持清晰。

小我

記住，允許造物主有機會在沒有自己干涉和懷疑的情況下，到一個人的空間裡工作。你應該只去見證造物主做療癒。

專注

當有人坐在你面前時，你可能只有幾分鐘的時間對整個身體進行盤查。如果你的時間有限（就像許多解讀情況所發生的一樣），你必須發展專注力來找出這個人的主要挑戰是什麼。請造物主顯示給你看。

未來

當你對自己或別人做信念工作時，你正在改變未來的可能性。在信念工作完成後，最好直接向個案提出有關未來的問題。隨著信念工作施作完成後，你得等待一段時間後再進行未來解讀。因爲未來已經隨著信念工作的完成而改變了。

尋找信念

當你與某人一起進行挖掘工作時，觀察他們的面部表情，你會看到他們的潛意識會緊緊抓住某個信念不放。在口頭上，他們會有爭議、不耐煩和否認的狀況。他們會說「我不知道」和「你只需要去解決」等。當一個人這麼做時，療癒師必須耐心地問，「如果你知道會怎麼辦？」等他們說話，他們會自己表現出這個程序設定。如果他們不想看到什麼，他們就不會聽你說的話。最好等待他們與你分享。

功能失調的信念程序

其中一些能量是有詛咒的，或是游離漂浮的記憶和與不同存有界的舊連結。

重金屬

當你在解讀時，你很可能會在血液和肝臟中發現重金屬，在直觀上看起來很像是奇怪的金屬物質。不要將這些誤認爲是外星人的植入體。

互聯

對於每一個顯露出來的身體疾病，都有一種與之相關的情感、心理或靈性方面的連結。必須療癒這個人的所有面向。

視野

如果你正在掃描身體時，身體的某個區域沒有如你想要的那樣清晰地出現，那麼也許在這個區域沒有你應該要看到的東西。

依附

擺脫對解讀的執著，接受你在一個人的空間中所看到的東西。有時，造物主會隨著時間的推移揭示人們的不同層面。相信並耐心等待！經過越多練習，就能接收到越多。

批判

如果這個個案讓你感到非常困擾，你必須爲自己做信念工作，去探究爲什麼，你被「觸發」是有理由的。要尊重每個前來療癒的人，即使他們讓你發瘋。這項工作的關鍵是不要成爲任何人的敵人。即使你不同意他們的價值觀，也不要去批判一個人。

即時療癒

當即時療癒發生時，你會感受到人的身體隨著造物主的力量而改變和療癒，然後能量將閃回到你身體的空間，你和個案都會感受到這個能量的振動。

思想控制

確保你的思想是有紀律的。當你使用希塔技巧很有經驗時，你可以立即用專注的意識去做顯化。去測試與責任有關的負面想法、信心和能力。對你的想法負責。

一些阻止顯化的能量阻礙都是有目的的。你想看看，如果一個兩歲的孩子可以顯化他們想要的任何東西會是什麼樣的情況？也許有制衡法則可以過濾瘋狂和不受控制的想法，並且在我們能夠做出負責任的表現之前，不讓顯化變為實像。

疾病的感覺

一旦你直觀地經歷過一次疾病，你就會記住它，並能在另一個人的身體中去識別這種疾病。經驗能使你免於恐懼和懷疑。當你進行療癒並且知道挑戰的具體細節時，你會更有效地看到和做療癒。作為療癒師，我們認為某些疾病比其他疾病更難以解決，但這只是一種信念。例如，孩子們痊癒得很快，因為他們的信念尚未固定下來。

造物主的愛

將造物主的愛帶入療癒之中。療癒能量不是從零開始創造的。造物主的愛是使這個過程發揮作用的能量。如果在解讀中，造物主告訴你一切都會安好，而你知道事情會有一段時間比較棘手，這是造物主用溫和的方式來讓你失望，並用以告訴我們造物主的觀點與我們的觀點不同。

家庭

信念工作不僅有益於當事者，也有利於他們的家庭。當你開始對自己進行DNA信念改變時，你的家人將變得與你更親近。在某種程度上，你將不得不幫助他們。在你替自己療癒後，他們可能會來找你幫忙。不要強迫他們。當他們準備好時，他們就會來找你。家庭是你來地球時，自己所選擇的！照顧好自己，清理你的身體、心靈和靈魂。

知道

對自己或其他人就特定疾病進行能量測試將不會準確。因爲潛意識可能會認定自己患有這種疾病，所以這並非是表示你（或其他人）實際患有這種疾病的良好指標。

某事物眞實的指標來自於對造物主的內在和外在的認識，以及與造物主的連結。接受醫生對疾病的驗證是明智的。

30 彩虹小孩

在這章與下一章節中，我們將討論兒童從出生前到三十二歲成年人的成長過程。這些信息通常會涉及兒童，特別是被稱為「靛藍小孩」、「彩虹小孩」或「新時代的小孩」的兒童。編寫此文章是為了能提供一些指導。

如此你就可以療癒這些孩子並與他們和諧相處，也能看到在孩子很小的時候需要面臨的挑戰。

新時代的孩子

彩虹小孩

自遠古時代以來，這世界就在等待彩虹小孩的到來。彩虹小孩是敏感和非常有直覺力的孩子。當你在他們周圍時，你會感覺很舒服。他們天生具有無限的智慧和改變周圍世界的能力。

他們是非常有愛心、適應性強的人類，對其他時空、地點和天生的技能會有記憶。他們在內心深處散發著愛和耐心。

彩虹小孩會影響他們的環境和時間來滿足人類的需求，他們有一種不可思議的對與錯的「認知」，知道如何轉移能量。彩虹孩子是被喚醒的大師。靛藍小孩、古銅小孩和金色小孩都可以透過挖掘而變成彩虹小孩，因爲他們都是進化的生物。

靛藍小孩

你需要了解，「靛藍小孩」一詞經常被濫用。靛藍小孩是迎接新時代的孩子。據說這些孩子是近幾年來的現象，但其實他們已經存在至少有四十五年了，甚至更長的時間。當我們談論靛藍小孩時，我們也在談論青銅和金小孩。這些都是新時代的孩子。自一九六〇年代以來，這些孩子很頻繁的出世。他們已經進入世界很多年了。我曾經見過年齡最大的靛藍小孩是七十八歲。

靛藍小孩以及青銅和金小孩具有一定的能力和特質，對周圍的能量非常敏感。隨著「靛藍小孩」開始成熟，他們似乎變得更敏感。在重大決定中，靛藍小孩幾乎會變得很任性專制，這是因爲他們天生具有藝術家的許多特質。

假設他們只能選擇一項特定的職業，他們就容易對自己的生活感到困惑。靛藍小孩通常從高中時就喜歡擔任許多不一樣的工作；上大學後，他們也可能會改變自己的專業而多次去體驗不同的領域。他們有平衡的大腦、有男性和女性的能量。

靛藍小孩可能會被一個空間中的能量所淹沒，但是彩虹小孩能將其轉化爲善良。靛藍小孩具有不可思議的直覺力，表現出色；但是靛藍小孩可能會受到負面信念所影響，而彩虹小孩則只是簡單地對負面信念去進行更改。靛藍小孩現在正轉變爲彩虹小孩的振動頻率。

青銅小孩

青銅小孩是未來的科學家。他們喜歡把東西放在一起，再把東西拆開。他們會不斷的問：「爲什麼？」這些是想要長大成爲植物學家、微生物學家、量子物理學家並在其他科學探索領域中工作的孩子，而且他們很少會改變主意。

青銅小孩專注並會決心尋找答案。他們將負責尋找有關臭氧層問題的答案，並解決我們用水的問題。像靛藍小孩一樣，他們具有愛心和同情心。他們會參與證明上帝和科學的研究並且經常齊頭並進。他們了解能量的工作原理，並且可以對其進行研究。

黃金小孩

黃金小孩是擁有巨大療癒能力和顯化能力的人。他們是天生的療癒師，對造物主的療癒能力毫不懷疑。靛藍和紫羅蘭色小孩具有療癒能力，而黃金小孩則善於創造顯化實像，並且實際上可以「看到」問題並加以修復。他們在身體和基因上的情緒療癒表現出色。

儘管「黃金小孩」經常有藝術天分，但他們主要專注於療癒。他們在很小的時候就選擇了自己想要的生活。許多黃金小孩會成爲醫生、外科醫生或醫學科學家。

＊ ＊ ＊

靛藍、青銅和黃金小孩都具有藝術才能、科學能力、巨大的療癒能力和遠見卓識。他們都對他人感到愛和同情，並具有直覺的天性。他們是人類大腦進化的原型。這些孩子的前額葉會擴展並以更快的速度運轉。在CAT❶掃描中，科學已證明他們具有額外的電額葉活動。

這些小孩因爲DNA的差異，隨著年齡的增長而對疾病更有免疫力。但是當靛藍和青銅小孩很小時，則必須特別照顧他們，因爲他們容易過敏；在某些情況下，他們對環境中的物質

❶電腦軸向斷層掃描簡稱CAT，可用來偵測骨骼和軟組織損傷。CAT利用X光技術，產生立體的結構影像。X光可發射一道高能量的電磁光束，通過患者身體後產生影像。這道光束在X光底片上投射一道陰影，藉由各種組織密度所投射的陰影，產生內部結構的影像。比較柔軟的組織，可讓較多的X光束穿透；但比較堅硬的組織，例如骨骼，就只能讓少許光束穿透。雖然X光只能拍攝平面影像，但CAT卻能以螺旋狀的方式，使傳統的X光束繞著患者的身體旋轉，因而產生立體影像。繞著身體所進行的一連串旋轉拍攝，可產生切割的影像。電腦匯集、編譯並轉譯這些影像，使醫師能以三百六十度的視野，觀察目標區域甚至全身的結構。

會過敏，例如黃色和紅色染料。儘管「黃金小孩」也很容易受到傷害，但最終他們可以訓練自己的身體在世界任何地方生活，都不會產生負面反應。

靛藍、青銅和黃金小孩正在演變為彩虹小孩。他們都是具有直覺力和靈通，且有能力看到守護天使並透過頂輪去獲得知識。有些人可能對不同宗教的概念感興趣，從而擴大在他們進入這個世界之前已經擁有對「一切萬有造物主」的理解。

每個人天生都有能理解他人的（感覺）技能。從生命的第一天開始，人類潛意識就會從他人那裡汲取思想和見識。人類的心靈自然會解讀並感知穿透其氣場的能量。但是因為這些孩子非常有直覺力，所以他們對周圍的世界很敏感，並會感覺到別人對自己的感覺。他們無法理清和擺脫別人的感情，他們會在父母哭泣時哭泣，並常常想知道為什麼人們如此嚴厲地對待彼此。這就解釋了為什麼小孩子經常認為自己不被喜歡、做錯了什麼或他們哪裡出了問題。引導他們對直覺能力的發展將教會他們區別自己的感受與他人的感受。

新時代的孩子們非常有愛心，與許多孩子不同。他們善良，希望每個人都能和諧相處。他們常常感到不自在，並且肯定會在自己「被愛」或「不被愛」時「感受到」振動頻率。

這些孩子很難適應學校生活，因為其他孩子有時會很殘酷。如果老師沒有同理心或對孩子不友善，那就更加難以適應了。這些孩子必須喜歡他們的老師，並被鼓勵學習。他們通常比普通孩子更聰明。他們學習能力很強，所以很容易感到無聊，因此經常被誤診為有注意力缺陷障礙（ADD）。在這種孩子之中有許多都服用了根本就不需要的藥物。我觀察到父母不斷地讓孩子服藥，而孩子唯一的錯就是自己還是個孩子。如果孩子可以坐下來玩電子遊戲機兩個小時，那麼他有注意力缺陷障礙的機會就不高。另外，有些父母等到年紀很大時才生小孩，就會沒有足夠的心力去觀察小孩子的行爲和成長。

在這個時候出生的孩子，無論是靛藍、青銅、黃金或彩虹孩子，都是令人難以置信的奇妙、具有靈性、很棒的孩子。但是，如果他們身上的化學激素（血清素）輕微失衡，也會變得有侵略性。你必須意識到，如果孩子天生具有侵略性，那麼他們可能就不是新時代的孩子。我經常閱讀一些文章，指出「靛藍小孩」過於激進、而這種攻擊是正常的。但其實這種侵略是不正常的，因爲這不是孩子的典型行爲。

由於彩虹小孩非常有直觀力，因此在正常情況下，他們大腦的極性會發生變化。腦極性極易逆轉；人們每天都會改變極性。例如，每當我進行直觀的解讀時，我的極性就會反轉。不要透過服藥讓孩子改變其極性至正常；逆轉也是新時代孩子的一部分。

這些孩子也有能力脫離自己的領域。他們能夠進入另一個人的空間並了解他們。儘管他們熱愛自我，但他們也有能力與他人交流並了解周圍其他人的感受。

腦的化學物

有一種新的流行病正在肆虐我們的孩子；你應該要意識到這種病並能夠去識別。它不是細菌，也不是不良飲食，而是由創傷經歷所引起的腦損傷。這種損害會影響大腦的發育，並可能引起從有攻擊性到有語言障礙、沮喪和其他精神障礙的問題；也會引起身體疾病，例如哮喘、癲癇病、高血壓、免疫缺陷疾病和糖尿病等。隨著人們經歷環境壓力，包括貧困、暴力、性虐待、家庭破裂、毒品、缺乏良好的刺激和過多的錯誤刺激等，所有的問題仍在增加中。這些影響會通過視覺、嗅覺、觸覺和聲音湧入大腦。這對父母如何養育小孩來說非常重要，因爲父母養育的方式會對大腦的運行方式產生重大影響。

經驗如何影響大腦？大腦有稱爲皮質醇和腎上腺素的反應激素。這些激素主要在應對心理和身體上的危險。他們爲戰鬥或逃跑做好準備。通常，從一種情緒到另一種情緒的轉換是相當平穩的，這是我們必須學習的重要生存技能。然而，在胎兒或新生兒階段，大腦不斷受到壓力時，這些激素也會變得過度活躍。如果這種壓力持續存在，將導致胎兒發育有所改變。持續的壓力會從基因中吸收指令，並對基因做出巨大的改變，導致腦細胞網絡變形，並在信號被誤導的情況下烙印在大腦上。這些信號會導致癲癇發作，因爲存在細胞之間的是不同的信號，而不是在細胞之間的清晰信號。這些孩子可能會出現情緒低落而不是快樂的想法。他們會憤怒衝動，不願妥協。

這種損害大部分發生在出生之前，而且一開始就很難被察覺，但是隨著孩子的成長，你會發現的。如果懷孕期很辛苦或不想要嬰兒，這些情緒將容易被感知。嬰兒從受孕的那一刻起就知道是被期待還是不被想要的。如果懷孕壓力很大，嬰兒將學會製造化學物質，變得憤怒、生氣或沮喪。隨著嬰兒的成長，這些事情可以改變，可以透過有愛的父母和善良的話語來改變他們，但需要時間。我們社會面臨的問題是，許多人沒有以眞的想負責任的方式進入婚姻，這是因爲他們部分的前額葉直到二十世紀中葉才發育。

年輕的母親通常沒有受過教育，也不知道如何照顧自己的孩子。有一種母親釋放給孩子的信息素，將使孩子永遠與母親聯繫在一起。如果母親沒有那種信息素受體，她將沒有保護孩子的本能。

人類的境遇在開始時就是神奇的。如果母親在懷孕期間常常與肚子裡的胎兒說話，嬰兒的大腦將正常發育。但是，如果母親在整個孕期是不希望懷孕或承受高度壓力時，孩子出生在世界上後，會在第一次出現問題時準備戰鬥或逃跑。之後，當孩子上學並面臨老師的糾正時，該糾正將被視爲對孩子個人的冒犯，同時孩子將與批評者鬥爭，而不是將其視爲一種充滿愛心、學習的經歷。

第二，在這個時代，有許多父母無法爲自己的家庭提供經濟支持。在許多情況下，部分原因是這些父母教育水平低下以及長大後沒有自己的家。我並不是要暗示你必須要有錢才能有孩子，但是如果出生在這個世界上的孩子不必餓著肚子，那肯定很好。今天，貧窮是一個問題。出生在不被需要的家庭以及貧困的孩子，從一開始就得面臨問題。

第三，父母之間缺乏承諾。父母彼此不投入，在沒有基礎結構之下就開啓了整個人生場景。由於沒有承諾，其中一方最終會離開，孩子會因而感到失落和被遺棄。

由於不被需要、貧窮的成長和父母的不忠誠，孩子在應對日常生活中可能會面臨巨大的困難。這些是你要了解的重要事項。

隨著胎兒在子宮中的生長和發育，他會記住發生的一切。隨著孩子的成長，大腦也不斷發展神經元，如果孩子經歷著充滿愛心、充滿被愛的環境，他將正常發展。但是，如果孩子承受壓力，則患病的可能性更高，將更容易導致廣泛的疾病，同時神經元出現結構問題的可能性更高，導致社會需要建造更多的監獄。

侵略不一定是壞事，侵略使我們能夠競爭食物、住所、伴侶、地位等。侵略實際上非常普遍，地球上的每一種脊椎動物都利用侵略來獲得生存和繁殖優勢。在某種程度上，侵略是一項重要特徵，可以使我們站出來捍衛自己。

正常的侵略有一個設定點，例如受大腦化學物質調節的體溫。大多數人天生就擁有平衡的化學物質，這有助於他們以合理的方式對情況做出反應。但是，可以透過大腦中出現的不同條件來更改此設定點。其中一些可能是遺傳的，我們有一些人帶有比其他人更具攻擊性或暴力的基因。許多人對此會有爭論，並說我們不是由基因組成，而且基因編程不會影響我們的行爲，但實際上確實是如此。

正腎上腺素和血清素

要了解大腦的某些化學物質，我們將從基礎開始。

血清素是一種參與神經衝動傳遞的神經遞質，是大腦的主人，是我們所有情緒的調節器。血清素使我們的侵略性保持一致，而當它一旦失控，暴力就會增加。

正腎上腺素是一種喚醒激素。「正腎上腺素」和「血清素」與「熱血」和「冷血暴力」都有很大關係。如果正腎上腺素升高並留在那個水平，將產生暴力、謀殺和「熱血」式的殺戮。另一方面，正腎上腺素水平偏低則會引起昏睡無力。正腎上腺素水平偏低的人爲了獲得刺激，會承擔一定的風險，有時與掠奪性暴力、有預謀和冷血的謀殺及連環殺害有關。

血清素和正腎上腺素可以單獨或以各種組合形式共同作用，以產生不同程度的暴力活動。在正常水平下，血清素會抑制一切驅動情緒的因素。將來，我們可能能夠掌握血清素水平，並調節性別、情緒、食慾、睡眠、喚醒、疼痛、攻擊性和自殺行爲。這種控制是通過大腦中的新皮質來實現的，新皮質監督我們生活的社交部分、記憶和判斷力。新皮質就像控制著原始本能和情感的港灣。

正腎上腺素

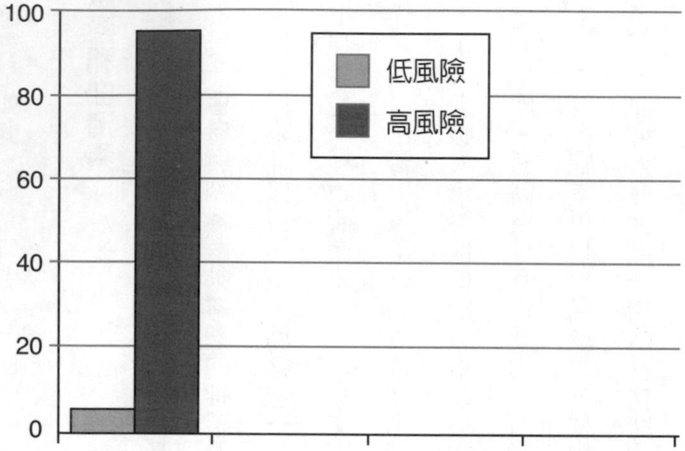

偏低時的風險

刺激不足的傾向
對預謀或冷血的暴力行為
尋求刺激

偏高時的風險

興奮度增加的傾向
走向強迫性熱血暴力行為
心跳加速

＊請注意：這僅在血清素水平偏低時適用。血清素的正常水平將抵銷上述的風險。

血清素

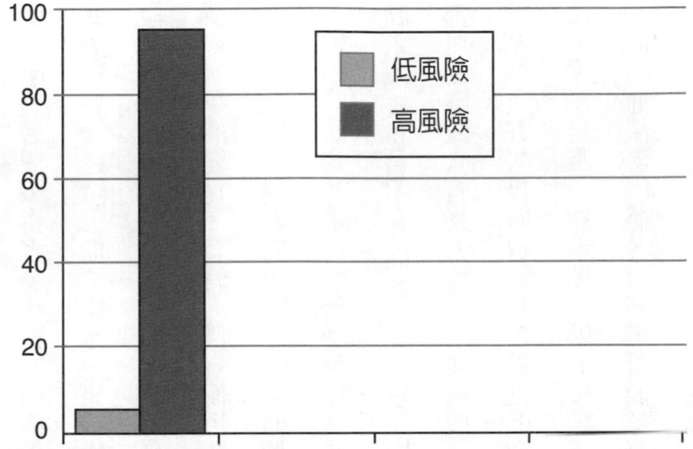

偏低時的風險	偏高時的風險
抑鬱　自殺	害羞
衝動攻擊	強迫症
酗酒	恐懼
性偏差	缺乏自信
爆炸性憤怒	過度抑制侵略

＊資料來源：《美國醫學會百科全書》（*The AMA Encyclopedia of Medicine*），《美國傳統科學文摘》（*America Heritage Dictionary of Science*）；新聞報導；《芝加哥論壇報》（*Chicago Tribune*）／斯蒂芬·雷文斯克拉夫特（Stephen Ravenscraft）和特里·沃爾普（Terry Volpp）

對大腦化學物質的影響

各種因素都會影響血清素和正腎上腺素的水平。影響的因素之一是艱難的家庭生活。例如，父母中有酗酒者或吸毒者，小孩的血清素會下降。眾所皆知，酒精會引起攻擊，而我們最終會意識到酒精會通過降低血清素水平來改變大腦的化學成分。同時，美國每四個孩子中就有一個由單親父母撫養，給父母造成極大的財務困擾，大大影響了家裡的情況。此外，類固醇也會引起血清素水平的變化。有時人們會使用類固醇進行實驗，這些類固醇會甩掉大腦中的所有化學物質，並可能導致過多的正腎上腺素而造成侵略性和暴力行爲。

有些人會因爲節食而讓自己變得有侵略性，因爲低卡路里飲食可能會引起攻擊性行爲。任何形式的嚴重傷害也會引起問題。暴露於鉛、鉛燃料和油漆是不容忽視的原因之一。含鉛的任何物質都可能導致人有暴力行爲，並造成可怕的化學破壞。另一方面，汞會導致很嚴重的抑鬱，以至於某些人在失控時會自殺。適當的血清素水平可使我們和諧地生活。

即使血清素不是唯一與攻擊有關的神經遞質，它在我們的生活中也極爲重要。科學家發現有十六種不同的血清素受體，也知道可能還有數百個。許多人遺傳了容易受到低血清素影響的基因，但早期的生活經歷可以改變這一狀況。

生活在比正常情況更暴力的家庭中，實際上會讓血清素水平比正常值還低。但是，有一種酶稱爲「單胺氧化酶A」，在男性較有暴力傾向的家庭中能發現這種酶。

這些人很容易會因爲被招惹而成爲強姦犯和殺手。有缺陷的基因由X染色體攜帶，但僅在雄性基因中出現。雌性有兩個X染色體，其中包含一個好基因，將始終覆蓋壞基因。在現今的監獄中，肯定能在每名危險的罪犯中發現這種具有攻擊性的壞基因。

在正腎上腺素過多而血清素不足的情況下，科學家實際上找到了一種方法，可以透過使用不同形式的藥物來重置大腦中的血清素水平以平衡部分大腦。當然，你也可以通過療癒來重置血清素水平。孩子們很容易用療癒來重置血清素水平，並且當血清素水平改變時，可以立即感受到效果。

有助於改變血清素水平的藥物，也有助於青少年抑鬱症和其他影響人們一生的抑鬱症。但是，作爲一名療癒師，我向你提供以下建議：重要的是，記住大腦具有不可思議的自我修復能力，以及告訴大腦該怎麼做能立即在人們身上產生巨大的變化。進入希塔波並爲大腦編程以執行某些操作將能很快改變事物。

很長一段時間以來，當我們遇到諸如亨廷頓舞蹈症、阿茲海默症和帕金森氏症等腦部疾病時，我們都束手無策。但是現在我們知道我們可以眞正地改變大腦並使它恢復自我。

當女性經歷更年期時，會導致大腦的混亂，因此無法確定到底發生了什麼事。此時少量的雌激素可以使大腦恢復活力。你必須意識到所有激素對大腦都非常重要。在某些情況下，一個人的荷爾蒙失調了，醫生會給他服用血清素或抗抑鬱藥。但是，根本原因是什麼？在某些情況下，是甲狀腺不適或腎上腺有問題。我們需要問造物主是什麼導致了這個人的問題。我們還需要知道如何操縱大腦的各個部分。

大腦化學物質標準化的過程

1. 集中精神，想像自己與大地之母連結，並成為自己的一部分。
2. 想像能量從你的腳底向上湧現，打開身體各處脈輪直至頂輪，並在頭頂出現一個美麗光球，一直往宇宙移動。
3. 超出宇宙、越過白色的光、越過黑色的光、再越過白色的光、穿越了金色的光，越過果凍狀的物質，我們稱之為法則，進入似珍珠光澤的白光之中，進入第七存有空間。
4. 下指令或請求：**「一切萬有的造物主，下指令或請求〔人名〕的正腎上腺素、血清素和激素水平，以目前最高和最好的方式來平衡。謝謝！完成了，完成了，完成了。」**
5. 將意識移到個案的空間。進入大腦，見證正腎上腺素／血清素水平，以可冥想的圖表形式顯示。見證正腎上腺素／血清素水平達到平衡，對此人是最適當的平衡。
6. 一旦完成後，用第七界能量清洗自己並繼續保持連接。

大腦用藥

在這個時代，有一些對大腦有益的藥物。例如，有一種很神奇的東西叫做「生長激素」，它實際上能刺激大腦合成和自我補充。另一個生長因子稱爲「GMI神經節苷脂」。神經節苷脂通過觸發大腦供應多巴胺（dopamine）來幫助帕金森氏症患者。在帕金森氏症的病例中，神經元上的多巴胺末端全部受損，而GMI神經節苷脂實際上可以替代受損的多巴胺。

使大腦繼續自我補充並繼續工作的關鍵是稱爲「神經營養素」的神經生長因子。在大腦中發現了不同的神經營養素，例如神經營養蛋白—3。這些神經營養素就像大腦細胞的超級保姆，使腦細胞得到營養，並確保腦細胞得以生長並具有很長壽命。神經營養素會保護腦細胞免受任何形式的傷害，並確保大腦正常運轉。如果它們衰落消失，大腦將被自由基撕裂。

有許多的測試是用以發現爲什麼小孩子可以這麼快的自我修復。小孩子之所以能夠如此迅速地修復大腦，是因爲他們的身體還沒有停止生長。當大腦達到某個年齡時，它實際上會關閉不同的生長因子。但年輕時，大腦可以很快地修復損壞。這就是爲什麼孩子比任何人都能更快地從中風康復的原因。

31 兒童如何發展

胎兒和分娩階段

胎兒記憶

來自古典制約的反應、慣性化和觸覺式學習裡所談到之胎兒學習模式的證據證明，胎兒是有記憶的。這論點某種程度上已經不再受到質疑。

胎兒應該有記憶的原因可能有很多，且可能不像成年人或甚至是嬰兒那樣複雜，但足以讓出世的小嬰兒能夠自在舒適的成長。曾經討論過嬰孩有記憶的功能性爲：慣性、對母親的熟悉和依戀、更願意接受母乳餵養和語言的練習。需要進一步的研究，或相關的更多信息，請參見：英國北愛爾蘭的貝爾法斯特女王大學心理學學院胎兒行爲研究中心。（Foetal Behavior Research Center, School of Psychology, The Queen's University of Belfast, Northern Ireland, UK.）

將愛傳達給母胎裡的嬰兒

從懷孕的那一刻起，嬰兒就意識得到周圍的一切，母親的感受、情感和信念經常會投射到他們身上。創傷性思想、不被需要的感受、不知所措以及其他壓力會影響嬰兒的正腎上腺素和血清素的水平，酒精和藥物的使用也會影響胎兒的大腦健康和身體發育。有些嬰兒起初是雙胞胎，但因爲自然淘汰的結果，只有大約三分之一的雙胞胎會出生，這有時會導致留下的存活者極度孤單。而有墮胎的念頭也會影響到胎兒。

「送愛給子宮裡的胎兒」的練習是令人驚訝的療癒過程。你可以對自己、爲你的孩子和你的父母做——當然，要理解到他們對於接受與不接受都有其自由意識。對於個案，你必須獲得他們的口頭同意才能進行療癒。這樣做對很多疾病有幫助，例如胎兒酒精中毒症、躁鬱症、注意力缺陷障礙和自閉症等疾病，都可能因此治癒。

在「送愛給子宮裡的胎兒」之後，你仍舊會知道有負面情緒，但是進行此練習會改寫潛意識中的程式，讓你的潛意識完完全全處在眞愛當中。

在送愛給胎兒的過程中，不要陷入小題大作的情緒反應中。保持專注。

θ

送愛給子宮裡的胎兒

1. 集中意念到心輪，想像自己與大地之母連結，是一切萬有的一部分。
2. 想像能量從你的腳底向上湧現，打開身體各處脈輪直至頂輪，並在頭頂出現一個身置其中的美麗光球，一直往宇宙移動。
3. 超出宇宙、越過白色的光、越過黑色的光、再越過白色的光、穿越了金色的光，越過果凍狀的物質，我們稱之為法則，進入似珍珠光澤的白光之中，進入第七存有界。
4. 下指令或請求：「**一切萬有的造物主，下指令或請求回溯到此人的胎兒時期，把愛送給這個還在母親子宮的胎兒。謝謝！完成了，完成了，完成了。**」
5. 現在，上去見證環繞在胎兒周圍造物主無條件的愛，無論嬰兒是你、你自己的孩子還是父母。見證子宮充滿了愛並包裹胎兒，見證所有的有害物質、毒素和負面情緒自然消失即可。
6. 一旦完成後，用第七界能量清洗自己並繼續保持連接。

讓我們從頭開始。母親正在等待嬰兒的出生。這是一個很小但卻很重要的存在，是上帝創造的孩子之一。嬰兒的大腦正在發育，母親每天都在談論對嬰兒的愛，因爲這會影響孩子的未來生活。這個小孩現在在子宮裡，成長得很快。

七個月時，嬰兒就能很清楚地聽到母親的聲音。當然，胎兒周圍的羊水會掩蓋聲音，但是嬰兒可以辨識出聲音的差異，並且絕對知道感覺的差異。

孩子出生後，第一次的接觸便是一次令人難忘的經歷。母親撫摸著嬰兒，溫柔地吻了一下。當媽媽這麼做時，她的身體會爲嬰兒製造在新環境中立即需要的抗體。每當媽媽觸碰嬰兒時，都會發生這種情況。當她這麼做時，他們的DNA連接並交流著。令人難以置信的是，人體就是如此的複雜和奇妙。

看似神奇的事情開始發生了。嬰兒向母親釋放奇怪的信息素。母親感受到了變化，突然變成了「母熊」，如果有人離得太近並試圖傷害嬰兒，母親將變得非常有防禦力，會用自己的生命來保護嬰兒。如果信息素呈現正常信息，則「母親需要聽到孩子聲音」就變得很重要。她可以聽到孩子所有的呢喃聲和嘆息聲。新手媽媽會比較容易緊張，會非常小心地檢查她的寶寶，以確保一切都安然無恙。對於某些母親來說，可能只需要幾天就可以做到這一點。當一開始這麼做的時候，媽媽和寶寶會變得有些恐慌和緊張，但很快就會安頓下來，彼此相處得很好。這個階段很重要，因爲孩子意識到自己不管是當男孩或女孩都是可以的。

如果對於孩子的出生是感到壓力的，孩子出生後，母親應多抱孩子以示愛。這將教會大腦產生更多的血清素，孩子將開始變得柔和而快樂。

有時，母親沒有對嬰兒信息素的受體，就像在自然界一樣，母親會試圖拋棄其後代或對孩子沒有情感依戀。值得慶幸的是，這種情況很少見，且可以透過信念工作加以改變這狀況。有了很多的愛，孩子就會伸出手去看世界。科學家告訴我們，嬰兒起初的視力不好；但每個母親都會告訴你，她的嬰兒看到了她。科學家也將告訴你，嬰兒並沒有眞的在微笑，那只是非自願的肌肉反應，但是每個新手媽媽都知道她的嬰兒對她微笑著。

每個人天生都有能理解他人的（感覺）技能。人類的潛意識從他人那裡汲取了思想和感情，而人類的心靈自然地解讀了滲透到其內心的能量氣場。由於這是一種自然的本能和能力，因此年幼的孩子一開始並不知道如何從自己的房間中辨別出來自於自己的想法和感受。引導兒童發展同理心技巧將教會他們辨別自己的感受與他人的感受之間的不同。

對於出生後到六個月內的嬰兒很適合以母乳餵養。實際上，爲了滿足每個嬰兒的個別需要，每次的餵養都會有所改變。母乳這種獨特的物質不能由人工複製，因同時也包含著能提供抗感染的免疫抗體。

所有新時代的嬰兒在其他人的陪伴下都能睡得很好。實際上，環境背景中的一點噪音可以幫助他們入睡。到第三個月時，嬰兒的睡眠可以進入快速眼動期；到了第六個月，長時間睡眠的能力就提高了。

對於新手爸媽來說，有個重要的見解是他們應該經常與嬰兒說話。他們說得越多，孩子學習的速度就越快。孩子們幾乎是從父母和親戚那裡學習語言能力的，而不是從電視或電腦上學習的。隨著大腦開始成長和成熟，新時代的孩子們會突然嘗試開始說話，隨著新的聲帶成熟而發出聲音和噪音。在這特定時期，所有新生嬰兒的大腦神經元數量是正常成年人的兩倍。科學家已經承認，嬰兒在三個月大時會模仿「我愛你」的聲音，並且似乎知道這意味著什麼。同時母親有時會注意到，當她感到沮喪時，嬰兒也會感到沮喪。

嬰兒也會假裝自己試圖飛行或看起來像在飛行。他們看起來常常像是什麼都知道，就好像是被困在小小身體裡的老人一樣。

嬰兒期至十二個月

每個孩子都有自己的成長速度，也都會經歷一些特定的階段。從嬰兒期到十二個月大的這段時期是非常重要的。孩子會開始學習走路和說話、長牙和學習分辨感覺。在這段期間，兒童的成長比其他任何時候都還要快，腦細胞的數量和大腦中的連接數量都急劇增加。

隨著神經系統的成熟，孩子的感官迅速發展。有東西靠近新生兒的臉部時，他們可以區分出是聲音還是物體。到三個月時，嬰兒可以區分顏色和形狀，並且會開始模仿聲音。在四個月之內，孩子會伸手抓住並握住拇指和食指之間的物體。在四到六個月期間，嬰兒可以在沒有支撐的情況下短時間站立。開始爬行的時間爲七到十個月。到十二個月大時，大多數嬰兒可以獨自站立，但可以在有人幫助之下行走。十四個月時，大多數嬰兒可以無需協助地行走，即使對於新時代的孩子，也是如此。然而他們有時可能在學會爬之前就先學會走路，在這種情況下，你必須確保他們能先學爬行，否則大腦無法按正確的順序發育。

女孩通常比男孩更快學會說話，而男孩通常會更快地走路、攀爬並嘗試去克服身體障礙。到孩子們一歲的時候，小男孩已經學會了爬行，當然也學會了征服。如果他們還不會走路，他們會非常努力地去嘗試；如果他們不嘗試走路了，代表他們已經學會，而且很快就會走路。孩子們好奇，並試圖探索一切。他們也會從品嚐中去快速學習，似乎會將所有的東西放在嘴裡。

他們通常在十二到十八個月之間說出最初的單詞，但對於新時代的小寶寶卻不是這樣。許多新時代的寶寶們在十八個月大之前就能說出幾句話。你與嬰兒說話的次數越多，他們學會說話的速度就越快，幾乎可以從出生時就學會模仿單詞。而在重要的時刻，父母必須知道潛意識無法理解「不」這種否定詞。不要使用「不」這單詞。如果你告訴嬰兒「不要碰它」，他們可能會認為你是說要「碰它」，並會立即嘗試碰它；所以當你拍打他們的小手時，他們會感到非常困惑。在這些階段要非常小心，因為你對孩子說的話，可能會在他們未來人生中陪伴著他們。

關於新時代兒童最有趣的事情之一是，他們實際上可以看到站在你旁邊的光。許多新時代兒童會看到來訪的守護天使、指導靈和其他的來訪者。如果你鼓勵這種能力，不要太過度，就只是保留發展，他們將一生保持這種能力。只有當兒童被告知他們看不見這些光與生物或這些不存在時，他們才會關閉這種能力。

一到兩歲

小女孩一歲的時候，已經變成了小說話家，有些小男孩可能也一樣。然而，儘管談話似乎對小女孩來說很關鍵，但並非始終如此。

一到兩歲的年齡有時被稱爲「可怕的兩歲」。大約在這個年齡的孩子們「無所不能」，玩著鍋碗瓢盆，體驗生活。他們越能觸摸和感覺，就會越快樂。如果允許他們在泥土和沙子中玩耍，他們將在未來的生活中變得更健康。

當他們到達「可怕的兩歲」時，他們應該對「不」一詞有了理解。這非常重要。我從來沒有覺得我的任何一個孩子是「可怕的兩歲孩子」。我一向認爲他們很棒！

到目前爲止，孩子本能地生活著。這種本能如下：孩子們知道，如果他們哭了，父母會來照顧他們；如果他們笑或大笑，將會得到獎賞。然而，到了兩歲時，他們開始對世界進行更多的探索並表現出一定的獨立性。這是因爲大腦比以往更高速度的在發展著。因此，此時孩子稍微偏差是很自然和正常的。

對孩子進行上廁所的訓練沒有特定年齡限制。但直到大約孩子十五個月爲止，還沒有適當的肌肉來控制自己的膀胱或肛門。做好情緒準備是一個重要因素。一旦孩子意識到身體的機能和社會的期望，他們將學會訓練自己大小便。壓力和害怕表現的恐懼會引起問題，因此建議父母給孩子一些時間。

在某些社會中，大小便的訓練幾乎是一場比賽。小男孩似乎比小女孩更難自行排便，大多數女孩比男孩更早被訓練使用廁所。小女孩不喜歡被淋濕，所以她們很快就學會了不被淋濕。不要逼催孩子；有時，孩子要到三歲才準備好。然而，至關重要的是要教給他們衛生的重要性。

孩子們此時也變得非常了解自己的性器官，很快他們就會意識到自己的性別。絕不該讓他們感到可恥，而應該讓他們「接受自己的模樣」。

新時代的孩子兩歲時，他們可能會告訴你造物主的故事以及他們所知道的事情。去傾聽這些孩子的話，有時他們掌握的知識超出了你的想像。

三至四歲

三、四歲的孩子實際上可以很容易地學習閱讀，如果你花時間陪伴他們，你會爲他們學到的東西感到驚訝。孩子們喜歡以三十至四十分鐘的小幅度時間來學習，因爲他們的大腦思維速度非常快。他們也會不斷通過味覺和氣味以及周圍的感覺在學習。

直到三歲時，孩子們容易感到疲倦；而當他們疲倦時，就會變得脾氣暴躁。看著父母因爲小孩太累生氣而發脾氣，一向很有趣。孩子疲倦時應該適時休息。

從出生到四歲，孩子的大腦神經元數量是成人的兩倍。他們學會了思考、聆聽、欣賞、品味，並學會與周圍的世界一起發展。在三到四歲之間，他們的大腦進入了一個新的階段，這給了孩子一種錯誤的獨立感。突然之間，他們會開始質疑你的行爲；突然之間，他們會質疑你說的話。

三歲的孩子因爲被迫做某事而生氣，而四歲的孩子則是自己已經決定好要做什麼，並告訴你要做某事，這都是發展的正常階段。不，你的孩子並不可怕。不，你的孩子沒有任何「問題」。你的孩子只有四歲。四歲的孩子就是這麼做。四歲的孩子會逼迫人家。他們可以在第一分鐘愛你並親吻你，但第二分鐘他們會試圖逼迫你並告訴你該怎麼做。這是四歲的專橫。即使有些孩子可能會在四歲之前就開始有這種行爲，也許在滿四歲之前的二或三個月就開始，但是當他們達到這個階段時，你會知道的。你一直抱著並輕輕搖了這麼長時間的可愛小寶寶，突然變成了一個小大人——有點急躁，有點什麼都懂，是一個不會聽你話的小孩。你可能需要請他們安靜站立一會兒不准動，他們就知道自己不是掌控者。

此時，讓父母記住孩子很棒是很重要的。成爲孩子們的朋友很重要，但是也要成爲他們的父母。「成爲父母」並不意味著你的孩子始終必須喜歡你。「成爲父母」意味著隨著孩子的成長，你必須對孩子的安全做出正確的判斷。

孩子通常要在四歲左右開始學習溝通協調。許多成年人稱此爲**操縱**。但是當孩子長大時，這稱爲協商。現在，你需要向孩子證明有些問題是可以解決的，可以達成一些協議。重要的是要教「不」這個詞；但是如果你都只是說「不」，那麼到孩子成年時，他們將不知道如何與周圍的世界去進行協商。

這是一個要好好運用判斷力的時期，問造物主要如何去解決這些問題。你必須知道這是四歲孩子的正常行爲，這樣的認知可以防止你在孩子回嘴時受到傷害、冒犯和沮喪。這是他們的血清素和正腎上腺素含量達到平衡並且進行循環開始工作的時候。這完全是正常的。他們仍然愛你；他們只是在學習變得更加獨立。

確實，三和四歲的孩子非常有趣。

五歲

你的孩子現在已經五歲了，你應該感到非常自豪。你已經經歷了三到四歲的階段，現在五歲是剛上學的時候。確實，這對他們來說將是非常有趣的經歷。

儘管他們會感到興奮，但有時對他們而言在情緒上會非常難以適應。給他們積極的支持，例如「我知道你能做到」、「我對你有信心」、「你很棒」和「你眞是個了不起的人」，可以幫助他們適應。在他們開始上學之前，讓他們和其他孩子在一起也是很明智的。如果他們在小時候結識了其他孩子，他們將了解初次上學時如何與他人相處的方式。父母犯的最大錯誤之一是讓孩子與其他孩子分開。當他們不得不上學時，如果他們沒有遇過其他的孩子，將變得很難適應。教孩子學習與其他孩子協調溝通的技巧，也能教他們保持血清素含量提高。

六歲

當兒童六歲時，他們會經歷另一個大腦發展階段。這非常像四歲的階段，只是更深一點。他們的特質趨向於更加獨立，他們眞的開始督促你並質疑你的決定。即使四歲的孩子看起來似乎很難搞，同時有時會傷害你的感覺，但六歲的孩子可能經常想用自己的方式，有時他們卻不被允許這麼做。六歲的孩子可能會有點要求，並經常測試你的極限，看看他們可以逃脫掉多少責罰。此時你需要了解此爲發展的自然階段了。了解你在哪裡可以幫助你的孩子成長並做出一些改變。爲自己六歲的孩子做準備，一切都會好起來的。

七至八歲

在七歲和八歲的年齡階段，孩子通常會變得柔和一點，變得更容易掌控。這是大腦發育的正常結果。到目前爲止，大腦的額葉已經開始具有不同的感官知覺。

θ

直到現今，孩子們還是有點近視。確保你意識到這一點，這樣當你決定帶他們去檢查眼睛時，你不會驚慌地發現他們有點近視。他們的眼睛正在發展。他們可以看到藍色和綠色以及光譜中所有不同的顏色，現在看到的綠色會比以後看到的更深、更藍。孩子對顏色的辨識隨著孩子的成長而變化，因此請理解，孩子所看到的顏色可能與你看到的顏色不完全相同。

現在，他們正在學習閱讀和寫作。現在是可以看看這些出色孩子的時候了，因爲他們之中很多都有所謂的天才基因。天才基因通常緊挨著閱讀障礙的基因，並且經常會顛倒字母。在孩子學習閱讀時要有耐心，以便他們對閱讀充滿信心並樂在其中。與他們一起閱讀將幫助他們探索學習的美好世界。

九歲

我曾經以爲某些教會在八歲時讓孩子受洗是有原因的——這是爲了讓孩子爲九歲做好準備！

九歲是一個有趣的階段，是孩子的大腦開始活躍並變得更加獨立的時候。這也是他們的身體開始發生變化的時候，他們與你當初帶回家的那個小嬰兒會有明顯不同。這就是我所說的「地獄」年紀。這個年紀的孩子，似乎什麼都知道，想要接管所有事情，並爲所有事情感到非常不安。這是大腦中新的荷爾蒙變化的起點，會改變孩子腦部的運行。這是一個重要的時刻，你需要通知周圍的人你的孩子將在短短幾個月內「回來」（回復到原先的樣子）。在這個發展階段，要有耐心、友善和充滿愛，但要堅定！

當我們看著孩子成長和成熟時，我們從孩子那裡得到的愛將使我們的心裡充滿了喜悅和幸福。當他們改變生活時，我們會感覺被冒犯。和他們說話時會讓我們覺得受傷，他們對我們說的一些話深深地傷害了我們。請注意，這些都是可以被塑造的孩子。我們需要有耐心，但我們也必須堅定。父母必須記住，孩子十歲時可能會開始好轉，到十一歲時就會更懂事。

隨著孩子成年後的成長，他們很快就會學到東西。如果鼓勵他們小的時候學習，這將成為一種習慣，他們將永遠在學習。讓孩子盡可能地多參與運動也很重要，以防止他們誤入歧途。孩子們多接觸音樂也很棒。

十至十四歲

從孩子九歲起，重要的是當孩子與朋友們在一起時要注意他們。在這個階段，同儕之間壓力大，尤其當他們到十三歲和十四歲時，同儕壓力會越來越大。至關重要的是，要給孩子們身體的正確指導。

酗酒的孩子通常會在這時經歷血清素含量的下降。這個時期正腎上腺素含量將開始上升。這些是重要的年齡階段，你需要觀察自己的孩子們，因為這時身體會渴望獲得其所需要的東西。當人們開始渴望喝酒時，身體會試圖補償血清素和多巴胺的缺乏。我再說一遍，這是密切注意兒童的時候。爲他們提供良好的健康飲食，在飲食中補充維生素和礦物質，並盡力幫助他們，使他們不陷入成癮的眩暈裡。對於新時代的孩子來說，上癮是非常辛苦的。這是你必須相信直覺而不是相信情緒的時候。這是一場賭注，你的靈性能量需要平衡發展。

沒有父母會想到自己的孩子會在酒櫃裡喝酒，但是如果孩子們有機會喝酒，他們很有可能會嘗試喝酒，因此你需要對此保持警惕。這並不意味著所有孩子都會體驗喝酒。但是，你需要保持明智，不要對這種可能性視而不見。幫助你的孩子做出明智的決定。

當一個新時代的孩子十歲時，他們的感覺將很容易受到傷害。如果他們被其他孩子取笑，他們有時會允許這樣的事情發生。教導他們需要爲自己挺身而出，這麼做並沒有錯。隨著新時代的發展，向這些孩子解釋，「直覺」對他們的生存至關重要。隨著越來越多孩子自然地變得更加有直覺力，這將越來越被人們接受。你還必須教會孩子，有些人無法認識或接受他們的才能和能力，這是不幸的，我們應該同情這些人。但是，請爲這些情況做好準備。有人會拒絕這些漂亮、直覺力強的孩子，人們試圖將這們孩子改造爲不同的東西，將爲這些孩子帶來了極大的不公正。

在直覺力強的兒童中，有許多人對黃色和紅色染料有反應。父母會將此症狀誤認爲是注意力缺陷障礙，但事實並非如此。這些孩子中，有些實際上非常聰明，沒有這種障礙；有些則對加工過的白糖過敏，因爲這些孩子的脈輪開闊，因此加工過的白糖對他們來說非常難適應。此外，他們的大腦發育和第六感比十至十五年前的兒童要發達得多。這些孩子是超級有活力、超敏感的孩子。如果你可以使他們遠離白麵粉和白糖、黃色染料和紅色染料，你會發現他們會正常成長，並且不太可能失去控制。

我相信，在我們孩子的教育中，孩子不是應該要改變的個體，反之，可能是他們的老師需要改變。我們的一些老師已經教學了很長的時間。他們覺得無聊，對孩子們眞的沒有興趣。還記得你在學校的日子嗎？

但是，我認爲在觀察現今的老師時，你會發現他們許多人已經提高了教學水準，並改變了對許多事情的態度。找到優秀的老師很重要，這樣你的學生才能學習和成長。

一些父母決定讓孩子回家自學，以確保他們免於在學校會遇到的危險與危害，這是可以理解的。但是，與此同時，他們也不允許自己的孩子與非手足的孩子互動，然而孩子總有一天必須在外面的世界中生活。如果你在家中教育孩子，請確保他們與其他孩子有足夠的時間相處，以便他們可以學習適應和適應除了兄弟姐妹之外的世界。你無法保護孩子一輩子。

我的一位好友有一個好兒子，她深愛著他，一直照顧著他，並給了他想要的一切。他是獨生子，離開家時不知道如何與世界打交道，因爲他從來不曾面對任何眞正的挑戰或障礙；對他來說，外界比他想像的要殘酷得多。爲孩子準備與外界接觸時要謹愼。孩子需要意識到，這世界可能不符合他們的期望。一切並不永遠是「公平」的，外面的世界就是如此。

管教

與大多數兒童不同，某些教育方式不適用於有直覺力的兒童。如果你在管教他們時有嘶啞、哭泣的聲音，對他們是無用的。尖叫和吼叫對這些孩子也不起作用。他們會讓你失望或嚴重崩潰。你的語氣將是你訓練「新時代」孩子的最佳盟友，鎮定、確定、放心的語調是：「你會做，而且現在就去做。」這樣的管教方式在生活中的可行性達百分之九十二點三。

在紀律方面，許多新時代的孩子非常敏感，但並不十分了解發生了什麼事。當孩子很小的時候，應在短時間內以罰站來處理不可接受的行爲。體罰不適用於這種孩子，因此請謹慎使用紀律策略。同時，與所有的兒童一樣，如果「新時代兒童」感到自己可以擺脫困境，那麼他們將會不斷去利用這樣的機會。

爲人父母和撫養新時代兒童的主要關鍵是：要記住，如何當父母很重要。當你有自尊心並且愛自己時，孩子會很尊重你。你可以做的最壞的事情之一就是讓孩子操控家庭，在很多情況下，這是會發生的。有時，當人們等到年紀很大才生孩子時，他們會讓孩子操控家裡的一切。當整個家庭圍繞著一個孩子打轉時，這個孩子很可能變得很不講理、自以爲是和任性，並且很容易完全失去控制。

隨著「新時代」孩子的成熟，請父母記住這些孩子是非常敏感的，這很重要，因爲孩子們能夠判斷父母雙方是否眞的與他的意見一致，如果父母只是爲了孩子的緣故而勉強同意，孩子能察覺，而且會變得非常不開心。

另外，在決定採取紀律處分時，請詢問孩子他們認爲適當的懲罰是什麼。在許多情況下，他們會提出比你想像或做的要差很多的事情。儘管你始終選擇以讚許和鼓勵的方式鼓勵孩子學習，但必須要有一個界限，同時，有時「不」就是意味著「不」。如果沒有界限，孩子經常會將你逼到極限。

青少年時期

對於孩子而言，從十二歲到十五歲左右是荷爾蒙變化的時期。這時，大腦正在轉變爲另一種模式，是自然界所期望的婚配儀式的開始。在非洲國家的許多部落中，這是人們開始婚配的時期。由於性衝動的能量很高，孩子會變得非常情緒化；也由於孩子體內激素的變化，你會注意到他們的行爲有急劇的變化。這在養育孩子方面是辛苦的時期。

由於大腦從一開始就以生存爲導向，所以小孩子會以愛和溫柔擁抱母親；但是隨著他們的成長和發展並進入荷爾蒙狀態，情況會發生變化。他們的身體在變化和發展，並且正變得有性意識。當荷爾蒙開始變化時，大腦的原始本能也會開始接管。這是自然界中原始本能參與作用的時期。母親與孩子之間的紐帶發生了變化。孩子和父母之間存在著不同的互動方式，在一些案例中，有變成像朋友般相處的；在另一些案例中，一些年少的孩子會開始對原本的關係退縮而慢慢疏離父母。在這個階段，選擇與朋友一起而不是與父母一起是很自然的。他們正在遠離與父母的自然聯繫，而更頻繁地與擁有相同性能量的人聯繫。

隨著少年繼續發展，他們的身體會釋放信息素，信息素會吸引異性。曾經有一段時間，異性對孩子們並沒有吸引力，小女孩絕對不希望有小男孩在身邊；但是突然之間，男孩注意到了女孩，而女孩也似乎並沒有介意男孩們在周圍。在這個階段，對於男女來說，身體的發展都快於大腦的邏輯能力。衝動會開始影響他們的行爲，並刺激整個身體。

由於大腦中化學物質的變化，這時的青少年幾乎開始憑直覺行事。這是你注意到他們變化的時候。他們變得非常以自己爲中心，而父母常常開始說諸如「你不在乎這裡發生了什麼事嗎？」和「家庭對你來說不再重要了嗎？」之類的對話已經持續了幾個世紀。除了完全自己顧自己的事情之外，青少年突然對周圍人的性行爲和能量變得非常感興趣。

如果體內的血清素和正腎上腺素含量不平衡，他們將表現出躁狂抑鬱症。深度抑鬱（沒有生存意識）是血清素和正腎上腺素含量不平衡的症狀之一。有些人則會惱怒、憤怒和無法表達情感。你可以直觀地調整血清素和正腎上腺素的含量。改變飲食也可能有幫助。

由於我們的社會重視高蛋白/低碳水化合物的飲食方式，因此漏失了許多重要的脂質，這些脂質對於平衡大腦中的各種激素是必需的。良好的均衡飲食非常重要。但是，正如許多父母會告訴你的那樣，要讓青少年聽從你對於他們飲食習慣的建議是很難的。在大腦發育的這個階段，他們傾向於認爲自己了解所有事情。這是大腦實際發育的一部分。然而，因爲額葉尚未完全發育，許多兒童未能意識到他們的行爲所造成的影響。他們傾向於不經大腦思考就行動。

在這一點上，身體正以多種不同的方式快速發展，以至於兒童很難保持平衡。許多父母來找我，告訴我他們的孩子似乎在人生當中迷路了。這些父母不知道自己該做什麼，也不知道該怎麼辦，無法爲孩子做決定，而孩子自己根本無法理性地做事。

有時我們會忘記，這些孩子是成年人和成長中的孩子的結合體。如果我們知道自己當時也花了多少時間把事情弄清楚，對於這時期的孩子我們會有多點的理解與體諒。

在這個年齡階段，我告誡父母要直覺地觀察自己的孩子在做什麼。許多孩子，尤其是新時代的孩子，在很小的時候就變得非常有直觀力。他們能夠看到守護天使和靈。隨著他們的成長和積累更多的感知力，他們會擁有許多靈性的經驗。

他們年輕時往往會遇到的經歷之一是與靈體（包括幽靈）交朋友。這些靈有時會抓住孩子，並告訴他們做不應該做的事情。因爲這些孩子非常有直覺力，所以他們錯誤地認爲那是他們的直覺而不是靈，他們認爲那是賦予他們權力的力量。然而如此一來，靈就誤導了他們，並奪取了他們的力量。這些靈有時依賴著孩子的光而生活。那些邀請靈進入自己的空間以獲取

「更多力量」的孩子，正在允許這些靈從他們身上吸收能量。無法意識到這一點的孩子，將放棄自己的力量。這就是爲什麼孩子有時會加入邪教的原因。對此年齡層的孩子來說，對古老的宗教方式感興趣，以及對許多不同的信仰感到好奇是很正常的。我遇到了一些因爲孩子正在學習奇怪的信念系統而感到恐懼的父母。

對這些信念體系有一些了解實際上並不是「壞」的事情，但是你確實需要明智地警告你的孩子，並告訴他們不要放棄自己的力量，尤其在面對負面靈的時候。造物主才是眞正的力量。如果你的孩子確實有機會拜訪靈，他們始終需要與「一切萬有」的造物主核對接收到的所有答案，才能確保他們是安全的。

你必須引導這些孩子明智地運用他們的直覺，如此他們在年輕的時候就比較少有機會恣意地釋放自己的力量。許多兒童對世界如此開放，以至於他們很容易成爲受害者。對你的孩子進行信念的灌輸是至關重要，讓他們知道爲自己堅持下去是可以的，而且他們說「不」也是可以的。這種教導應該從小就開始，但是在青少年時期強調這一點非常重要。

父母可以爲孩子做的最重要的事情之一，就是讓孩子們知道自己的性慾和性衝動沒有錯，擁有這些狀況是完全正常的。但是，也非常重要的是，父母必須教導正確的性觀念，並讓他們知道沉迷於性關係中的自己是要付出一部分代價的。你只能做很多事情來指導和教導這些孩子。他們將做出自己的決定。父母也該意識到這一點才是明智的。事情就是這樣。但是父母也可以說「不」。我看到有些父母直到孩子十四或十五歲為止，都只是讓他們的孩子放牛吃草。到那時通常為時已晚。這簡直是荒謬！

大約在此時，會有一天，孩子們將意識到他們不必聽父母說的話，這也是發展的另一個階段。然後，其中一些「小精靈」會決定要自己出去做點事情。發生這種情況時，父母不要感覺自己像個失敗者，這一點非常重要。父母仍需要對此孩子負責，不得放棄這個義務責任。至少在美國，孩子直到十八歲時才需要負法律責任。但是他們都將在此之前開始做出自己的決定。這是不可避免的。父母只需要認清：孩子在很小的時候就已經得到了自我價值的訓練，因此能夠做出正確的決定。

每個孩子都很特殊，每個孩子的情況也會有所不同。我觀察到孩子們會利用惡劣的環境來發揮最大的優勢，也看到孩子們利用良好的環境來獲取最大程度的利益。我很肯定，你的孩子在年輕時越能保持精力充沛和活躍，那麼他們長大後朝正確方向發展的機會就越大。讓他們參與音樂或運動訓練等。他們可以參與並留在該領域發展。這將有助於他們的大腦發育，然後他們可以利用自己在不同領域的能力繼續生活。

十九歲到成人

當孩子十九歲時，將經歷另一個發展階段。在這種情況下，他們有時會以為現在自己確實是成年人了。但他們通常看不到自己行動的結果，因爲前額葉才剛剛發育。女孩的前額葉似乎比男孩的整體發育得快一點，即使在直覺和新時代的孩子中也是如此。考慮到每個孩子都是不同的，年輕人通常花費更長的時間來認識他們所做決定的價值。他們在二十多歲的時候可以有份工作，一切會變得更好一些，也比較有能力養家。

在十八至二十一歲之間，大多數孩子決定自己搬出去。當然，有些人可能會更早嘗試，而某些人可能會稍晚再嘗試。進入外面的世界並照顧好自己是一個巨大的變化。對於年輕人來說，這可能是非常令人恐懼的經歷。當他們成年後，他們很快就會了解到自己對世界的了解不如所想像的那樣。在某些情況下，年輕人會嘗試與伴侶或夥伴一起進入外面的世界，假設這會更容易些，但有時照顧伴侶或夥伴會變得更難以適應。如果孩子準備了一些基本知識，例如能夠維持銀行帳戶裡有基本金額的能力、基本烹飪方法以及靠自己做一些其他必要的事情，那麼他們的生活看來並不會那麼的困難。

由於大腦的發育方式直到三十二歲時，才算有過成年的經歷。當你看見二十一歲的孩子回家並告訴你他知道所有關於生活的知識，然後開始爲你提供建議時，這聽起來很合理。這眞是太了不起了不是嗎？因爲如果他們眞正了解世界和生活，他們將會爭相搬回家！

從二十二到二十七歲之間，年輕人越來越意識到世界的複雜性。他們終於在二十七至三十二歲之間意識到，他們才剛剛開始學習生活，且態度變得開放並願意接受新的思維方式。

正是在這個年齡段，他們才眞正找到了人生的使命。但是，許多新時代的孩子會比這更早意識到自己的眞正使命。造成這種情況的部分原因是他們在趕著走在自己的藍圖上而不想浪費時間。

＊　＊　＊

請記住，現今出生的許多孩子都是新時代的孩子。提供此信息是爲了幫助你確保孩子在生理、心理和靈性上保持平衡，並在體內激素和大腦之間保持平衡，以使孩子不會躁狂抑鬱、生氣或惡毒。

新時代兒童的基本模式是他們沒有偏見，沒有對宗教、膚色、信仰、種族或任何經常對世界構成有偏頗的成見。

這些孩子是充滿愛心、友善和有支持力的。因爲他們的大腦平衡著男性和女性的能量，所以他們經常對性感到困惑。他們發現自己會被某個人的能量所吸引，而不是被性別所吸引，因此孩子不會固定只跟男性或女性，會設想自己是雙性戀。給了他們良好的指引將使他們成爲眞實的自己。

32 初次靈性啓蒙：耶穌基督

從我還是個小女孩開始，我就一直有著靈性方面的體驗。但是當我十七歲的時候有了一個夢想，我的生活從此改變了。我跟第一任丈夫哈利結婚並且初次懷孕。當哈利注意到我在閱讀上有困難時，我們已經結婚大約九個月了，這是因爲我從小到大都一直在搬家。我去了一所學校，幾個月後又被轉去另一所學校，但這對學習是不利的。

哈利用了個巧妙的方法來刺激我的閱讀能力，他會帶書本回家並讀給我聽。他會讓我對那本書產生興趣，講到書本中一個精彩情節時就停下來，然後對我說：「現在換妳把剩下的讀完。」這讓我備感壓力！但是因爲我對書本的後續情節非常好奇，我會開始去讀並有更好的領會。第一本書是由托爾金（J. R. R. Tolkien）所寫的《哈比人》。就是用這種方法，讓我開始對書本產生興趣。下一本我丈夫帶回家並激起我興趣的書是《魔戒》，對我來說是更加困難了，但的確是一本好書，我還是把它看完了。

就在這段期間，我熱衷於宗教組織。我的母親傾其一生投入於宗教，她老是談論著耶穌。

小時候，我無法理解這個「耶穌」，我想著：「當我可以對著上帝說話時，爲什麼我還要向耶穌祈禱？難道上帝不是我們應該傾訴的對象嗎？」當我在教堂，或者母親在身旁時，這種說法就會把我捲進麻煩之中。但是我生命中的這段期間，在我幼小的心靈中，事情已經有了改變。我結婚了，而且即將身爲人母。現在，我變得更加熱衷於宗教了。儘管我仍然無法了解「耶穌」這個焦點，直到我的公公給了我一本出詹姆士．愛德華．塔馬格（James E. Talmage）所著的老書《耶穌基督》（*Jesus the Christ*）。

在此之前，即使我已經開始可以熟練地閱讀，但這本書確實是個更大的挑戰。然而，書中對於我所不知道的耶穌在各個層面的深入見解，卻強烈地吸引著我。當我讀完這本書的四分之三後，我開始對書中的問題向上帝禱告。就在某天，我的丈夫外出工作，而我心中滿懷著這些難解的問題就打盹進入夢鄉，然後，我作了一個非常深刻的夢，感覺那是一道幻相。

在幻相當中，我被帶出去，進入到宇宙中的遙遠之處，那裡有非常美麗的海灘。我直覺地體認到，這海灘象徵著時間之沙，海水則是知識之海。我看到了一位男士坐在黑色礁石上，湧來的海水衝擊著礁石濺成水花。我知道，這位男士就是耶穌基督。祂說：「哈囉！維安娜，我們認識。」稍作暫停之後，祂又說：「妳對我及我的一生有些疑問？」我說：「是的，基督，我有疑問。」耶穌揮著祂的手，說：「妳看！」

耶穌用手劃破了時空，讓我看到了早期祂在聖地生活時的全部。在這次的異象中，耶穌讓我看到了祂當時在十字架受難前所遇過的所有人的真實面。我看到了撒都該教教徒（Sadducees）及法利賽人、羅馬人及使徒們。祂讓我看到祂了解這些人，而對任何人沒有懷有一點惡意。祂是我所見過最仁慈的人。祂悸動且深刻地了解到那時每個在祂周遭出現的人來自何方，以及目前他們正在發生什麼事。有種極其美妙的慈悲感從祂身上散發出來。然後我問祂有關世界末日及末日何時會來到的問題。我所看到的絕非你所期待的。我看到了很特別的小孩誕生在世界上，就是這些小孩的誕生，標誌著如我們所知世界末日的來到，也就是說這些小孩本身，會成爲新的開始。

我對我所感受到來自祂身上那種極其美妙的慈悲感，印象是如此地深刻，自己也謙卑了不少，因此我下定決心，如果可以的話，我也要像祂一樣如此仁慈與慈悲，或至少我要努力朝那方向做。

我覺得，由於見證到祂的生命，也由於見證到祂的慈悲與仁慈，我必須對這位極其美妙的聖靈奉獻一樣禮物。我問祂我可以給祂什麼，祂告訴我說：「維安娜，妳可以給我的最好禮物，就是去創造一些美好的事物。」對於基督，我奉獻我所能給予的最好禮物就是：我的創造力。於是，我向上帝與基督發了一個願，我要畫出「世界末日」及「新的開始」。然後，我就看到了我未來會畫出的三幅壁畫的景象。我也告訴基督說，我會用與祂有關的名字來爲我肚子裡的孩子命名。我將兒子取名爲約書亞・萊爾（Joshua Lael）。約書亞意指「基督的救贖」；

萊爾則是「屬於上帝的」。

從那時候開始，我就開始研究許多宗教，也在所有宗教中發現許多知識。但我將會永遠記得，我是如何遇見這靈性的精髓，亦即耶穌基督以及我所答應過的承諾。

我祈禱你也將聽見造物主告訴你的話。我祈禱你將會了解你所得到的答案是清楚且眞實的。我祈禱你不讓自我意識進入到人生方程式裡。

我衷心地盼望，你能發現到這本書對你每天的生活有幫助，且你可以將這些新發現的知識分享給其他人。最重要的是，願你能了解，在你與造物主之間，沒有不可能的挑戰。

結語

新時代的孩子從小就具有很好的掌握能力。他們從會說話開始，聽起來就像是被困在小人體內的老人。

我自己的孫女珍娜蕾雅就是一個很好的例子。當她三歲時，她的保姆康妮去世了，康妮是我多年的好友。多年以來，我們相互依賴，爲彼此做了很多事情。我可以很自然地說她是我最親密的朋友之一，當我知道她在照顧我的寶貝孫女時，我的內心感到無比的平靜和快樂。我一直知道她會給予我孫女最好的照顧，保護她的安全。

當康妮去世時，我的心深爲難過，因爲我非常想念她。當某天我坐著想起她時，我想到她收集了很多年的水晶。水晶是她最喜歡的物品，她將它們放在家裡很多地方。她在自己家裡照顧孩子，所以孩子們都知道她愛水晶。

當我坐在沙發上時，心裡非常難過，我正在想念著康妮，珍娜蕾雅走到我身邊時，珍娜蕾雅將她的小手放在我的懷裡，用著藍色的大眼睛看著我說：「奶奶，別哭。康妮現在與上帝同在，上帝喜愛水晶。」

那一點點的安慰使我想起了，我的朋友正在享受與造物主在一起的時刻，她在這一刻能感到眞正的快樂。這想法讓我內心充滿了幸福感。珍娜蕾雅出色的洞察力常常激發我的靈感，並令我讚嘆，因爲對我來說似乎複雜的事情，但對她而言卻是如此簡單和容易。

作爲父母、祖父母、教師、護理人員和保健治療師，我們的責任是用愛和理解，來培育這些宏偉而溫柔的靈魂。通過閱讀本章，你會發現很多人都是新時代的孩子。你有責任向他人傳授愛和慈悲的方式。

θ

【附錄】

希塔療癒快速參考指南

解讀

解讀步驟很簡單：

1. 集中自己意念並接地。
2. 越過自己，越過頂輪。
3. 進入第七存有界。
4. 連接到一切的造物主。
5. 下指令或請求。
6. 說：「謝謝。」
7. 說：「完成了。完成了。完成了。」
8. 與造物主一同見證。

9. 沖洗自己，使自己扎根並做能量切割。
10. 當你對於這個過程感覺到更自在，你將不需要落地（扎根），即能夠繼續保持跟第七界的能量連接。

信念工作原則

口頭許可

我們對於自己所選擇的任何信念程序，有保留的自由意志。未經我們的口頭許可，任何一個人無權更改我們的程序。口頭許可對於一個人的自由意志和人格完整至關重要。因此，接受信念工作的人必須向療癒師提供口頭許可，以**刪除和替換程序**。

同樣，接受信念工作的人必須就**每個程序**給予療癒過程的口頭許可。

見證

與解讀和療癒一樣，必須見證信念的變化。

雙重信念

許多人有雙重信念系統。例如，一個人可能認爲自己有錢，但同時又認爲自己很窮。要更正此問題，請將正面信念保留在原處，然後拉除負面信念，將其替換爲造物主提供的正確正面信念。

重新創建信念

可以透過我們所說的、思考和做的事情來重新創建信念。積極行動是需要的，以改變我們的生活。

化解信念

在信念工作的過程中，你可能會聽到造物主告訴你，除了歷史層面之外，還需要化解其他信念，而不是像常規做法那樣進行取消。在歷史層面上工作時也一樣，要觀察在該層面上需要化解的能量。

潛意識

潛意識無法理解諸如「不」、「不是」、「不能」之類的詞。在信念工作過程中，你應該告訴個案在陳述中要省略這些詞語。

例如，個案不應使用「我不愛自己」或「我不能愛我自己」之類的陳述。爲了正確測試某個程序，聲明應爲「我愛自己」，個案將對該程序進行負面或正面的能量測試。

獨自或與療癒師一起工作

我們要清理自己的某些信念時，可能會對需要被移除的信念帶有情感上的依附。因此，讓別人來幫你清理信念會比自己去移除來得更有成就感。與經驗豐富的希塔療癒治療師合作會很有幫助，因爲療癒師可以找到方法幫助和指導你正確地替換信念，而不會產生情感上的依戀。

但是，有些人對自己進行療癒會比較自在。這一切都取決於個人。

懷孕

療癒師爲避免責任，孕婦在懷孕早期不應進行信念工作。信念工作不會影響胎兒，但是療癒師最好避免這些情況。

負面信念

你永遠無法下指令以驅散身體所有的負面信念，因爲潛意識不知道哪個信念是負面或正面的。

信念的層面

信念程序可以處於單個信念層面，也有可能處於其他的信念層面上。如果一個信念存在於多個信念層面中，則必須在每個層面上拔除並替換信念，以將其完全刪除。如果僅在一個層面上拔除信念，而不是在每一個層面上拔除，信念將在所有層面上重新創建。

探索該信念在多個層面上的可能性。從最深層的靈魂層面拔除信念，並不一定就能將其從其他層面中刪除。

直觀的敏感性

有直覺力的人在精神、身體和靈性上都比其他人更敏感，特別是他們很容易受到低含量的有毒化學物質、有毒思想形式、靈和地球振動的影響。意識到這些的敏感度對於日常生活以及處理這些能量很重要。過度敏感特質可以通過信念工作重新編程。

話語有力量

聽你在說什麼！口頭表達在信念工作中非常強大。例如，如果你發現某個女人討厭男人，請不要幫她的信念程式下載「我放掉所有的男人」來編程，否則這女人可能會離開配偶也不再與其它男人在一起。

對於你正在進行信念程序下載的內容要很小心。

使用適當的語言

某些核心信念可能是由童年時代的語言創造出來的，與你和個案所使用的語言不同。在這種情況下，在能量測試和下指令或請求過程中都使用個案原始語言非常重要。這是因爲潛意識在解釋信息時是很貼近文字原意的。

在生命的早期，語言與思想觀念、思維方式和記憶緊密結合在一起。即使晚些時候，大多數學講新語言的人仍然會以他們的母語作思考。令人驚奇的是，他們的思維模式仍然是句子的形式。因此，要在能量測試過程中獲得準確的回應，請引導受測試者以其母語（或使用形成信念的語言）大聲說出該信念。在造物主中下指令或請求時，請以所有語言發出命令以拉出並替換該程序。你可以問個案如何用正確的語言說出口語信念，並像使用其他指令一樣使用該語言。

詢問造物主

在教信念工作時，經常有人問我：「你用什麼去取代負面信念？」我的回答始終是一樣的：「問造物主，並見證造物主告訴你可以取代的信念並取代它。」

療癒師不得以自己的方式改變信念。替換信念應該受到神性的啓發。

例如，當我開始一對一進行療程時，我將對各種信念進行能量測試。我測試的最普遍的信念之一是「我很健康」。你會很驚訝有多少人眞正相信自己的健康狀況。可能有必要釋放其當前的健康信念，並在每個層面上將其替換爲「我很健康」。

由於每個人都是獨立個體，因此每個人的健康替代計劃都會有所不同。我要求造物主提供適當的替換程序，以替換「我不是健康的」。我從療癒中移除了小我，這過程只是去見證釋放的信念被更換而已。

請務必詢問造物主需要替換的內容。請記住，如果你使小我脫離方程式，造物主將爲你提供任何需要的資源。

情緒

情緒是自然的。大多時候，都是爲了我們的利益。由於我們需要自己的情感，因此我們不會嘗試將所有情感從一個人的身上拉出。例如，恐懼使我們鬥爭或逃離，我們也還可能會憤怒；或是一位母親可能因爲恐懼會爲她的孩子而戰。再舉一個例子，當一個親人去世時，我們感到悲傷，但絕不應該將悲傷從一個人身上拉走，因爲這是一種分離過程必要的情緒。自然的情緒與我們自願或非自願形成的情緒之間存在著差異，這些情緒通過我們自己的意志力或他人的意志會成爲強迫性能量。

另一方面，信念可能是功能失調的能量場，通過我們創建或接受的口語，這些信念會被下載入大腦或遺傳／歷史／靈魂中心，並導致重複或不良行爲。但是，當仇恨之類的情緒持續太長時間時，也可能會給個人造成問題的信念。很好的例子是「我恨母親」或「我恨父親」的信念。因爲情緒已經成爲一種信念。

「感覺」可以是對他人的愛、同情或溫柔的情感反應，也是「體驗強烈情感的能力」。有五種不同的情感是我們眞正的情緒感覺：憤怒、愛、悲傷、幸福和恐懼，這些是我們生活中每天經歷的感覺，實際上拯救了我們的生命。儘管通常我們認爲憤怒是一種消極情緒，但這也正是驅使母親保護自己小孩的原因。愛可以動搖世界的情感。親人或朋友的死亡使我們內心深處悲傷；當一切順利並且讓我們感到滿足時，我們會感到幸福；在危險的時刻，恐懼會根據不同情況使我們奔跑、站立或戰鬥。所有這些情緒每一次對我們的身心靈都至關重要，而所有這些情緒的混合，實際上是任何時刻我們相信自己感受的一種幻覺。

這些情緒也可以通過毒素和人體的化學反應來更改或改變。毒素和化學反應都可能引起情緒低落，而血清素不足或正腎上腺素不足會導致抑鬱；決定人體基因的ＤＮＡ則可以改變這些化學反應。情緒和感覺能使我們眞正得到心靈上的富足，也是我們生活經歷的重要組成。不論正面與否，所有情緒都會刺激免疫系統內的細胞生長。只有當憤怒和悲傷之類的情緒不受控制地增長時，才會對我們的身體產生負面影響。

我們所有人都會不斷重複同一種想法或感覺，認爲我們無法擺脫困境。這樣的程序是一種信念，會不斷地在腦海中循環，祈求被釋放。

θ

礦物質

自從工業化和大型農業商業被廣泛引入以來，農民在種植大多數地面作物時僅使用三種基本礦物質：氮、鉀和磷。每年當土地收到這種短暫的礦物質遷移時，地球上的微量礦物質就會越來越少，而我們卻需要這種微量礦物質來維持健康和預防疾病。

在某些地方，某些必需的礦物質可能再也找不到了！以下所顯示的許多疾病即與列出的礦物質有關：

痤瘡：硫、鋅

貧血：鈷、銅、鐵、硒

關節炎：硼、鈣、銅、鎂、鉀

氣喘：錳、鉀、鋅

出生缺陷：鈷、銅、錳、硒、鋅

脆性指甲：鐵、鋅

癌症：鍺、硒

念珠菌：鉻、硒、鋅

心血管疾病：鈣、銅、鎂、錳、鉀、硒

慢性疲勞綜合症：鉻、硒、釩、鋅

便秘：鐵、鎂、鉀

抽筋：鈣、鈉

抑鬱症：鈣、鉻、銅、鐵、鈉、鋅

糖尿病：鉻、釩、鋅

消化問題：氯、鉻、鋅

濕疹：鋅

甲狀腺腫（甲狀腺功能低下）：銅、碘

白髮：銅

脫髮：銅、鋅

多動症：鉻，鋰、鎂、鋅

低血糖症（低血糖）：鉻、釩、鋅

體溫過低：鎂

免疫系統虛弱：鉻、硒、鋅

性無能：鈣、鉻、錳、硒、鋅

肝功能不全：鉻、鈷、硒、鋅

記憶力下降：錳

肌營養不良症（也稱爲囊性纖維化）：錳、鉀、硒

神經質：鎂

水腫：鉀

骨質疏鬆症：硼、鈣、鎂

牙周炎（也是牙齦炎—牙齦消退）：硼、鈣、鎂、鉀

經痛：鉻、硒、鋅

性功能障礙：錳、硒、鋅

皺紋和下垂（面部老化）：銅

請注意：這不是診斷圖表。不應該用此來代替健康專家幫你制訂的治癒計劃。

維他命

所有天然維生素都是有機食物中的成分，只能在生物中找到，即植物和動物。在大部分正常情況下，人體無法生產或合成維生素必須從飲食或膳食補充中攝取。

維生素對我們的身體正常運作至關重要，對於我們的成長、活力和整體福祉必不可少。

維生素表

	來源	缺乏症狀
維生素A	胡蘿蔔，南瓜，山藥，鮪魚，哈密瓜，芒果，蘿蔔，甜菜根葉，胡桃，南瓜，菠菜，魚，雞蛋。	夜盲症，黃斑部病變，增加白內障機率，皮膚乾燥、聽力、味覺、氣味和神經損傷的風險增加。
維生素B1	米糠，豬肉，牛肉，火腿，新鮮豌豆，豆子，麵包，小麥胚芽，豐富的麵食，穀片。	輕微：食慾不振和體重減輕，噁心，嘔吐，疲勞，神經系統問題；嚴重：腳氣病，肌肉無力，深層肌腱反應降低，水腫，心臟肥大。
維生素B2	雞肉，魚，強化穀類，綠花椰，蘿蔔菜，蘆筍，菠菜，酸奶，牛奶，起士。	輕微：口腔和舌頭的龜裂和瘡，紅眼，皮膚炎，頭暈，脫髮，無法入睡，對光的敏感性和消化不良；嚴重（罕見）：貧血，嚴重神經疾病。
維生素B3	雞胸肉，鮪魚，羊肉，牛肝，強化的麵包和穀類，啤酒酵母，綠花椰，胡蘿蔔，奶酪，玉米粉，蒲公英花果嶺，棗子，雞蛋，魚，牛奶，花生，豬肉，馬鈴薯，番茄。	輕度：潰瘍瘡，腹瀉，頭暈，疲勞，口臭，頭痛，消化不良，無法入睡，食慾不振，皮膚炎；嚴重：糙皮病。
維生素B5	全穀物，蘑菇，鮭魚，啤酒酵母，新鮮蔬菜，腰子（腎），豆類，肝臟，豬肉，蜂王漿，鹹水魚，酵母，全黑麥和全麥麵粉。	罕見：噁心，嘔吐，疲勞，頭痛，手麻，睡眠障礙，腹痛和抽筋。

	來源	缺乏症狀
維生素B6	香蕉，酪梨，雞，牛肉，啤酒酵母，雞蛋，糙米，黃豆，全麥，花生，核桃，燕麥，胡蘿蔔，葵花種子。	貧血，癲癇發作，頭痛，噁心，皮膚乾燥和呈鱗片狀，舌炎，口裂，嘔吐。
維生素B12	蛤，火腿，牡蠣，帝王蟹，鯡魚，鮭魚，鮪魚，瘦牛肉，肝臟，藍紋起士，卡蒙伯爾軟製乳酪和戈貢佐拉奶酪。	步態不穩，慢性疲勞，便秘，抑鬱，消化不良，頭暈，嗜睡，肝臟腫大，幻覺，頭痛，舌頭發炎，煩躁，情緒波動，神經障礙，心悸，惡性貧血，耳鳴，脊髓變質。
維生素C	綠花椰，哈密瓜，奇異果，橘子，鳳梨，辣椒，西柚，草莓，蘆筍，酪梨，無心白菜，蒲公英花果嶺，羽衣甘藍，檸檬，芒果，洋蔥，蘿蔔，空心菜。	輕微的：傷口癒合不良，牙齦出血，容易瘀傷，鼻出血，關節疼痛，精神不振，易感染；嚴重：壞血病。
維生素D	陽光照射，沙丁魚，鮭魚，蘑菇，雞蛋，強化的牛奶穀物，鯡魚，肝臟，鮪魚，魚肝油，人造奶油。	嬰兒：不可逆的骨畸形；小孩：佝僂症，牙齒發展遲緩，肌肉虛弱，頭骨軟化；成年人：骨軟化症，骨質疏鬆症，低血鈣症。
維生素E	植物和堅果油，包括大豆，玉米，紅花，菠菜，全穀物，小麥胚芽，葵花籽。	罕見的症狀可能包括貧血和水腫。
維生素K	綠葉蔬菜，包括菠菜、羽衣甘藍、花椰菜、綠花椰。	罕見，除非新生兒可能會出現出血傾向，否則提高維生素K量可能會影響抗凝藥的作用。
鋅	牡蠣，牛肉，羊肉，雞蛋，全穀物，堅果，酸奶，魚，豆類，利馬豆，肝臟，蘑菇，山核桃，南瓜和葵花籽，沙丁魚，大豆，雞肉。	味道和氣味的變化，指甲會變薄和剝落，青春痘，性成熟延遲，脫髮，高膽固醇，夜盲症，性無能、生長發育遲緩，對感染的易感性增加。

汞中毒

從一千三百二十位受訪者中所顯示的症狀百分比：

無法解釋的煩躁：73.3％

持續或非常抑鬱的時期：72.0％

四肢麻木和沒有感覺：67.3％

夜間頻繁排尿：64.5％

無法解釋的慢性疲勞：63.1％

即使在中度溫暖的天氣下手和腳也冷：62.6％

大多數時候感覺脹氣：60.6％

記憶或使用記憶的困難度：58.0％

說不出、突然的或不請自來的憤怒：55.5％

定期便秘：54.6％

很難做出簡單的決定：54.2％

手、腳、頭部顫抖或震動：52.3％

臉部和其他肌肉抽蓄：52.3％

經常出現抽筋：49.1％

持續或頻繁的耳鳴或噪音：47.8％

容易呼吸不順：43.1％

頻繁或反復出現的胃灼熱：42.5％

嚴重瘙癢：40.8％

不明的皮膚病、皮膚過敏刺痛：40.4％

口腔中經常或頻繁的金屬味：38.7％

感覺跳動、緊張不安、緊張：38.1％

生存意願低下或自殺意圖：37.3％

經常失眠：36.4％

無法解釋的胸痛：35.6％

關節持續或頻繁疼痛：35.5％

心搏過速：32.4％

身體出現不明水腫：28.2％

舌頭灼熱感：20.8％

飯後頭痛：20.1％

頻繁腹瀉：14.9％

想知道更多在美國的訊息，請致電 1-800-331-2303 科學保健（Sciontific Health）。

華人見證案例

1. 李媛

我是二〇一八年十二月在臺灣居住的時候檢查出乳癌，當時醫生判斷是三期，我的人生由此而產生了巨大的改變。

兩年前的我，是一個有極度負面情緒的人，對母親的過世有深深的自責和內疚，對家人有深深的怨恨和厭惡，當時的我陷入人生中最糟糕的境地。

我的母親也是乳癌過世的，直到她去世前，她的人生中也對某人有深深的怨恨。當她檢查出這個疾病時還是早期，經過了兩次化療後，她選擇放棄；因爲在治療期間，她沒有感覺到家人的陪伴和支持的力量（當時我正在臺灣生小孩），等我回到大陸的時候，一切已經成定局。

和母親生活的最後三年，我的心情一直在谷底，經歷了老公的生意失敗，經歷了母親疾病的復發，我為我自己沒能力給母親最好的治療而陷入深深的自責。母親過世後，我選擇離開大陸來到臺灣，把自己封閉起來。直到二〇一八年的十二月六日、我生日的前兩天，我被確診罹患癌症，這時我老公剛剛獲得一個很好的工作機會，但工作地點是在上海。

我的病情比我母親還要嚴重，我當下還是決定讓我老公去大陸工作。於是，我的化療、放療手術、還有照顧兩個孩子的工作（偶有家人朋友幫忙），幾乎都是我一個人在面對。

我知道自己必須要改變，但不知道要怎麼改變，我知道自己的負面情緒要釋放，但也不知道要怎麼釋放。當時的我就是覺得太好了，我終於可以休息了，不用再做不喜歡的工作，不用再面對討厭的人。生病期間，我終於可以停下來想想我自己的人生要怎麼樣過，而不是為了孩子、為了別人而活。其實當時，我眞有一種解脫的感覺。

在臺灣治療的期間，我每天靜坐；我買了很多書，瞭解到原來人生還可以有那麼多種的選擇。偶爾的機會之下，我聽到了希塔療癒，我知道這可以幫助我，於是我趕緊找課程資訊，發現已經開課了，於是我發訊息給一位希塔老師，出人意料的，她竟然一下就答應幫我一對一授課，而且不加一分錢，我好高興。但是高興之餘，又開始想，上課的地方距我住的地方來回要三小時，要騎摩托車、坐火車、坐捷運，而且學費也只能用信用卡支付，好多的阻礙，但我還是下定決心，我要去上課。

我是無神論者，課程剛開始，老師解讀我前世時，我心裡有很多的疑惑。帶我上七我什麼感覺也沒有；上課到第二天的時候，我的狀態是游離的，且突然聽到一個很大的聲音跟我說，「這是騙人的，趕緊離開」老師在一旁，立即抓住我的手，幫我做了清理，原來祖先也出來阻擋了。

通過前面的考驗後，再繼續後面的課程，就好多了，每天都非常的喜悅和開心，對未來不再恐懼，而是充滿了期待。在釋放了我對某位家人的憤怒後，我發現我可以看他發給我的訊息，直到我願意聽他的電話。太不可思議了！在這之前，我是連看到他的訊息都覺得厭惡到不行。

這時候我真正體會到希塔療愈的神奇，它快速釋放了困擾我很久、那想愛不能愛的矛盾和巨大的憤怒。

上完希塔療癒基礎八天課程後，我的人生發生了巨大的轉機。

首先是我的疾病，手術後確診變成了二期；本來需要全切除的乳房，變成了保乳手術，只切了一點，然後是我的人生，我找到了自己的人生使命。

於是，在一年內，我跟著我的希塔老師上完了所有希塔課程，也去日本上了教師課程，遇到了可愛又充滿愛的 Josh 和 Raena。

希塔療癒拯救了我的生命和我的人生，感謝造物主、感謝維安娜老師、感謝 Josh 和

Raena、感謝我自己、感謝來到我身邊的一切人事物，我愛你們。

2. Vicky Chen

在學習希塔療癒之前，我已經在身心靈課程上學習了八、九年的時間，在以往的課程中，一直著重在能量的處理，常見的狀況是能量調整好了、情緒變好了，但一回到現實生活，卻讓能量與情緒起伏更大、更混亂。直到我遇到了希塔療癒，我才知道，這一切的狀況，都和我的信念有關呀！

最初是因為在感情上遇到了瓶頸，和工作上、與家人相處不和睦的問題，所以請希塔老師幫我療癒。在每一次的療癒中，我才發現我對自己很嚴苛、很多的自我批判，讓我從來不知道開心快樂是什麼，從來不懂得愛自己，也因此常和別人發生衝突。而希塔療癒很快速的讓我找到這些狀況發生的原因，以及學習到的課題，很快地，我的生活有了很大的轉變。和伴侶的感情越來越好、工作上也越來越被上司器重，同時和家人關係也有很大的改善。於是，我決定要學習希塔療癒這個神奇又快速的療癒技術來改變自己的人生。

學習希塔療癒後，發現更多阻礙人生的信念，但透過希塔療癒的清理，我的情緒越來越平穩，也開始懂得愛自己、懂得感恩，每天的生活都過得很開心，也開始走上自己的生命藍圖，運用宇宙源頭賜予我的禮物及天賦，成爲一位幫助人的希塔療癒師，打開自己愛與豐盛的道途。

二〇一八年，我到墨西哥上了希塔療癒師資課程，讓我領會到希塔療癒的眞諦——無條件的愛。因著希塔療癒所感受到的宇宙無條件的愛，我也開始用更多愛的眼光與態度過自己的生活，教導更多人體會這樣的愛，成爲愛的管道以幫助更多更多的人，期許每個人都可以和我一樣，過著自己夢想中的生活。

3. 曾若庭

上希塔之前，我破產上千萬、努力還錢，最後剩下二百多萬已經無力償還，每天不斷跟生活戰鬥，一直都是汲汲營營追著日子過。我與先生倆有著上千萬的負債，先生臉上很少有笑容，有的都是無奈，生了孩子後重擔責任更是大，彼此一個躲進電動裡、一個躲進書堆裡，這樣過了十多年，一直到一位朋友介紹我希塔療癒。在希塔教學中赫然發現原來我的人生被一層又一層的信念綑綁到無法翻身，之後就栽入學習中不斷挖掘自己，讓自己有勇氣看見眞相。

每一次的學習都是驚奇之旅。希塔帶我交到各領域的朋友，讓我的視野不斷擴展，夫妻感情增溫，還協助很多人反轉自己，最大最大受益及改變的就是自己，不斷學習後，尤其是我憂鬱時的所有困頓狀態，不再綑綁著我，也開始步向零債務人生，學習希塔後，心想事成的能力也變大，好事不斷，想要的東西都會用對我最有利的方式到來，生活變得驚奇，變得很開心。就連孩子也懂得如何釋放自己壓力，先生也降低沉溺在網路世界的時間，整個家變得更和諧。

感恩朋友的引薦，感恩源頭給予我反轉人生機會，感恩希塔的帶領，也感恩自己願意把握。感恩一路來的挑戰，感恩個案跟學生們讓我看見你們大幅的改變開心成功的樣子。命運，是可以掌握改變的；生活，不是看破就是突破——成為帶領自己不斷突破的導師吧！

希望大家能共同學習，共同改變。

4. 趙婉新

我們因為希塔而有緣看見彼此，我們因為維安娜老師而相遇在這裡。我是趙婉新，居住在中國上海。我是一名心理諮詢師，在學習希塔療癒之前已經從事心理諮詢、授課工作十年。

我在二〇一八年學習希塔療愈後，生活、工作發生了很大的變化。短短半年之內，我成為「希塔療癒師導師」，在中國大陸以每月最少一期的速度講授希塔療癒，並成為中國大陸教授最多希塔學員的老師。這一切都毫無徵兆，每期的學員一次比一次多，我不得不在每次開課前更換教室，以應對不斷增加的報名者。

學員的成長速度令我驚訝，他們很快可以為別人做療癒並獲得非常棒的回饋，這足以證明希塔療癒是一門每個人都能學會、每個人都能使用的好學問、好工具，當然，你要足夠相信。

再次感恩 Creator！感謝維安娜老師！感謝啓蒙老師！

5. 魏鋐德

我來分享自己的希塔體驗。三年前的某天我突然身體不舒服像重感冒般，去看醫生也檢查不出病因，第三天已經躺在床上不太能動了，痰很多咳到有血，胸痛、頭痛、吃不下飯，水也喝不下，因爲連呑口水都很痛，慢慢地全身像被針扎入骨似的一直往體內鑽，第六天半夜三點多我知道自己不行了，跟老婆交待後事準備接受這個事實，當時內心非常的平靜與喜悅，但身體卻是非常不舒服，眼睛閉上不知道是頭暈的關係還是怎樣，一切像是回到時空隧道般，非常的亮，但不像陽光或燈光，是很亮的白光，我飛向這光。

我老婆看我面無血色嚇死了，馬上打電話給正在國外上課的希塔老師，老師就請我老婆把電話用擴音給我聽，問我：「可不可以經由你的同意請造物主來幫你做療癒？」，我有氣無力的說好之後，過沒五分鐘，神奇的事發生了，我漸漸恢復意識，無法理解的是我全身的痛及痰都不見了，就像沒發生過一樣，老師問我還有哪裡不舒服，我回答只剩頭還有點痛，老師告訴我說因爲有很多的負能量，但上帝跟天使持續幫我清理，要我放輕鬆休息一下。因爲老師還在國外上課中，所以先掛電話，就這樣總共不到二十分鐘，我已經能起床像沒事一樣，只是好幾天沒吃飯比較虛弱而已。

從那天起，我固定每星期請老師幫我療癒清理一次，經過了半年之後我發現自己的恐懼越來越少。另外有一次我在台南工作時，老師幫我清理掉「吃牛肉」這個信念，我隔天就吃了一大碗的牛肉湯，竟然都沒事也沒任何不舒服。有時候自己身上一些病痛自我療癒清理就沒事了。有一次跟老婆去吃麵加了泡菜，被泡菜的辣嗆到，辣卡在喉嚨很不舒服，咳不出喝水也沒用，當下想說用療癒試試好了，才剛幫自己療癒馬上就好了。

太多神奇的事很難一一分享，我只知道接受希塔療癒後，這過程會更瞭解自己並改變自己，我知道這是我能接受的，因爲能讓我感受到愛的能量、沒有批判或其它負面的思維，只有無條件的愛及正面思維——這就是希塔療癒，是從希塔腦波來改變或清理深層的潛意識，整個身、心、靈都能因而被療癒清理，更酷的是搭配肌肉測試來讓被療癒者再次確認是否完成療癒清理。非常棒，我喜歡這樣沒有模糊又透明的方法，我全家也上課並取得希塔療癒師證照。

很開心也很感恩造物主及安安老師和家人的幫助與支持，現在我更知道自己要的是什麼，我的人生藍圖是什麼，讓自己開心的朝著目標往前走，現在我都跟人分享希塔療癒的好處，建議他們能去學習或接受這一套療癒，這是我個人目前這方面的經歷過程，與大家分享。

6. Monia

我的家族遺傳有敏感體質的特質，很小的時候我就對身邊的能量或是大家所說的靈體有所感知、有時也能夠進行溝通。因緣際會之下，我在學生時期就開始接觸很多不同體系的身心靈傳承，也從心理學的角度去相互佐證、學習，不只是爲了好好運用自己的天賦，也爲了療癒自己從小在家庭中所受到的關係與情感創傷。

但其實一路以來我時常懷疑著神，我老是會埋怨：「爲什麼神明要讓我經歷這麼多的痛苦？我所受的折磨還不夠多嗎？爲什麼我的能量都不管用？爲什麼我許的願望都不能好好的實現？」

但這一切在我開始學習希塔療癒後，有了很大的轉變。我試著在每次出現那種痛苦與憤恨情緒的當下爲自己療癒，我連結神，請求神去幫助我看見這個痛苦究竟是來自於什麼，我找到很多我過去從來沒有察覺、卻根深柢固存在於靈魂之中的信念，然後隨著一次一次的清理，我更加的清晰。我發現，其實神從來沒有背棄過我，反而是我有著好大的執著。

「我就是要事情照我預先設想的一樣發生。」

「我就是要這樣！」

我發現，當我把焦點從對神的懷疑挪回到自己身上時，問題的答案昭然若揭。於是我可以很輕鬆地為自己清理過去無法察覺的問題，而我也因此可以開始感受到神對我的愛、對我的支持，以及我與神之間前所未有的親密。

學習希塔之後，好幾年的時間裡我每天每天的練習，希塔療癒就是我的生活。因為與神的親密，在生活中的每一刻，只要我感覺到需要，我就請求神的支持。因為如此，我克服了很多過去無法面對的恐懼。有懼高症的我，獨自攀爬上了日本的高山，我能走過是因為我感覺到神對我穩穩地支持；因為如此，當我察覺自己以不斷發胖來讓自己逃避感情議題時，我請求神的協助，讓我健康穩定地變瘦、變美。自從許下願望的那天起，每天早上站上體重計時，我都能泛起微笑。

我知道唯有眞正的臣服於神，活出希塔療癒的精神，我才能夠眞正的帶領、協助來到我身邊的學員，讓他們與神親近，讓他們也能感受到我所感受到的感動。而也因為神的幫助，每一次的課程都充滿了感動，我能看見學員們的生活透過與神的連結得到立即而顯著的改變，而我也能看見神滿滿的愛始終支持著我們每一個人。

7. 陳奕榮

我兒子有長期胃出血的情況，看醫生也只能吃藥控制，但也因為吃藥反而讓我兒子感覺不舒服，所以他連藥都很抗拒吃，嚴重的時候會吐黑血、解黑便，前陣子他胃出血發作頻繁，我心裡很著急，除了吃藥也不知道該怎麼辦？

因爲身體關係醫生也不敢幫他做內診，我在大約兩年前上過希塔課程，自己還在學習階段沒有太大的信心，才會請我的希塔老師幫忙孩子做遠距離治療。

神奇的是，我兒子又發作吐黑血的當天，我發訊息給老師，請她幫忙爲我兒子做遠距離療癒，隔天我兒子狀況真的改善了，維持到現在都沒有發作，偶爾不舒服還是有吃藥，可是吐黑血、解黑便的情況都沒再發生過，這真的很神奇，也謝謝老師的幫忙，希塔真的是一堂很棒的課程。我的希塔老師也是一位很熱心的治療師，雖然沒有再去上課，但是我跟老師一直保持聯繫，她常常主動關心我兒子的身體狀況，然後請天使送光給他，我心裡很感動能認識這麼棒的老師，也謝謝維安娜老師。

8. Stacy

因爲先生在職場上和女性主管發生一些不愉快，被對方提告言語性騷擾，這件事情影響了我們彼此婚姻上的信任感，我很傷心覺得被背叛，差點婚姻走不下去，我沒辦法面對他，我自己情緒也很低落，我詢問朋友有任何辦法協助我嗎？我可以去哪？最後我接觸到希塔療癒，那完全讓我瞬間跳脫出這個深淵，恢復的速度很快，我可以正常生活。因爲希塔，我和老公感情變得很好。其實我之前找希塔老師療癒時，還在期待第二段感情，我當時眞的覺得這段婚姻是嚴重的錯誤，然而現在我卻覺得我的另一半是我最好的朋友，這個改變也才不到一年的時間，我們從婚姻走不下去到現在每天有很多的話題，他還帶我到處旅行，從以前我覺得他是我夢想的扼殺者、到現在他陪我一起完成夢想、豐富我的人生。他變成陪我追尋夢想、打開我另一扇窗，讓我知道就算我有了婚姻、有了四個孩子，我還是可以不受拘束、活得有聲有色與自由自在，我對他充滿感激，他是造物主——給我這生最好的禮物。

我以前是憂鬱症患者，常常一陣子就需要跟憂鬱症搏鬥，我眞的常思考不確定自己能活多久，甚至我有了孩子後，還是如此。憂鬱症上門時，幸運的話可以熬過去，不幸時可能就走了，現在我的思考只有正向，造物主讓我明白無條件的愛，萬一眞的低潮時也能很快通過。畢竟我還是人，生活中還是有很多瑣碎事情，但至少我不再受憂鬱症困擾了，我是自己的主宰者。

教育孩子上，我也從嚴格到學會自己放鬆，懂得尊重孩子，瞭解每個人都是獨立個體，尊重他們的自由意識，開始懂得溝通。我的好朋友都發現我大幅度的改變，我眞心快樂了，當你頻率改變時，會開始吸引很多很多好事情來到生命中，伴隨而來是家庭幸福、工作上的成就感，快樂的做自己。

希塔療癒眞的改變了我的人生，我覺得很感謝造物主讓我遇見了祂，父母給予我生命，造物主指引我更好的方向。

9. Sophie

幾乎每個算命的都說我這輩子沒有婚姻，而希塔改變了我的人生！

眞的要說希塔帶給我最大的禮物，我想就是安定與幸福。

從小出生在不一般的家庭裡，也因爲家族間互相比較的壓力讓我從小就懂得競爭，什麼都要爭贏、都要表現給媽媽看；一直到出社會，依然在家族企業工作，還是凡事都要聽從，要表現給大家看。在大家羨慕的眼光裡，我好像是人生勝利組，可是卻不明白爲什麼我所選擇的感情都這麼不搭；然而我自己非常清楚，我的人生一直都活在別人期待的眼光中，有太多壓力與目光讓我不能做自己，我甚至覺得我的人生好像什麼都不是，有點故意想要在某些不會損壞家族利益的方面放縱自虐一點。

我不珍惜自己，覺得死掉也無所謂，工作一結束就跑去喝酒，醉了再開車回家，當大家擔心我的安危時，只有我無所謂。長期揹負著目光與壓力讓我很想逃離，開始興起了結婚的念頭，可惜眞的很不順遂，經歷一段又一段因爲自己本身的心理創傷而根本沒辦法與另一個人走入婚姻的感情，不死心的我四處算命去宮廟問事，哪裡有名哪裡去，大家都說我嫁不出去，久了連朋友都說，我嫁得出去是對方可憐我而已。

直到遇見希塔，我開始知道人生是可以自己掌控的，我開始明白我應該學會愛自己而不是爲了符合別人的期待而活，我開始懂得拒絕，懂得爲自己著想，我知道信念創造實相是眞的。現在的我，有個完全是自己喜歡的工作，有著跟自己很契合的老闆，有個很疼愛我的老公跟一個非常可愛的孩子，我知道這才是我要的——平凡穩定可以眞正做自己的人生。眞的很感謝希塔讓我體悟到生命的眞諦，也明白東方社會中的層層禁錮不再是無套可解，只要自己願意改變，上帝永遠願意給你很多機會與愛。

10. 恩蒂

我的女兒恩蒂在希塔療癒之前，因外傷而封閉心房，不說話、不溝通，放棄了生命。醫生告訴我們，她的大腦萎縮，有輕微的帕金森氏症，健康狀況越來越差，她不得不依靠輪椅。作爲母親，我非常擔心。在我二〇一九年十月帶她去上希塔療程之後，恩蒂每天開始變得很快樂，她願意交流，也可以開始四處走動。她的腳也可以在支撐下緩慢站立和行走，原本內在的情緒也願意慢慢放鬆。我們都鬆了一口氣。我由衷地感謝希塔和希塔創辦人維安納老師！

更多信息

希塔療癒研討會

希塔療癒是由維安娜·斯蒂博創建的能量療癒方式，在世界各地都有認證的講師。希塔療癒的研討會和書籍旨在作爲治療性自助指南，以開發大腦的療癒能力。希塔療癒包括以下研討會和書籍：

由希塔療癒認證講師教授的希塔療癒研討會：

希塔療癒基本ＤＮＡ１和２療癒師研討會
希塔療癒進階ＤＮＡ２½療癒師研討會
希塔療癒豐盛與顯化療癒師研討會
希塔療癒人體直觀治療師研討會
希塔療癒彩虹兒童治療師研討會
希塔療癒疾病學療癒師研討會
希塔療癒世界關係療癒師研討會
希塔療癒ＤＮＡ３療癒師研討會

希塔治療動物療癒師研討會
希塔療癒挖深療癒師研討會
希塔癒合植物療癒師研討會
希塔療癒靈魂伴侶療癒師研討會
希塔療癒體重療癒師研討會
希塔療癒七界療癒師研討會
希塔療癒成長與自己內在的關係療癒師研討會
希塔療癒你和伴侶研討會
希塔療癒源頭與我研討會
希塔療癒我和我的內在關係研討會
希塔療癒我與地球研討會

由希塔療癒知識學院維安娜獨家教授的認證研討會：

希塔療癒基本DNA講師研討會
希塔療癒進階DNA講師研討會
希塔癒合豐盛與顯化講師研討會

希塔療癒人體直觀教師研討會
希塔療癒彩虹兒童講師研討會
希塔療癒疾病學講師研討會
希塔療癒世界關係講師研討會
希塔療癒DNA3講師研討會
希塔治療動物講師的研討會
希塔療癒深入挖掘講師研討會
希塔癒合植物講師的研討會
希塔療癒體重講師的研討會
希塔療癒靈魂伴侶講師研討會
希塔療癒七界講師研討會
希塔療癒成長與自己內在的關係療癒師研討會
希塔療癒伴侶與我講師研討會
希塔療癒源頭與我講師研討會
希塔療癒內在關係與我講師研討會
希塔療癒地球與我講師研討會

希塔療癒七界2療癒師研討會

希塔療癒七界2講師研討會

希塔療癒持續在增長和擴展，並且經常添加新課程。

本書是希塔療癒的簡介。如果引起讀者共鳴，可能會發現並記住《七界：希塔療癒技巧裡的眞正哲學》（*Seven Planes of Existence: The Philosophy Behind the ThetaHealing®* Technique, 2016）《希塔療癒信念挖掘：如何重新改造你的潛意識以獲得深層的內在療癒》（*ThetaHealing®: Digging for Beliefs: How to Rewire Your Subconscious Thinking for Deep Inner Healing*, 2019）這兩本書中的隱藏知識。

在希塔療癒中，我們鼓勵你沿著學習的道路前進，因爲你體驗的一切都很重要。

希塔療癒與信念有關……，療癒者和個案的信念。然後就是了解和去做。

這是跟練習和技巧有關的學習。必須得到個案的口頭允許，並不是所有的療癒都會成功，可能有必要對個案進行信念挖掘的工作，有時療癒師可能也需要對自己進行信念挖掘。總歸來說：你無需擔心自己能力不足，你可以去做任何事，更可以用希塔療癒去療癒一切。因爲上帝是萬能的，但你必須要有見證療癒的能力，這可能需要更多的練習。你需要的是每個參予者的信任，自己也要有強大的信心。

圖書（皆爲 Hay House 出版）

《希塔療癒》（*ThetaHealing*®, 2006, 2010, 2020）

《進階希塔療癒》（*Advanced ThetaHealing*®, 2011）

《希塔療癒疾病學》（*ThetaHealing*® *Diseases and Disorders*, 2012）

《禱告的翅膀》（*On the Wings of Prayer*, 2012）

《希塔療癒從韻律來找到最合適的體重》（*ThetaHealing*® *Rhythm for Finding Your Perfect Weight*, 2013）

《希塔療癒七界》（*ThetaHealing*® *Seven Planes of Existence*, 2016）

《希塔療癒尋找靈魂伴侶》（*ThetaHealing*® *Finding Your Soul*, 2016）

《希塔療癒信念挖掘》（*ThetaHealing*® *Digging for Beliefs*, 2019）

θ

THInK®

ThetaHealing
Institute of Knowledge
希塔官方學院

29048 BROKEN LEG ROAD, BIGFORK, MONTANA 59911
美國

辦事處：（406）206 3232
電子郵件：INFO@THETAHEALING.COM
網址：WWW.THETAHEALING.COM

作者介紹

維安娜．斯蒂博是希塔療癒（結合靈性哲學、冥想與療癒技巧）的創始者與創辦人。身爲一位著名的療癒師、作家兼勵志演講者，維安娜與丈夫蓋伊在世界各地舉辦課程，以教導不同種族信念和宗教的人群。截至二〇一九年止，她的訓練課程遍及全球一百八十多個國家，有數千名講師和大約六十萬名的治療師。

她的技巧能將身心瞬間帶到了深層的希塔狀態（夢境狀態）。藉著這個狀態，她教學生重新建立與一切萬有造物主的有意識連結，以促進靈性、精神、情緒和身體上的改變。

維安娜見證自己的康復之後，她發現情緒和信念在核心、遺傳、歷史和靈魂層面上影響著我們的生活。有了這樣的突破，信念工作誕生了，成爲希塔療癒的核心靈魂。

信念工作指引我們找到我們所相信的，爲什麼我們相信？如何改變信念？改變疾病？了解造物主眞正的計畫，以及創造我們想要的實相。

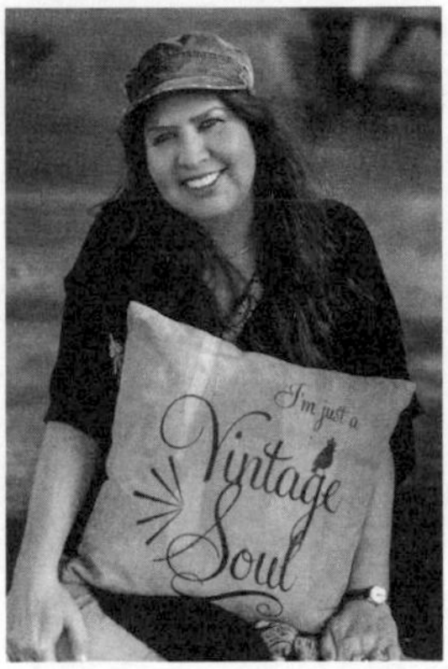

維安娜教導我們是上帝的光，而創造了我們自己的實相，我們生活中的一切都是有目的的。她致力於用誠實的幽默和眞誠的良善來分享她對一切萬有造物主的愛。她的訓練與書籍可以改變生命，也將繼續幫助全世界的人。

希塔療癒官網：www.thetahealing.com

衆生系列 JP0166
希塔療癒：世界最強的能量療法
THETA HEALING ®：Introducing an Extraordinary Energy Healing Modality

作　　者／維安娜・斯蒂博（Vianna Stibal）
中　　譯／安老師（陳育齡）
責任編輯／劉昱伶
封面設計／耳東惠設計
內文排版／歐陽碧智
業　　務／顏宏紋
印　　刷／韋懋實業有限公司

發 行 人／何飛鵬
事業群總經理／謝至平
總 編 輯／張嘉芳
出　　版／橡樹林文化
城邦文化事業股份有限公司
115 台北市南港區昆陽街 16 號 4 樓
電話：(02)2500-7696　傳眞：(02)2500-1951
發　　行／英屬蓋曼群島商家庭傳媒股份有限公司城邦分公司
115 台北市南港區昆陽街 16 號 8 樓
客服服務專線：(02)25007718；25001991
24 小時傳眞專線：(02)25001990；25001991
服務時間：週一至週五上午 09:30 ～ 12:00；下午 13:30 ～ 17:00
劃撥帳號：19863813　戶名：書虫股份有限公司
讀者服務信箱：service@readingclub.com.tw
香港發行所／城邦（香港）出版集團有限公司
香港九龍土瓜灣土瓜灣道 86 號順聯工業大廈 6 樓 A 室
電話：(852)25086231　傳眞：(852)25789337
Email: hkcite@biznetvigator.com
馬新發行所／城邦（馬新）出版集團【Cité (M) Sdn.Bhd. (458372 U)】
41, Jalan Radin Anum, Bandar Baru Sri Petaling,
57000 Kuala Lumpur, Malaysia.
電話：(603) 90563833　傳眞：(603) 90576622
Email：services@cite.my

初版一刷／ 2020 年 2 月
初版二十五刷／ 2024 年 6 月
ISBN ／ 978-986-98548-1-8
定價／ 620 元
城邦讀書花園
www.cite.com.tw

國家圖書館出版品預行編目（CIP）資料

希塔療癒：世界最強的能量療法 / 維安娜・斯蒂博（Vianna Stibal）著；安老師（陳育齡）譯 . -- 初版 . -- 臺北市：橡樹林文化，城邦文化出版：家庭傳媒城邦分公司發行，2020.02
面 ； 公分 . --（衆生系列；JP0166）
譯自：Theta healing : introducing an extraordinary energy healing modality
ISBN 978-986-98548-1-8（平裝）

1. 心靈療法　2. 能量　3. 自我實現

418.98　　108021382

115 台北市南港區昆陽街 16 號 4 樓
城邦文化事業股份有限公司
橡樹林出版事業部　收

請沿虛線剪下對折裝訂寄回，謝謝！

|橡|樹|林|

書名：希塔療癒：世界最強的能量療法　書號：JP0166

橡樹林文化

讀者回函卡

感謝您對橡樹林出版社之支持，請將您的建議提供給我們參考與改進；請別忘了給我們一些鼓勵，我們會更加努力，出版好書與您結緣。

姓名：______________________ □女 □男 生日：西元__________年

Email：____

● 您從何處知道此書？

□書店 □書訊 □書評 □報紙 □廣播 □網路 □廣告 DM □親友介紹

□橡樹林電子報 □其他______________

● 您以何種方式購買本書？

□誠品書店 □誠品網路書店 □金石堂書店 □金石堂網路書店

□博客來網路書店 □其他______________

● 您希望我們未來出版哪一種主題的書？（可複選）

□佛法生活應用 □教理 □實修法門介紹 □大師開示 □大師傳記

□佛教圖解百科 □其他______________

● 您對本書的建議：

____

____

____

____

____

我已經完全瞭解左述內容，並同意本人資料依上述範圍內使用。

______________________（簽名）

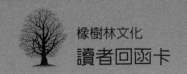